U0311139

乳房整形美容与再造外科

第 2 版

主编　亓发芝

审校　顾建英

编者　张宏伟　栾　杰　李发成　江　华
　　　卢　璐　顾建英　张　勇　亓发芝

绘图　林丽秋

人民卫生出版社

图书在版编目（CIP）数据

乳房整形美容与再造外科/亓发芝主编. —2 版.
—北京：人民卫生出版社,2017
ISBN 978-7-117-24621-7

Ⅰ.①乳…　Ⅱ.①亓…　Ⅲ.①乳房–整形外科学
Ⅳ.①R655.8

中国版本图书馆 CIP 数据核字（2017）第 123527 号

人卫智网　**www.ipmph.com**	医学教育、学术、考试、健康，	
	购书智慧智能综合服务平台	
人卫官网　**www.pmph.com**	人卫官方资讯发布平台	

乳房整形美容与再造外科
第 2 版

主　　编：亓发芝
出版发行：人民卫生出版社（中继线 010-59780011）
地　　址：北京市朝阳区潘家园南里 19 号
邮　　编：100021
E - mail：pmph @ pmph.com
购书热线：010-59787592　010-59787584　010-65264830
印　　刷：北京画中画印刷有限公司
经　　销：新华书店
开　　本：787×1092　1/16　印张：17
字　　数：424 千字
版　　次：2001 年 9 月第 1 版　　2017 年 7 月第 2 版
　　　　　2017 年 7 月第 2 版第 1 次印刷（总第 2 次印刷）
标准书号：ISBN 978-7-117-24621-7/R · 24622
定　　价：126.00 元

打击盗版举报电话：**010-59787491　E -mail：WQ @ pmph.com**
（凡属印装质量问题请与本社市场营销中心联系退换）

前言 第2版

自从《乳房整形美容与再造外科》在人民卫生出版社出版以来已经有15年,第1版得到了整形外科医师和乳腺外科医师的广泛赞誉。近十余年来乳房整形再造美容外科发展迅猛,诸多领域从观念到手术方法都发生了很大变化。乳腺癌的手术治疗在经历了从"小"到"大"后,以Fisher生物学理论为基础,开始向"小"的方向发展,乳腺癌的保乳治疗已经在国内普遍开展,前哨淋巴结活检以及保腋窝手术的理念得以推广,保留皮肤的改良根治术及保留乳头乳晕的改良根治术在早期的乳腺癌患者开始应用;乳房再造术日益发展,再造乳房的形态效果逼真,接近正常乳房,肿瘤外科、整形外科医师及患者的接受程度逐步提高。乳腺癌的治疗原则已经转变为在肿瘤治疗的同时,重视维持乳房的美学形态。乳房再造成为近10年来乳腺癌综合治疗中发展最快的部分之一。乳房美容方面,隆胸术经过对乳房假体世界范围内的广泛讨论后,假体的选择更具合理性与科学性,内镜双平面技术得以推广应用;自体脂肪移植隆胸重新回到人们的视野,并得到世界范围内普遍接受,自体脂肪联合假体隆胸以及乳房再造成为合理的选择之一。垂直切口缩乳术(vertical reduction mammaplasty)已取代倒T形切口手术。乳腺癌根治术后上肢淋巴水肿的治疗一直是医学领域内的难题之一,近年来放射性核素扫描有被吲哚菁绿显影取代之势,基于淋巴管解剖基础的选择性腋窝淋巴结清扫手术开始出现,淋巴结移植治疗上肢淋巴水肿开始在临床上推广应用。鉴于乳房外科诸多的新技术、新观点,本书有必要再版,成为一本内容充实,反映相关进展的参考书籍。

本书的第一章增加了"乳房的测量"一节。乳房美容部分增加了自体脂肪移植隆胸术及联合假体的复合隆胸术(composite augmentation),以及奥美定取出手术等章节。

由于本书的读者对象是整形外科医师和乳腺外科医师。因此,书中保留修订了乳腺癌治疗进展和乳腺癌手术方式的合理选择等章节,并在"乳腺癌切除手术与即时乳房再造"一章中详细描述了乳腺癌切除手术方法,以供整形外科医师参考。乳房再造部分加强了假体乳房再造等方面的内容。

为了保证本书的质量,插图多采用有立体感的素描图和真实照片,插图部分仍由台湾林丽秋女士绘制。文字方面由顾建英教授作了通篇校正。内容方面尽可能全面查阅有关文献资料,结合作者的实际经验,力求反映相关领域的最新进展,达到先进性、实用性、指导性与权威性。

本书在编写过程中得到人民卫生出版社范存斌编审的大力支持与帮助,特致以真诚的谢意。

由于学识浅微,书中难免有不足之处,敬请广大同仁斧正。

亓发芝

2017年3月

前 言 第1版

乳腺外科是近十余年来发展较快,进展较多的一个领域。乳腺癌的手术治疗在经历了从"小"到"大"后,以 Fisher 生物学理论为基础,开始向"小"的方向发展,从乳腺癌根治术、扩大根治术、改良根治术,向保留皮肤的改良根治术及保乳治疗发展;另一方面乳房再造术日益发展,逐步为肿瘤外科、整形外科医师及患者所接受。乳腺癌的治疗原则已经转变为在肿瘤治疗的同时,重视维持乳房的美学形态。乳房再造成为近 10 年来乳腺癌综合治疗中发展最快的部分,在国内亦已开始引起乳腺外科医师的广泛关注。与之相应的是乳房良性肿瘤方面更加重视手术切口选择的美学因素,微创手术开始出现。关于乳房美容方面,隆胸术经过对乳房假体世界范围内的广泛讨论后,假体的选择更具合理性与科学性;另外,国内开始出现注射隆胸,取得了良好的近期效果。乳房缩小术开始出现垂直切口缩乳术(vertical reduction mammaplasty),有取代倒"T"形切口手术之势。乳腺癌根治术后上肢淋巴水肿的治疗一直是医学领域内难题之一,近年来直接淋巴管造影已被同位素扫描取代,对淋巴管超微结构的研究、淋巴管-静脉的吻合方式、部位、淋巴管瓣膜重建以及抽吸治疗等方面进行了有益的探索。鉴于乳房外科诸多的新技术、新观点,因此有必要编写一本内容充实、新颖,反映相关进展的参考书籍。

本书的读者对象是整形外科医师和乳腺外科医师。因此,书中增加了乳腺癌治疗进展和乳腺癌手术方式的合理选择等章节,并在"乳腺癌切除手术与即时乳房再造"一章中详细描述了乳腺癌切除手术方法。

为了保证本书的质量,插图多采用有立体感的素描图和真实照片,少用线条图,插图部分全部由台湾林丽秋女士绘制。文字方面由吴坤南教授作了通篇校正。内容方面尽可能全面查阅有关文献资料,结合作者的实际经验,力求反映相关领域的最新进展,达到先进性、实用性、指导性与权威性。

本书在编写过程中得到人民卫生出版社张学高主任的大力支持与帮助,特致以真诚的谢意。

由于学识浅微,书中难免有不足之处,敬请广大同仁斧正。

亓发芝

2001 年 1 月 25 日

目　录

网络增值服务

人卫临床助手

中国临床决策辅助系统

Chinese Clinical Decision Assistant System

扫描二维码，
免费下载

第一章

乳房的解剖与形态

第一节　乳房的美学形态

一、乳房的意义

古原始时期乳房的意义主要在于分泌乳汁,繁育后代,与生命的孕育和诞生联系在一起。原始人类对女性乳房的认识仅限于它的生理价值。在距今4万年前出土于奥地利维林道夫的母神雕像(图1-1)可以清楚地看到以下特征:①丰满的乳房;②肥大的臀部的宽大的骨盆;③隆突的腹部,突出表现了女性的生育能力。由此可见,古时代的"美人"必须具备子孙繁荣的生理条件。

随着生活的逐步安定,人类进入新石器时代,开始出现对女性乳房神圣与神秘的崇拜,

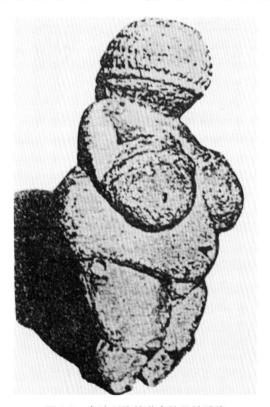

图1-1　奥地利维林道夫的母神雕像

女性乳房模型成为人们朝拜的对象之一。

到古埃及时期,人类文明进一步发展,乳房开始从单纯哺乳的实用性器官分离开来,成为女性"爱"和"美"的象征。

从古希腊时期到古罗马时代,人们开始重视女性全身的比例,肢体的均衡。女性乳房的位置、形态得以从人体的均衡性加以考虑。该时期的典型代表便是古希腊时代的维纳斯雕像(图1-2)。维纳斯的乳房丰满匀称,呈半球形,大小合宜,与轮廓清晰,线条流畅的腹部一齐体现了青春和活力,坦然展现了女性的魅力,达到一种崇高的境界。

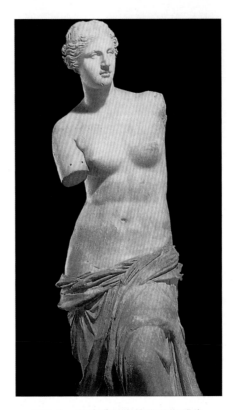

图1-2　古希腊时代的维纳斯雕像

到文艺复兴时期,随着禁欲主义桎梏被打破,以及人们思想的解放,女性乳房再一次受到重视,被赋予强烈的性欲主义观点,女性乳房被描绘为丰满、肉感等特征。

中世纪后,随着时代和地域的不同,对乳房的评价和美的标准也便得丰富多彩。在现代社会,乳房作为女性的第二性征,被赋予深刻的内涵,成为母性、生命、青春、美丽、爱情、奉献以及诱惑的象征。

乳房的"美"随着地理位置,种族,文化,个人修养,以及价值观的不同而有所差异。其中东方人和欧美人的观点差别最大,欧美崇尚于硕大、饱满、一定程度下垂、有弹性的乳房(图1-3),这与西方文化、体格、膳食习惯等有关。在东方则以丰满、柔韧、匀称、大小适度的半球形乳房为最美。

女性乳房的美在绘画艺术中得到淋漓尽致的发挥。乳房的美在美术解剖学中通过乳房的形状、质感、量感以及明暗色调被赋予不同的意义。少女的乳房娇小挺拔,质地饱满,富有弹性,乳房间距较宽(图1-5)。青年女性的乳房丰满圆润,饱满而富有弹性,像初放的花蕾,娇媚无比,令人赞叹不已(图1-6)。

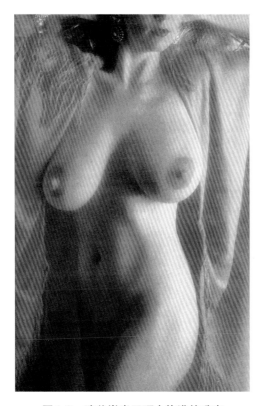

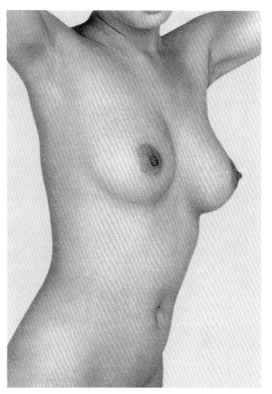

图1-3　欧美崇尚于硕大饱满的乳房　　　　　　图1-4　东方以丰满、柔韧、匀称、大小
　　　　　　　　　　　　　　　　　　　　　　　　　适度乳房为美

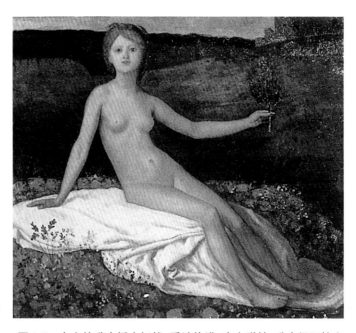

图1-5　少女的乳房娇小挺拔,质地饱满,富有弹性,乳房间距较宽

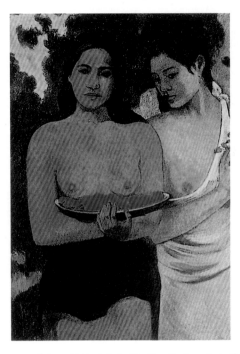

图1-6　青年女性的乳房丰满圆润,饱满而富有弹性

乳房硕大,相互靠拢,配以明亮的光线和暖色调处理,充满性的诱惑,用来表现性格开朗,富有挑逗性和放荡的女性(图1-7)。女性乳房在完成繁衍哺乳的历史使命,年年岁岁,随着时间的缓慢流逝,日渐萎缩,似凋零的花瓣,令人感慨万分(图1-8)。

在过于强调乳房美学与象征意义,充满竞争的现代社会,对女性乳房的大小,形态等过分赞誉演绎了诸多的幸与不幸,造成了人类的悲喜剧。为了追求隆突丰满的乳房,成为"美"的女性,达到理想的标准,历史上人们曾经历过在乳房内注射液状石蜡、蓖麻油,以及近代的

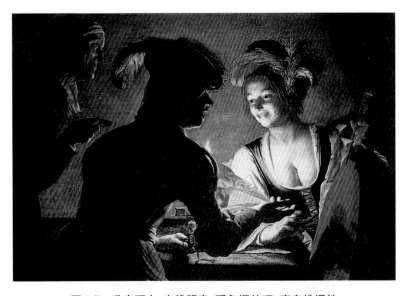

图1-7　乳房硕大,光线明亮,暖色调处理,富有挑逗性

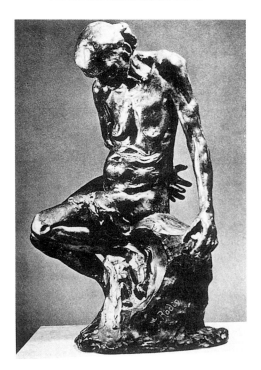

图 1-8　女性乳房在哺乳后日渐萎缩

人工海绵植入、液体硅凝胶和自体脂肪颗粒注射等方法,引起诸多并发症,个别女性付出了沉重的代价。

二、乳房的美学形态

人类关于女性乳房美的标准是不断变化的,并随着种族间的体质、传统文化及膳食习惯等的不同而有所差异。美的标准有主观和客观之分,前者把美的本质归结为主观意识和审美感受,后者认为美是事物的某种属性或性质间的某种关系,存在于自然物质形式之中。事实上,美的本质和存在是客观的,而对美的认识和感受则受到主观因素的影响,"情人眼里出西施",两者是相辅相成的关系。人类关于女性乳房的意识尽管受到种族、地域、文化传统和价值观的影响,但作为美的体现和美的象征,总是以丰满,匀称的乳房为美。

1. 乳房与全身均衡的关系　固然人们崇尚赞美丰满的乳房和胸部突出的线条,但乳房过于肥大则不仅破坏了乳房的审美观,也对人体的健康带来种种危害。乳房的美首先表现为与全身整体均衡协调一致。

(1) 与身高的关系:过乳头胸围与身高之间存在一定的比例,普通乳房的比例在 0.5～0.54 之间,一般说来,普通乳房的过乳头胸围较身高的一半稍大一些。中国女性乳房胸围与身高之间的关系大致如下:

小于 0.5——乳房过小

0.5～0.54 之间——普通型乳房

0.54～0.56 之间——丰满有魅力

大于 0.56——乳房过大

(2) 与腰围的关系:过乳头胸围与通过脐部腰围之间的关系大致如下:

胸围:1

腰围:0.72 ~ 0.73

臀围:1.1

一般认为,健康女性的臀围较过乳头胸围稍大一些,腰围越小越突现胸部和臀部,体现女性的形体曲线美。

(3) 与肩宽的关系:女性乳房与肩部的形态和宽度有一定的关系,同样大小的乳房,柳肩女性的乳房视觉上较实际感觉大,而耸肩女性的乳房较实际为小。肩宽与过乳头胸围的比例大致为0.4,即肩部的宽度较胸围的一半稍小一些(图1-9)。

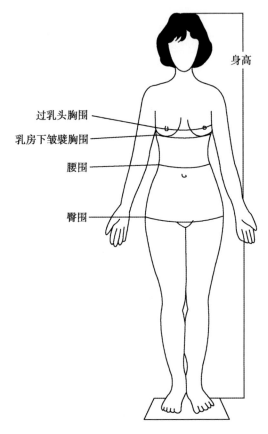

图 1-9　与乳房相关曲线的计测方法

2. 乳房的形态及大小

(1) 乳房的形态:乳房位于第 2 ~ 6 肋间,胸骨缘和腋前线之间,向外上延伸形成乳房尾叶。体现乳房形态的主要是乳间沟,乳房下皱襞,乳房外侧的弧度,乳头到胸大肌的高度和乳房的下垂程度(图1-10),以及腋前襞的形态。

乳房形态的分类有几种不同的方法,简单的方法可以分为圆盘型、半球型、泪滴型和下垂型。比较详细的方法可以分为以下几种:

(2) 乳房上下半对称型:常见于体积较小的乳房,进一步的细分见图1-11。

(3) 乳房的下半部分呈弧形,较上半部分长:此型乳房常见于体积稍大的乳房,乳头多稍稍上翘,呈泪滴状或牛角状,属于富有女性魅力的乳房。

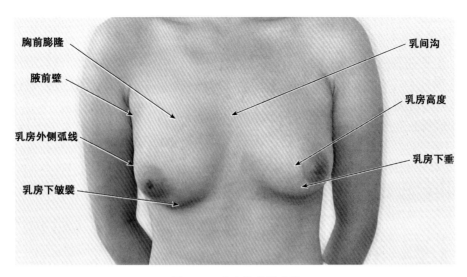

胸前膨隆

腋前壁

乳房外侧弧线

乳房下皱襞

乳间沟

乳房高度

乳房下垂

图 1-10　乳房的美学参数

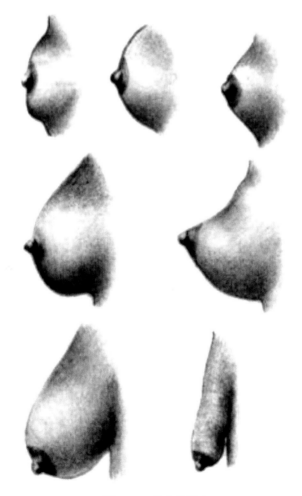

图 1-11　乳房的形态

（4）下垂型:可以分为肥大型和萎缩型两种（图 1-11），该型乳房从美容或健康角度考虑,有时需要进行乳房缩小或乳房固定手术。

（5）乳房的大小:由于乳房的质地柔软,形态不一,因此目前尚很难准确的测量乳房的大小和体积。常用的方法有周径测量、置水实验及计算机辅助测量等,随着计算机技术的发展对乳房大小的测量将会更加客观精确。

乳房底盘的直径为 12～16cm,位于第 2～6 肋间。乳头的位置在乳房正中线偏外侧,稍稍指向外上方,位于第 4 肋间隙,或相当于上臂的中点。乳头的直径 0.6～0.8cm,高 0.3～0.5cm。两侧乳头间距中国人为 16.5～19cm,平均值 18.183cm,日本人为 16～18cm,欧美人为 20～21cm。两侧乳头与胸骨柄上缘中点相连构成正三角形（图 1-12）。

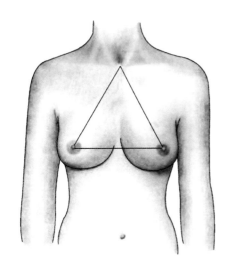

图 1-12　两侧乳头与胸骨柄上缘中点相连构成正三角形

乳晕的直径 2.6～3.5cm,平均 3cm,欧美人 3.5～4.0cm。

以上是乳房及其有关部位测量的平均值,并非乳房美的绝对值。事实上,每个人两侧乳房的形态,大小和位置大多有一定的差异,而非绝对相同。临床上应该以全身均衡、对称为原则,参考有关测量的平均值,充分考虑个人的喜好和意见来决定每个人乳房的美学标准。

3. 乳房的年龄差异　女性乳房的形态大小随着年龄的增长而变化,自少女时期开始,首先表现为乳头乳晕隆起,至青春期,乳房轻微隆突,底盘扩大。随着乳腺组织发育,腺前襞增宽,乳房体进一步膨隆,乳房表现为乳房体和乳晕两个弧度（图 1-13）。至发育成熟,乳晕的弧度逐渐变浅,与乳房体的弧度一致,乳腺进一步发育膨隆成为半球形,体现出成熟女性的形态美。之后年年岁岁,"江河日下",在完成第一生理任务哺乳后,乳腺组织逐渐萎缩,乳房下垂干瘪或因乳房内脂肪组织增生而肥大下垂。

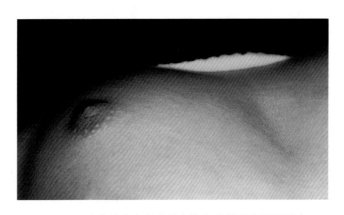

图 1-13　少女乳房表现为乳房体和乳晕两个不同弧度

4. 乳房的质感　成熟女性乳房的美体现在质感和量感两方面。质感是指软硬、轻重、干湿等触觉感受通过视觉感知的体验和表现。年轻女性乳房质地柔韧,形态挺拔,通过健康润泽的皮肤透射出青春与活力。而中年女性乳房在完成分娩哺乳后,除去形态的改变外,在质感上也无法与青春女性相媲美,就像石膏塑像无论如何达不到大理石雕像的细腻、光泽或粗犷奔放的质感一样。

5. 完美乳房　尽管对乳房的审美在不同种族和文化背景下有一定差异,对称、挺拔、比例恰当的乳房无论在何种文化背景下都被普遍认为是年轻、富有女性魅力的表现。

以围度衡量,完美乳房的胸围在身高的 0.55 倍左右,与腰围臀围的比例约为 1∶0.72∶1.1。正面观,完美乳房的乳头平面通过肱骨中点附近,胸乳距和乳头间距构成边长为 16~21cm 的略扁的等边三角形,下皱襞呈半圆形。乳晕直径参考值在各人种间有一定差异,欧美人一般认为 3~4cm 的乳晕直径是美的,而大于 5cm 则为过大,国内女性的标准值则略小 0.5cm。乳头直径应为乳晕的三分之一,乳头高度在 1cm 左右。

侧面观,完美乳房上极坡度为直线或略凸出,下极为近似四分之一半圆的凸面。乳头位于乳房最突出平面,以乳头平面为界的乳房上下极高度比例为 45∶55,乳头微微上翘 20°(图 1-14)。

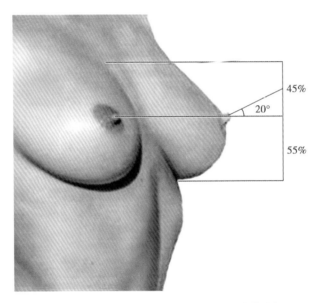

图 1-14　乳房上下极高度比例为 45∶55,乳头微微上翘 20°

除了乳房轮廓位置的美之外,其皮肤色泽及质地也是重要的美学因素。细腻光泽有弹性的皮肤和色泽较浅而红润的乳晕作为未生育的特征被认为是美的表现。

此外,自然的乳房受重力、压力及上臂位置的改变呈现出的微妙的流动性也是其美感的重要组成。

6. 影响乳房美学的参数　体现乳房美学的重要参数包括乳房下皱襞的位置、乳房的高度、宽度(乳房基底的大小)、外侧弧线和锁骨下组织充填等。乳房下皱襞是乳房的重要标志,通常情况下两侧是对称的,乳房下皱襞的位置相对固定,不会随乳房的下垂而向下移位,是一个稳定的结构,是体现乳房美的重要保证。

第二节 乳房的解剖与生理

一、体表解剖

成年女性乳房的基底部上缘位于第2肋间,下缘在第6肋间,内至胸骨旁线,外达腋前线。乳房的外上部向腋窝方向突出构成乳房的尾叶。乳房的下缘有一弧形皱襞,位于第6肋间,称为乳房下皱襞,是乳房整形美容手术的重要标志。值得注意的是乳腺组织并非止于乳房下皱襞,而是一部分乳腺组织穿过乳房下皱襞,止于皱襞下1~1.5cm(图1-15)。女性的乳房因乳腺的发育程度、年龄大小、生理周期、妊娠哺乳,以及所含脂肪组织的多少不同,而存在有体积大小的不同。未孕女性一般腺体组织饱满,乳房坚挺,两侧乳房的大小、形态对称。已孕并哺乳的女性,因两侧哺乳量的不同可有不对称。乳头一般位于第四肋间,向前并略外偏(15°左右)突出,乳头表面不平,有15~20个乳腺导管向体外开口的小孔,乳头的皮肤无毛囊和汗腺,但有较多的皮脂腺开口于乳管孔周围。乳晕环绕乳头周围,乳晕的范围大小,色泽深浅个体差异较大。青春期后的乳晕呈浅红色,范围较小,妊娠后乳晕普遍增大,色泽加深,呈深褐色。乳晕的皮肤含有丰富的皮脂腺、汗腺和蒙氏腺。青春期后蒙氏腺分泌旺盛,构成青春少女的特有体香。

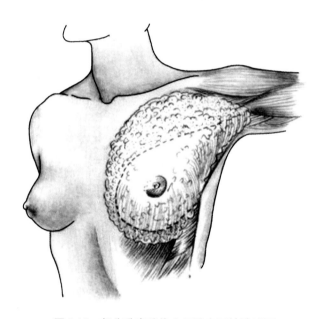

图1-15 部分乳房腺体止于乳房下皱襞以下

多次妊娠并哺乳的女性和老年女性乳房多下垂,腺体萎缩,形态上变异较多,有的外缘可达腋中线,下垂可达肋缘甚至脐部。

乳房的体表解剖标志是乳房整形外科手术术前定位的重要依据。乳房的位置、乳房下皱襞、乳房的外侧弧线、双侧乳间沟、乳房的丰满和下垂程度是决定乳房形态的关键标志。

二、乳房内部解剖

乳房腺体由 15~20 个腺叶结构单元组成,腺叶以乳头为中心呈放射状排列。每一个腺叶分成许多腺小叶,腺小叶由许多腺泡组成。每一个腺叶有单独的导管,呈放射状排列,开口于乳头顶端,称为乳腺导管,简称乳管。一个乳房所含腺叶的数目固定不变,而腺小叶的数目和大小却有很大变化,年轻女性的乳房腺小叶数目多而体积大,绝经后的女性腺小叶则明显萎缩,在一些乳房发育不良的女性也可仅有少数发育不良的腺小叶。在乳头的乳管周围和乳晕皮下有横纹肌束,呈圆周形和放射状排列,具有收缩功能,使乳头勃起。除乳头乳晕外,整个乳腺体包裹在浅筋膜的浅层和深层之间。在乳房内部,每一腺叶和腺小叶都有纤维组织包围分隔,这些纤维隔与浅筋膜的浅、深两层之间有多数的纤维索相连,称为库伯韧带(Cooper ligament)。此韧带有固定乳腺于皮肤的作用,是悬吊乳腺的唯一内部解剖结构,可使乳房既在皮下有一定的活动度,又于站立位时乳房不至于明显下垂。当乳腺癌侵及此韧带时,乳房表面皮肤可有"橘皮样"改变。浅筋膜深层位于乳腺后部,与胸大肌的深筋膜之间有明显的间隙,称为乳房下间隙,此间隙为置放乳房假体的部位之一。乳腺底层为胸部肌肉组织,为深筋膜所包绕。胸前深筋膜也分为两层,浅层为胸大肌筋膜,包绕胸大肌,深层为肋骨喙锁筋膜,包绕胸小肌等。在胸大肌和胸小肌之间有疏松结缔组织,两者间极易分离,为隆胸手术中置放乳房假体的最常用部位。

三、血管分布

1. 动脉 乳房的血液供应丰富,主要依靠周围动脉分支供血。其动脉来源主要有以下几个方面(图 1-16):

(1)锁骨下动脉的分支胸廓内动脉发出肋间穿支,在相应的肋间隙中靠近胸骨边缘处穿出,经过胸大肌分布到乳房的内侧部分,其中第1、2 两个肋间穿支最为粗大,分别位于第2 肋软骨的上下缘。胸大肌下置放假体隆胸时应注意,分离此处易引起出血。

(2)胸外侧动脉自腋动脉发出后,从胸大肌的外侧缘分布到乳房的外侧部。

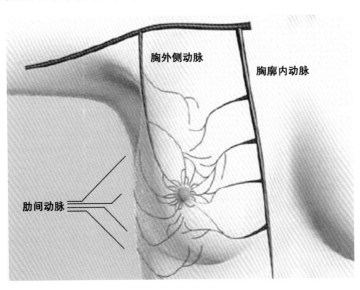

图 1-16 乳房的血液供应

（3）降主动脉发出的肋间动脉自腋中线处穿出胸廓肌肉,经第2、3、4肋间进入乳腺的深面。

（4）胸肩峰动脉的胸壁分支,穿过胸大肌分布到乳房深部及乳腺外侧部。

乳房的动脉系统由其内侧、外侧及深部三个主要方面的动脉分支组成,这些动脉间相互吻合,在乳房的腺体前和腺体后部构成两组浅、深两组血管网。浅组动脉血管末梢最终向乳头乳晕聚集形成环状血管网。因此乳头乳晕的皮肤有两套血液供应:浅动脉组的皮下环形血管网和正常皮肤的真皮下血管网。

2. 静脉　乳房的静脉分浅深两组,浅静脉组位于乳房浅筋膜浅层,在胸骨边缘部位汇入胸廓内静脉及颈前静脉。深静脉组主要引流乳腺和胸壁的静脉组,与同名动脉伴行,有胸廓内静脉的肋间穿支、腋静脉支及肋间静脉支三大主支,直接引流入肺血管网及脊椎静脉丛。

四、淋巴回流

乳房的淋巴系统十分丰富,可分为浅深两组。浅淋巴毛细管网位于皮下和皮内,在乳头乳晕周围形成乳晕下淋巴管丛。深淋巴毛细管网,收集淋巴液,沿乳管向表面集中引流到乳头部位,注入乳晕下的淋巴管网。乳房深浅两组淋巴管网有丰富的吻合(图1-17)。

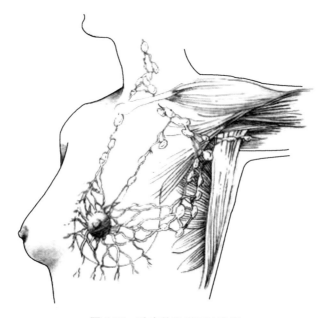

图1-17　乳房的淋巴回流途径

1. 乳房的淋巴主要引流到腋窝淋巴结和锁骨下淋巴结　乳房的淋巴管汇集成2～3条大淋巴管向外上走行,经过前哨淋巴结,注入胸大肌缘的腋淋巴结前群,然后注入其他腋淋巴结群和锁骨下淋巴结。

2. 引流到胸骨旁淋巴结　乳房内侧部的淋巴汇集成管,于胸骨旁穿越第1～5肋间隙注入胸廓内血管周围的胸骨旁淋巴结。

3. 引流到膈下淋巴结　乳房内下部的淋巴汇集成管与腹部上区淋巴管吻合,穿过腹前壁上方,进入膈下淋巴结以及肝脏的淋巴结。

4. 引流到对侧乳房淋巴结　乳房的淋巴网有广泛的吻合,一侧乳房的淋巴可通过皮肤的淋巴管越过胸骨中线,引流到对侧的腋窝淋巴结。

五、神经支配

乳房皮肤的感觉神经来自颈丛的锁骨上神经分支和第 2 ~ 5 肋间神经分支,大致为乳房上部的皮肤由颈丛神经的第 3、4 颈神经分布,乳房下部的皮肤受肋间神经的支配。各感觉神经相互间有交通支相连成网,可相互代偿。肋间神经的皮肤侧支,在腋前线处穿前锯肌而出,分布到乳房外侧的皮肤上,肋间神经的皮肤前支在胸骨旁自胸大肌穿出,分布到乳房内侧皮肤。乳头乳晕的感觉神经主要来自腋中线穿出胸廓肌肉的第 4 肋间神经的分支(图 1-18)。手术时如果损伤此神经,乳头乳晕则有感觉障碍,相反,乳房再造的患者吻合此神经则有助于再造乳房感觉的恢复。乳腺体的感觉神经来自第 4 ~ 6 肋间神经,分布到乳头的感觉神经尚有交感神经,可使乳头勃起。

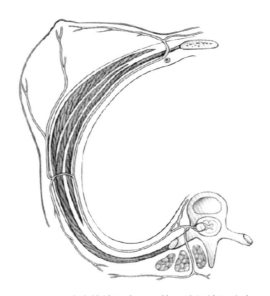

图 1-18　乳头的神经支配以第 4 肋间神经为主

六、乳房横膈

Würinger 等对乳腺及乳头乳晕的神经血供解剖研究表明,自胸大肌筋膜发出止于乳头乳晕深面的一些纤维结缔组织将乳腺组织分为上下两个部分,这一解剖隔膜即乳房横膈(horizontal septum),是一层较薄的致密纤维韧带样组织,大约在第 5 肋水平横向穿行于乳房内外侧,将乳腺腺体分隔为上下两极,其中包括了发自胸肩峰动脉、第 4、5 肋间血管的分支以及肋间神经的分支,对乳腺腺体及乳头乳晕区域的血供起着重要作用(图 1-19,图 1-20)。

乳房横膈的体表投影大概位于乳腺内外侧皮肤反折至乳头乳晕区的连线处。因此部分女性乳头中间可以看到水平的凹陷,即由于水平横膈的牵拉所致。

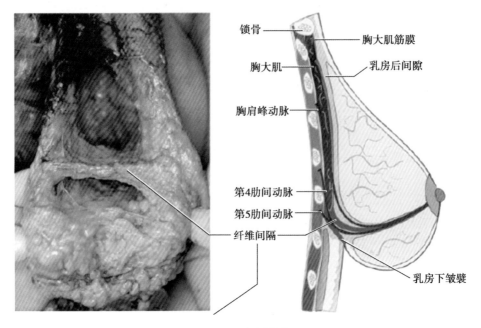

锁骨

胸大肌

胸肩峰动脉

第4肋间动脉

第5肋间动脉

纤维间隔

胸大肌筋膜

乳房后间隙

乳房下皱襞

图 1-19　乳房横膈

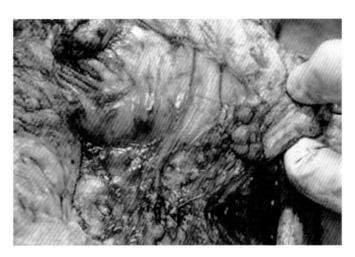

图 1-20　乳房横膈中的血管

七、乳房生理

有些婴儿出生后几天内,因体内残留母体的雌激素和泌乳素,乳腺可有增生,乳房略胀大,有时有液体从乳头分泌出来。出生后 5~7 天,婴儿体内的母体激素逐渐耗竭,乳腺的分泌活动渐弱,出生后 4~8 个月进入幼儿期的静止状态。

女性自青春期乳腺组织开始发育,最初出现皮下乳腺结节,乳晕开始扩大,继而乳腺组织增生成圆盘形,腺前襞增宽,乳房体积进一步扩大,乳头乳晕的皮肤色泽加深,呈粉红或浅玫瑰色。乳腺的发育依赖于雌激素、孕激素以及其他女性激素的刺激。雌激素主要刺激乳腺小管的增生,而乳腺小叶的成熟,腺泡的生长需要在雌激素和月经前分泌的孕激素的联合刺激下才能完成。女性乳房的发育在月经初潮开始后渐趋成熟,以后,随月经周期的变化乳房也发生周期性变化,尤其在经前期,可以感到乳房轻微胀痛,体积增大。

乳房发育过程中,除接受雌激素和孕激素的刺激外,肾上腺皮质激素也会导致乳腺导管增生,甲状腺激素对乳腺功能也有一定的影响。乳腺的生理功能是泌乳,乳汁分泌的多少取决于乳腺组织的发育程度。乳汁分泌的生理调节开始于妊娠早期,在雌激素、孕激素以及催乳素的影响下,乳腺组织迅速增生,到妊娠中期,腺泡上皮细胞内已含有大量的分泌物。催乳素的血浆浓度在妊娠期间逐渐增加,至分娩时达到最高水平。胎儿娩出前,类固醇对腺上皮细胞直接作用,抑制乳汁分泌,乳房对催乳素无反应。分娩后母体类固醇水平急剧下降,婴儿吸吮乳头诱发催乳素的突发分泌,乳汁开始分泌,在哺乳期间,催乳素保持较高的水平,维持哺乳。催乳素只有在乳腺组织经过雌激素等的刺激并适当发育后才起作用,对腺泡和导管不发育或萎缩退化的乳腺不起作用。

第三节　乳房的手术切口

女性乳头呈锥形位于胸廓表面,乳头肿块活检或良性肿块的切除应考虑到乳房的美学特点,合理选择切口。乳房的切口包括皮肤切口和腺体切口两部分。

一、乳房的朗格线和静态张力线

朗格线(Langer lines)是在尸体乳房表面皮肤做圆形小孔,伤口扩张后的长轴排列成为朗格线。它反映了皮肤本身的纤维组织张力方向,与其下方的腺体、肌肉组织无关。静态张力线(rest skin tension lines,RSTL)与肌肉的收缩方向垂直。大部分情况下手术切口应保持与皮肤的 RSTL 一致。值得注意的是乳房的朗格线并不与 RSTL 完全一致(图 1-21)。

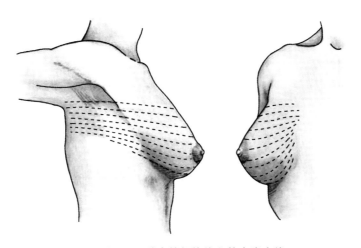

图 1-21　乳房的朗格线和静态张力线

二、腺体切除的方向与形态

乳房腺体切除的位置、形态与多少不可避免影响到乳房的锥体形态。放射状楔形切除腺体组织对乳房形态和乳头位置影响最小,非放射状腺体切除往往会造成乳房形态的改变和乳头位置的移位。切除量多少,一般依据肿块的大小与性质决定。同样的腺体切除量对体积较大的乳房形态影响较小,而对体积较小的乳房影响较大。

三、乳房和乳头的位置

手术前乳头下垂(真性下垂 ptosis)和乳腺体的位置下垂(假性下垂 pseudoptosis)会影响到手术后的乳房形态。横行切除乳头乳晕上方皮肤与腺体组织,会减少乳头下垂的程度,增加假性下垂。相反横行切除乳头乳晕下方的皮肤与腺体组织会加重乳头下垂的程度,减少腺体的假性下垂(图1-22)。而放射状切除腺体组织一般不会改变乳头的位置。因此,针对术前乳头和乳房腺体组织的位置与形态,可以有意识地选择横行切除乳头上方或下方的组织。

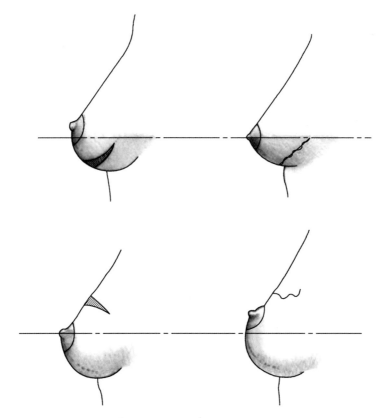

图 1-22　切口与乳头乳晕位置的关系

四、乳房皮肤与腺体切口的合理选择

理想的乳房皮肤切口应与皮肤的静态张力线(RSTL)平行或一致。但在乳房下极由于重力作用的影响,横形切口承受较大的张力,特别是横形切口术后病理显示为阳性结果时,横行切除部分皮肤和腺体会导致乳头位置的改变。因此乳房下极的皮肤切口以放射状切口为宜。乳头乳晕部分以及乳晕周围2cm范围内肿块则首选乳晕边缘内切口(图1-23)。

乳房腺体切除后,腺体是否缝合取决于以下几种因素:①腺体切除量的多少,少量的切除(1cm×1cm)一般不需要腺体缝合;②乳头上方或下方腺体切除后横形缝合容易导致乳头移位,而乳头内外侧切口则不易引起乳头位置的改变;③大部分腺体切除后,借助重力的作用伤口会自然闭合,但乳头上下方的切口反而会裂开,因此乳头上下方腺体切除后,以放射状缝合为主(图1-24)。

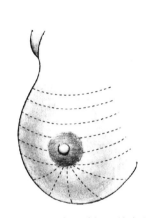

图1-23　乳房皮肤切口的方向

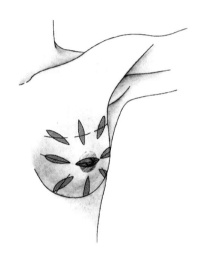

图1-24　乳房腺体的理想切口方向呈放射状

（亓发芝）

第四节　乳房的测量

在乳房整形领域的临床研究及医疗实践中,对于乳房的客观描述是整形外科医师在经验的基础上制定手术方案、选择隆乳假体、术后随访的重要方法,也与乳房生长发育及审美评价标准的研究相辅相成。这就需要我们用科学而全面的测量方法尽可能地涵盖乳房的客观特征。

要规范的测量乳房,最好需要统一测量姿势。手工测量以平静呼吸下双臂略外后展或叉腰后展为宜。在照片上测量还需统一设备参数、拍摄距离、光源、背景及正位、双侧半侧位和侧位的地面标志等,以确保比较及随访的准确性。三维扫描则需更严格的规定,可参照ISO 7250/GB/T 23698—2009(三维扫描人体测量方法的一般要求)。

在此,我们将乳房的测量主要分为以下三个方面:形态、体积和软组织特性。

一、形态

广义的乳房形态包括乳房在胸壁上的位置、乳头在乳房上的位置及乳房的轮廓形状。

（一）反映乳房、乳头位置的参数

均用软尺测量,见图 1-25。

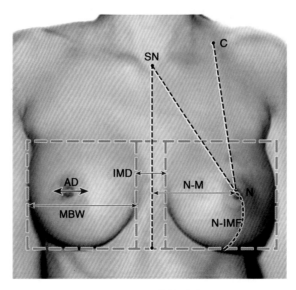

图 1-25　乳房的测量

1. 胸乳距(SN-N)　胸骨切迹中点至乳头中心点体表距离。一般在 16～20cm 左右,与乳房大小正相关,也是选择假体高度的重要参数。

2. 锁胸距(C-N)　锁骨中点到该侧乳头中心点体表距离。与胸乳距数值相差不大,超过 22cm 提示乳房下垂。

3. 乳头间距(N-N)　两侧乳头中心点间的直线距离。应略微大于胸乳距,与双侧胸乳线构成略扁的等腰三角形。乳头间距数值如小于胸乳距则提示乳房下垂或胸廓较窄;如大于胸乳线则提示乳房位置较高或胸廓较宽。

4. 乳头中线距(N-M)　乳头中心点至前正中线最短距离。由于双侧乳头位置不对称的可能,两侧 N-M 之和可能不等于 N-N。可用于评估乳房外分程度的对称性。

5. 乳房内缘间距(IMD)　双侧乳房内侧缘之间距。在某些乳房靠得过近的患者中可能为零。其数值可作为隆乳术中是否需离断胸大肌胸骨端的参考。贫乳者可测量过乳头处的两侧胸骨旁线间距。

（二）反映乳房形态的参数

1. 乳房基底横径(MBW)　乳房内侧隆起处至乳房外侧隆起处直线距离,贫乳者可测量过乳头处的胸骨旁线到腋前线距离。推荐使用游标卡尺测量。此值是隆乳术中选择假体宽度的主要参数。也有研究测量了乳房内/外半径,也即乳头中点分别至乳房内/外侧隆起处距离,但二者之和并不一定等于 MBW。

2. 乳房高度(BH)　乳房上缘至乳房下皱襞最低点距离,贫乳者可测量过乳头处的第 2 肋间隙到 IMF 距离。

3. 乳房凸度(BP)　手工测量推荐使用的测量方法是测量乳房侧面观最凸出冠状位平面至颈静脉切迹(胸骨上切迹)所在冠状位平面的垂直距离。BP 与乳房体积呈正比。也有些研究通过假想的或三维模拟的胸廓位置作为基底平面测量乳房凸度,在设备允许的情况下,可以更精确地反映乳房实际凸度。

4. 乳头至乳房下皱襞距离(N-IMF)　此处定义为乳头至 IMF 的体表距离,用软尺紧贴皮肤测量。此值应与乳房宽度相适应达到乳房下极的平衡感,也与乳房体积正相关,并在个体间变异较大。但若要反映乳头在乳房上的位置,则应测量乳头到 IMF 的投影距离。Tebbetts 还要求在拉伸软组织的情况下测量最大间距,以评估软组织延展性。

5. 乳晕直径(AD)　经乳头中心测量乳头水平方向直径(非收缩状态)。与乳房的大小及皮肤张力正相关,一般在 2.5～4cm。乳房缩小和重建手术中应考虑使乳晕大小与乳房体积及身材相协调,隆乳术中则需提醒患者皮肤张力增高后乳晕变得过大的风险。

6. 乳头直径(ND)和高度(NH)　乳头和乳晕组成乳头乳晕复合体,乳头直径约为乳晕的三分之一,随年龄和哺乳时间上升而整体增大。一般乳头高度大于 1cm 为过大。也有研究表明亚洲女性相较欧美女性乳晕较小而乳头较大,故在乳房整形同时要求乳头缩小的诉求更常见。

（三）其他基本项目

1. 测量身高、体重、肩宽使乳房美容手术使乳房设计与个体体型相适应。

2. 经腋皱襞胸围,经乳头胸围,经乳房下皱襞胸围这些众所周知的参数在乳房形态测量中实用性并不强,但仍被广泛用于内衣罩杯的估计。

二、体积

乳房体积的测量能够客观地预计填充乳房组织容量并进行术前术后效果的比较,对于指导双侧不对称的乳房的手术尤为重要。按照体积测量的机制可以分为:

1. 影像学方法　包括超声、CT 和 MRI。

以最早使用的 B 型超声为例,测量方法是用探头对乳房进行连续横切或纵切扫描,并计算每一层的面积,各层体积累加估算得出整个乳房的体积。CT 与 MRI 测量乳房体积的原理也大同小异,但由于此两者为非接触性扫描,得出的数据相对更准确。MRI 还可以清楚地分辨软组织,从而能够识别乳房与胸壁的真实界限及乳房中乳腺和脂肪的分布,被认为是乳房体积测量的金标准。

2. 几何学方法　包括 Grossman 圆盘法、钼靶测量及线性测量。

Grossman 圆盘是一种可调节底部口径的带有刻度的圆锥罩。被测者取平卧位,将模具旋转展开紧贴被测乳房上,读出刻度。该方法快捷但也引起乳房形态的改变,精确度较差,而且不同大小的乳房要选用不同大小的模具,现已很少应用。钼靶测量也由于压缩乳房且有一定辐射剂量,临床上不再应用。

而手工线性测量由于实施便捷、成本低廉,故通过线性数据计算乳房体积的方法仍是临床实践中应用最广泛的方法。其中乔群的估算方程应用最广:乳房体积 = 1/3π×乳房高度^2×(3×乳房半径-乳房高度)。此方法将乳房假设为椭圆球缺体,利用乳房的三个半径和乳房高度计算乳房体积,最适合用于挺拔、体积适中的乳房,明显下垂或肥大的乳房形状与椭圆球缺相差较多。相对的,Brown 等提出把巨乳看作半椭球体计算巨乳缩小术后体积变化的公式,Sigurdson 等也紧随其后提出了相似的计算方法,可用于测量平均罩杯 D 以上伴有不同程度下垂的巨乳症患者。

3. 数学建模法　通过大样本量数据收集及多元回归分析得出体积计算公式。

乔群在提出几何法公式的同时,通过 12 人的人体测量结果得出:乳房体积 = 250+50×(经腋胸围−经乳头胸围)+20×超重体重。其学生在加大样本量之后,也得到了一个更精确但烦琐的公式。但此类方法在每个大样本量数据收集的研究中都可以得到修正,但各独立研究的准确性尚未在专业领域达成共识。

4. 自然形状法　包括 Bouman 测量法、热塑倒模和 3D 扫描技术等。

Bouman 测量法是应用阿基米德原理的水置换法,将乳房浸入水中求排水体积。其后有许多类似的改良方法出现,但水会对乳房组织产生一定的压力,影响其自然形态;且乳房底部边界也难以界定,测量模具均测不到胸廓外侧的乳房组织。热塑倒膜法也存在同样的问题。故而这类方法由于其方法学上的局限性及应用上对受测量者造成的不便,已逐渐淘汰。

相反,3D 扫描不仅为非接触性测量,可以在自然体位下获取乳房形态的三维数据,而且拍摄过程短暂,消除了胸壁随呼吸起伏产生的测量误差,与 MRI 相比设备简单便宜;此外,乳房的表面的弧线、直线、面积等数据也可以通过计算获得,提供各项临床需要的二维及三维数据。近年来,国内外与乳房形态学有关的高质量研究不约而同地应用了 3D 扫描的技术作为主要测量方法,可以说是现阶段乳房形态学研究的大势所趋。

三、软组织特性

乳房的软组织包括皮肤、皮下脂肪、乳腺腺体。Tebbetts 认为,包裹假体的软组织性质在不同女性中差别巨大,而延展性好、厚度足够的软组织需要更大体积的假体以避免乳房上极的凹陷;相反的,未生育的年轻女性乳房软组织延展性较差,植入过大的假体会导致局部张力过大,导致假体边缘明显、自体组织萎缩甚至挛缩畸形,严重影响长期效果。

对此参数的获取可以通过线性测量——依靠医师个人经验提捏软组织,使用游标卡尺测量;或是使用 MRI、超声这类能够反映软组织界限的影像学方法。其中,可以手工测量的参数包括:

1. 站位与卧位乳房凸度差　用于量化乳房张力。

2. 皮肤前向拉伸量(anterior pull skin stretch , APSS)　两指提捏乳晕边缘皮肤至最大拉伸量,另一手指甲标记此最远点位置,放松皮肤后测量原位乳晕边缘至指甲标记处距离。评估软组织延展性。若延展性差,则在原基础上适当减少填充体积,反之则适当增加。

3. 乳房上极软组织指捏厚度(soft-tissue pinch thickness of the upper pole , STPTUP)及乳房下皱襞处软组织指捏厚度(soft-tissue pinch thickness at the inframammary-fold , STPTIMF)两指捏紧乳房上极及下皱襞皮肤和皮下组织,测量厚度,贫乳者可测量第 2 肋和第 4 肋间隙处组织厚度。

4. 乳头或乳晕到乳房下皱襞最大拉伸距离(A/N-IMFmax)　用笔标记乳房下皱襞最低点后,用软尺测量拉伸后的乳头中点至标记点最大距离。也用于评估软组织延展性。

（卢璐　亓发芝）

参 考 文 献

1. Silen W, Matory WE. Atlas of techniques in breast surgery. Philadelphia：Lippincott-Raven Publishers, 1996.

2. Moustapha H, Koenraad Van L, Patrick T. Septum-Based Mammaplasty A Surgical Technique Based on Würinger's Septum for Breast Reduction. Plast Reconstr Surg, 2014, 123(2):443-454.

3. 亓发芝, 张勇, 冯自豪, 等. 上方宽蒂垂直瘢痕乳房缩小术在重度乳房增生下垂中的应用. 中国美容整形外科杂志, 2010, 21(2):68-71.

第二章

乳房良性疾病

第一节 副　乳

一、病因

副乳,又称多乳症,是乳房先天性发育异常所致,据统计其发生率占新生儿的1%左右,男女均可发生,女性多于男性。

自胚胎第6周起,在乳线(腋窝至腹股沟连线)上开始出现6~8对由外胚层上皮组织产生的乳腺始基,随胎龄增大,除胸前一对表层细胞继续发育形成乳腺外,其余均逐渐萎缩并消失(图2-1)。如既有腺体组织存在又有乳头形成,则成为完全性副乳(图2-2)。副乳腺不仅和正常乳腺一样受到内分泌的影响,而且也会发生良性和恶性肿瘤,临床上应当重视。

二、临床表现

副乳多见于腋下(图2-3),其他乳线部位也可见,呈肿块样局部隆起,其中央部位常见乳头样突起,或仅有乳晕样色素沉着,隆起部位质地柔软,呈脂肪组织样感,有时呈腺组织样柔韧感,可有触痛,边界不清。绝大多数的副乳含有小乳头和乳腺组织,部分仅有小乳头或者仅有乳腺组织没有小乳头。在青春发育期前,副乳多处于相对静止状态,以后随着第二性征的发育而逐渐胀大。在月经期、妊娠期和哺乳期较平时增大,部分患者有疼痛感。完全性副乳者在哺乳期可出现乳汁分泌。绝经后副乳一般也随之萎缩退化。

三、治疗

对于无明显临床症状的较小副乳可以不作任何处理。当有下列情况时,应行副乳切除术:

1. 腺体逐渐增大,疼痛或局部摩擦不适而影响生活者。

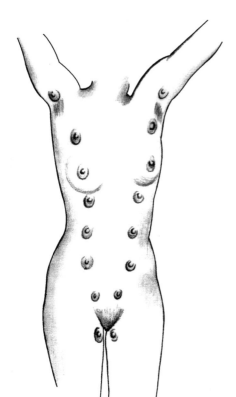

图 2-1　副乳线

22

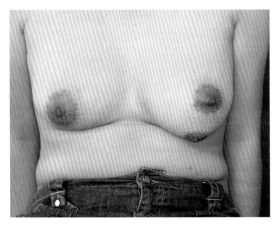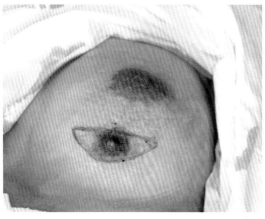

图 2-2　乳头发育良好的副乳极为罕见

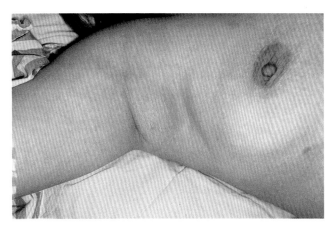

图 2-3　副乳多见于腋下

2. 绝经后副乳继续生长,伴有局部疼痛者。

3. 副乳内扪及异常肿块,疑为发生良、恶性肿瘤者。

4. 有乳腺癌家族史者。

5. 副乳较大而影响美观者。

副乳的治疗有两种方式:抽吸和手术切除。负压抽吸适用于副乳较小,表面皮肤可以抽吸后回缩,以脂肪成分为主者。较大的副乳需要手术切除。患者术前站立位标画出切口位置和腺体切除范围,刮除腋毛。

(1) 负压抽吸法:经上臂内侧做小的切口,注射肿胀麻醉液,肿胀麻醉液体的配方与脂肪抽吸相同(500ml 生理盐水内加入 2% 利多卡因 20ml、肾上腺素 0.3mg)。等待 5~10 分钟后,经切口插入抽吸管将副乳吸出,注意抽吸管插入不要太深,防止损伤腋窝内组织。抽吸完成后放置引流条,加压包扎。必要时可以在抽吸后作腋窝顶部切口将残留的腺体组织切除。

(2) 手术切除:手术切口一般选择沿腋窝皱襞的梭形切口,位置尽可能选择在靠近腋顶部,避免瘢痕暴露。切口长度根据副乳大小而定,若含有小乳头,必须切除小乳头以及所有副乳腺组织,采用肿胀麻醉技术便于皮瓣的分离,术中游离两侧皮瓣后切除腺样组织,伤口内应置乳胶管负压引流,切除的组织常规进行病理切片检查,以免遗漏其他病变。伤口局部常加压包扎,避免局部积液。术后2周内双侧上肢限制上举运动。手术应避免两种失误:一是皮肤切除太少,术后仍有局部隆起而影响美观;二是皮肤切除过多,术后影响上肢上举功能。

第二节　管状乳房

一、病因

管状乳房(tubular breast deformity)是一种罕见的乳房畸形,由于乳房下皱襞位置过高,限制了腺体组织在乳房下极的分布,乳房呈管状而非半球形前凸畸形,多为两侧发病,发病原因尚不清楚。

二、临床表现和分型

Collins等根据乳腺的基底大小、乳房下皱襞的位置、局部皮肤罩、乳腺体积、乳房下垂以及乳晕等因素进行分类,将管状乳房分为三型:Ⅰ型:表现为乳腺内下象限腺体缺损;Ⅱ型:表现为乳腺整个下方组织不足;Ⅲ型乳腺整个发育不全和乳腺的收缩(图2-4)。

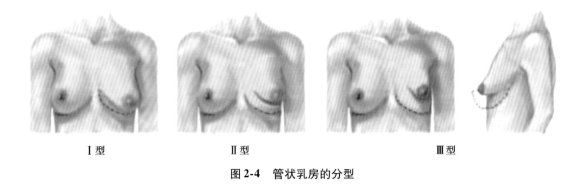

　　Ⅰ型　　　　　　　　　Ⅱ型　　　　　　　　　　　Ⅲ型

图2-4　管状乳房的分型

三、治疗

轻度的管状乳房畸形表现为三角形或羊角样乳房,患者无特殊要求可以不予治疗(图2-5)。

常用的治疗方法采用永久乳腺假体植入手术(一期);或者先用皮肤扩张器,再置换永久乳腺假体(二期)。

手术中需要注意矫正乳房下皱襞,重新分布腺体组织。术前标记新的乳房下皱襞,经乳晕周围切口或乳房下皱襞切口,在胸大肌表面充分剥离乳腺基底,松解原乳房下皱襞到新皱襞为止,观察腺体组织复位情况,形态满意后用缝线将乳腺组织下缘固定新皱襞处的胸大肌筋膜上,再植入永久性乳腺假体。缝合切口,加压包扎,放置负压引流。

应用自体脂肪填充可以采用乳腺组织BRAVA外扩张器持续扩张局部乳腺外皮肤,一般持续2~3个月,然后采用自体脂肪组织注射隆乳,矫正管状形态,疗效确切满意。也可以用锐针剥离原来乳房下皱襞后自体脂肪移植。

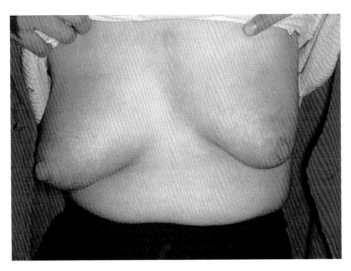

图 2-5　管状乳房

第三节　Poland 综合征

Poland 综合征是一种罕见的胸部畸形,1841 年由 Poland 首先报道。其发生率为 1/3 万活产儿,男女比例约为 3∶1,常伴随一系列畸形,可包括其他胸壁肌肉、乳房组织、乳头未发育或发育不全,第 2~4 肋或第 3~5 肋软骨缺失,高位肩胛骨(Sprengel 畸形)和指(趾)畸形[例如短指(趾)畸形、并指(趾)畸形。

Poland 综合征常见单侧发病,累及单侧胸壁和上肢,最主要的特征表现为患侧胸大肌先天性缺损,胸部半坦,腋前襞形态缺如。其他临床表现有胸部皮下组织缺如、乳房和乳头发育不良或缺如(图 2-6)、肋骨发育畸形、锁骨下静脉异常、同侧上肢肌肉发育不良、手部并指畸形等。

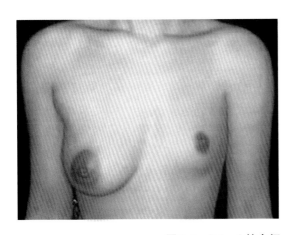
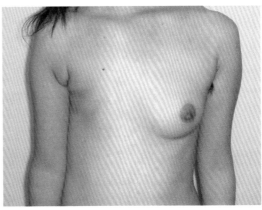

图 2-6　Poland 综合征,严重者乳房完全不发育

根据畸形的严重程度可以采用 TBN 分类方法加以分类,便于了解畸形的严重程度和选择治疗方法(表 2-1)。T 是指胸廓(thorax),可以表现为胸大肌缺如、鸡胸或漏斗胸、肋骨缺

25

如等;B 是指乳房(breast),可以表现为乳房发育不良或乳房缺失;N 是指乳头乳晕复合体 (nipple-areola),可以表现为乳头位置异常或乳头缺如。

表 2-1　Poland 综合征的 TBN 分类

分类	异 常 情 况
T	胸廓
T1	胸肌及软组织发育不全或缺如
T2	T1 及胸骨发育畸形,漏斗胸或畸胸
T3	T1 及肋骨缺如
T4	T1、T2 及 T3(肌肉、胸骨、肋骨发育缺陷)
B	乳房
B1	乳房发育不良
B2	乳房缺失
N	乳头乳晕复合体
N1	乳头乳晕复合体发育不良:<2cm 位置异常
N2	乳头乳晕复合体发育不良:>2cm 位置异常
N3	乳头乳晕复合体缺如

Poland 综合征的治疗:乳房增大或再造和重建腋前襞形态。

常用的手术方法:

1. 在患侧置入局部扩张器,逐步扩张局部皮肤,Ⅱ 期行乳房假体置换或者自体脂肪移植再造乳房。手术切口常采用乳晕切口,分离皮下囊袋后,置入皮肤扩张器,根据健侧乳房的大小,扩张至所需体积,3~6 个月后行乳房假体置换,也可以行自行脂肪移植矫正。

2. 背阔肌肌瓣带蒂转移。患者取侧卧位,于腋中线作垂直切口,分离胸部皮下,经同一切口切取背阔肌肌瓣,切断背阔肌止点,转移到胸前,重新固定背阔肌止点,模拟胸大肌,重塑腋前襞形态。

第四节　男性乳腺发育症

一、病因

男性乳腺发育症是指男性乳腺组织异常发育,组织学表现类似正常的女性乳腺组织。本症可发生在任何年龄,但以青春期和老年期为发病的高峰阶段。从病因学上将其分为两类,一为原发性,是指既不伴有生殖器发育异常、也无其他器质性病变、体内激素水平正常,临床上未发现明显病因的病例;二为继发性,是指临床上有明显病因者。乳房发育是由激素刺激所致,任何引起体内性激素、生长激素、催乳素等失衡的因素均能导致男性乳房发育。青春期乳房发育是由于该阶段性激素分泌旺盛,某些男孩雌激素水平相对增高,导致乳腺暂时性增殖发育。老年人男性乳房发育多是由于肾上腺和睾丸雄激素向雌激素的过度转化有关。引起男性乳房发育的继发性病因素包括：

1. 药物因素　很多药物都可能引起男性乳腺发育,如因前列腺癌或前列腺增生而长期服用雌激素,心衰患者长期服用洋地黄(毛地黄)等。异烟肼、螺内酯(安体舒通)、西咪替丁等也可引起男性乳腺增生。

2. 肝脏病变　严重的肝炎、肝硬化时,肝脏对雌激素的灭活功能障碍。

3. 肿瘤　引起男性乳腺增生的常见肿瘤有绒毛膜癌、胚胎性肿瘤、精原细胞瘤、肺癌的某些特殊类型及肾上腺肿瘤等。

4. 睾丸本身疾病　先天性疾病如无睾、小睾丸、两性畸形等、病毒性睾丸炎、创伤性睾丸萎缩等,不能产生足量的睾酮,致使雌激素水平相对增高。

5. 其他疾病　甲状腺功能亢进、结核病、囊性肺纤维化及肾衰等均可引起男性乳腺增生。

二、临床表现

青春期男性乳腺发育一般为双侧对称性,乳晕区隆起,皮下可触及肿块,似圆盘状,质地韧,边界清,有触痛,可自行消退。老年乳腺增生常为单侧,在乳晕下可扪及块状物,质韧、边界清,伴有压痛。有些表现为乳房肥大,似青春发育期少女的乳房,而无肿块扪及(图2-7)。

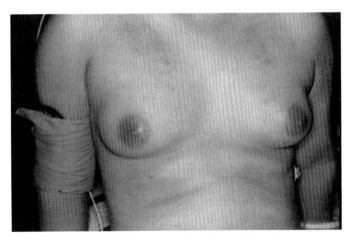

图 2-7　青春期男性乳腺发育

三、鉴别诊断

本病临床诊断容易,但单侧乳房发育应与男性乳腺癌鉴别,后者乳晕下肿块质地坚硬,形状不规则,边界不清,常无明显压痛,早期可出现皮肤粘连和腋窝淋巴结肿大。

四、治疗

原发性男性乳腺发育多为暂时性,可自行消退,一般不需治疗。对于继发性者,应根据病因采取针对性治疗措施。常用方法如下:

1. 病因治疗　药物引起的男性乳腺发育应停用有关药物;其他疾病引起者应积极治疗

27

原发病。

2. 药物治疗　对性激素治疗应采取慎重态度,以免应用不当而造成体内激素平衡紊乱,仅限于临床症状比较明显者。可用甲睾酮。他莫昔芬(三苯氧胺)对多数病人有效,可使疼痛减轻,肿块缩小甚至消退。

3. 手术治疗　对于疼痛明显、药物治疗后临床表现改善不明显、明显肥大影响外观和心理压力过大者,应采取手术治疗。

(1) 一般采取保留乳头的皮下乳腺切除术。手术沿乳晕边缘做半周切口,切口超过乳晕圆周的一半容易引起乳头血运障碍。乳头基底应保留一定厚度的皮下组织,既保证乳头的血供,又防止乳腺切除后,乳头局部凹陷畸形。

(2) 负压抽吸联合手术切除　除手术切除外,可以应用负压抽吸治疗男性乳房发育。但原发性男性乳房发育者,腺体组织致密,单纯负压抽吸难以完全吸净,腺体组织不能完全去除。比较有效地方法是采用肿胀麻醉技术,注入大量稀释的利多卡因溶液(含少许肾上腺素),然后用 3~4mm 的抽吸管将周围的脂肪与腺体组织吸出,保留皮下 1cm 厚的皮下组织有利于保持男性胸肌的形态。抽吸的另外一个目的是抽吸腺体周围的皮下组织,使其过渡平缓,防止形成火山口样凹陷畸形。抽吸完成后,乳晕底部仍有部分的腺体组织,作乳晕周围切口直视下切除之,切除时乳晕部位保留 1~2cm 厚的皮下组织,防止乳头坏死。术后放置引流管,局部适当压力包扎。

第五节　乳房良性肿块

乳房的良性肿块包括良性肿瘤和瘤样病变。良性肿瘤可来源于乳腺的皮肤,或腺体的腺上皮,或乳腺的间叶组织。其中常见的有纤维腺瘤、乳管内乳头状瘤、脂肪瘤等。瘤样病变是指那些形态上与肿瘤类似或易于与肿瘤混淆、而组织学上并不具备肿瘤特征的一类疾病,常见的有乳腺囊性增生症、积乳性囊肿、浆细胞性乳腺炎、乳房脂肪坏死等。

一、乳腺纤维腺瘤

乳房纤维腺瘤是最常见的乳房良性肿瘤之一,偶有恶变。发病原因与雌激素水平过高密切相关。好发于 18~25 岁性激素水平较高时,而初潮前和绝经后较少发病。临床表现为乳房肿块,可发生在乳腺各象限,但以外上象限最常见,肿块多数为单发,少数为多发。一般无疼痛,生长缓慢,其大小不随月经周期变化。扪诊时发现肿块呈类圆形,质韧,表面光滑,边界清楚,活动度很大,与周围组织无粘连,无腋窝淋巴结肿大。当肿块直径超过 5cm 时称为巨纤维腺瘤(图 2-8)。B 超检查显示肿块内部呈均匀的弱回声,边界清晰、完整,后方回声增强。如有钙化,后方可见声影。钼靶片可显示肿瘤形态,呈密度均匀、边界清晰的类圆形影,无血管增多现象。由于乳房纤维腺瘤存在恶变的可能,故一经发现即应切除,术后常规进行石蜡切片,以进一步明确诊断。如患者不愿接受手术,也可临床随访。如随访过程中肿块有异常变化,仍应积极手术。

手术多在门诊局麻下进行,术前标记出肿块的大小与位置,切口应根据美学原则加以选择(参见第一章第三节乳房的手术切口)。小的肿块切除后遗留的腔隙可不予缝合,较大的腔隙应予闭合,一般不需要放置引流,术后加压包扎 1~2 天可以有效地防止血肿形成。

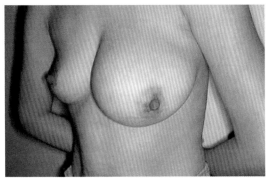 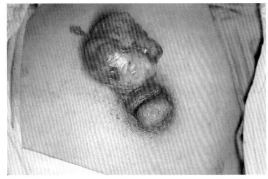

图 2-8 乳房纤维腺瘤

对于确诊的良性肿块可以用微创手术进行治疗,减少手术瘢痕。在立体定位仪 B 超引导下,经 5mm 长的皮肤切口,将穿刺针连同套管进到肿块边缘,启动负压使穿刺针与肿块吸牢,开动马达使穿刺针旋转切除肿块组织,并经套管吸出体外,避免与正常组织接触造成肿瘤接种的可能。切除的组织常规送病理检查,局部加压包扎。

二、乳管内乳头状瘤

乳管内乳头状瘤多起源于靠近乳头的大乳管内,瘤体呈乳头状,米粒至黄豆大小,富有绒毛及血管,极易出血。病因尚未确定,可能与雌激素过度刺激造成局部乳头状生长有关。本病多发于中年(30~45岁)妇女。临床主要表现为间歇性、自主性乳头溢液,液体为血性、暗红色或棕褐色,个别为浆液性。临床检查少部分病例在乳晕处可扪及柔软的小结节,轻压时可从乳头溢出血性液体。乳头溢液涂片寻找病理细胞可除外乳管内乳头状瘤。乳管造影可显示肿瘤的部位及大小。此外还可行乳管镜检查,在直视下可观察到粉红色、形似小草莓的乳头状瘤。乳管镜的应用有助于早期乳腺癌、乳管扩张症的鉴别。

乳管内乳头状瘤 6%~8% 可恶变,故应早期做乳腺楔形切除或经乳管镜切除肿瘤。

三、脂肪瘤

脂肪瘤可以发生在机体有脂肪组织的任何部位,乳房也不例外,尤其是肥胖女性者的乳房。临床表现上与其他部位的脂肪瘤相似,一般位于乳房皮下脂肪组织内,多为单发,圆形或类圆形,可呈分叶状,质地柔软,边界清晰,容易活动。治疗上应采取切除手术。手术中应注意鉴别脂肪瘤和正常乳腺的脂肪组织,前者有一层极薄的纤维性包膜,与正常乳腺脂肪组织间常有一潜在的腔隙,分离时并不困难。切除务求完整,以免复发。切除的标本应常规做病理检查。

四、乳腺增生症

本病有许多别名,如乳腺囊性增生病、乳腺腺病、乳腺小叶增生等。它是以乳腺纤维组织及上皮良性增生伴囊肿形成为主的一种乳腺结构紊乱,可同时伴有纤维腺瘤形成,部分可能会癌变。本病是妇女的多发疾病,在 25~50 岁妇女中发病率约为 15%,高峰年龄为 30~45 岁。其发病原因可能与内分泌紊乱导致雌激素水平增高或相对增高有关。本病病程较长,发展缓慢,随着病人进入绝经期,大部分可缓解,少数病例可在乳腺增生的基础上出现恶变。

临床症状为乳腺周期性肿胀、疼痛,常于月经前期出现或加重,月经后消失或减轻。轻者不为病人注意,重者影响生活和工作。但缺乏周期性并不否定本病的存在。约15%的病人出现乳头溢液,可呈黄绿色、棕色或血性,也可为无色浆液。体检可扪及结节样的肿块,大小不一,质韧而不硬,与周围分界不十分清楚,肿块常为多发性、双侧性,可为实质性,也可为囊性。肿块常在经前及经期胀大,经后期缩小。有些患者呈片状增厚,而无明显结节。有些患者在结节的基础上形成纤维腺瘤或乳头状瘤,此时可扪及质地较硬的类圆形肿块,与周围有清楚界限,但又与结节相连。乳腺钼靶片表现为毛玻璃状或棉絮状阴影,B超检查增生的乳腺呈不均匀低回声区,如有囊肿形成则为无回声区。本病应当与其他乳房肿块相鉴别,尤其是临床检查时易于与乳腺癌相混淆。后者多为无痛性的单个肿块,但质地较为坚硬,表面不光滑,形状不规则,与周围界限不清,当出现周围组织侵犯时,活动度受限。

治疗上尚无特效方法。症状和病变较轻者,多数不需治疗,但需定期随访,可自愈,尤其是绝经后。对于症状明显者可给予药物治疗。常用药物包括:

1. 维生素类 维生素A、维生素B、维生素C、维生素E等具有改善肝功能、调节性激素代谢以及改善自主神经功能等作用,可用于本病的辅助治疗。维生素 B_6 100mg,维生素 E 50mg 和维生素 A 1500 万 U,每天 3 次,口服。每次月经结束后连用 2 周。

2. 5%碘化钾溶液 5ml,每天 3 次,口服。其作用主要是刺激腺垂体产生黄体生成素,促进卵泡黄体化,使雌激素水平降低。

3. 内分泌治疗 利用雄激素、孕激素或雌激素拮抗剂来对抗雌激素的作用,以达治疗目的。但如应用不当,可造成体内性激素水平的失衡,因此不宜作为常规用药。具体用法为:黄体酮 5mg,每天 2 次,经前 10 天起服用,7～10 天,疗程 6 个月。甲睾酮 5mg,每天 3 次,经前 10 天起服,月经来潮停用。他莫昔芬 10mg,每天 2 次,连服 3～6 个月。

4. 中药治疗 逍遥丸 3～9g,每天 3 次,口服,或平消胶囊 5 粒,每天 3 次,口服。

当患者出现下列指征时应进行手术治疗:有乳腺癌家族史;年龄大于 5 岁出现乳房增厚结节;X 线片显示有大片致密影或伴细砂样钙化;病变局限,质地坚实,表面不光滑;上皮增生活跃或疑有恶变。根据具体情况采用局部切除、象限切除或单纯乳房切除。

五、积乳性囊肿

本病多见于哺乳期,发病原因是由于各种致病因素造成乳管阻塞,乳汁淤滞不能排出,从而使导管呈囊状扩张。可累及单个乳管,形成孤立性囊肿;也可累及多个乳管,形成蜂窝状潴留囊肿。临床表现为乳房肿块,多为单发,圆或类圆形,表面光滑,质软,边界一般清楚,肿块较大时有囊性感。当继发感染时有压痛。B 超检查肿块呈低回声液性暗区。该病应与乳腺增生症之囊肿鉴别,后者有周期性乳房胀痛,肿块多出现在非哺乳期,虽然也呈柔软的囊性感,但与周围组织分界不清。对积乳囊肿的治疗可以用注射器穿刺抽吸,如囊肿较小,可在 B 超引导下进行,穿刺液应常规细胞学检查,如为脓性,则应细菌培养,以指导抗生素应用。对于多次穿刺而仍有复发者,应手术切除。

六、浆细胞性乳腺炎

浆细胞性乳腺炎是以乳晕处乳管明显扩张、管周纤维化和大量浆细胞浸润为特征的特殊性乳腺炎性病变,好发于30～40岁以及绝经后老年妇女两个阶段,其病因不清,可能是乳头内陷或畸形,致使乳腺导管开口阻塞,引起导管扩张,导管内积聚的分泌物刺激管壁,造成炎细胞浸润和纤维组织增生,并可继发感染,尤其是厌氧菌感染。

临床上表现为单个或多个大小不等的坚硬肿块,多位于乳房中央区,呈扁平结节状,可与皮肤粘连,有时肿块表面皮肤红肿、压痛、橘皮样变,可形成脓肿,切开后不易愈合,形成瘘管,反复感染和经久不愈而使乳房严重变形。此外尚有乳头内陷和乳房疼痛,并可出现乳头溢液,多为水样、血清样、也可为乳脂样或脓性,血性溢液少见。由于本病在临床上常被误诊为乳腺癌而错误地实行乳房切除术,尤其是当出现皮肤橘皮样变和乳头内陷是更是如此,因此应当仔细进行鉴别。穿刺活检和病理切片检查可以明确诊断。

治疗方法主要是外科手术。其要点是务必彻底切除有病变的乳腺导管,以求达到根治目的。手术方式有多种,应针对扩张的导管和导管周围炎症程度不同而合理选择。

1. 乳管切除术　适用于单纯乳头溢液或乳晕下肿块者。

2. 乳腺腺叶切除术　适用于乳腺单纯肿块,切肿块局限、位于距乳头2cm以外乳腺周边部位者。要求不仅切除肿块,还要切除肿块所属大乳管,否则术后仍有可能形成乳晕下肿块或乳头溢液。

3. 皮下乳房切除术　适用于病变广泛,并且有严重多发乳腺瘘管形成的病例。后期行乳房重建治疗。

七、乳房脂肪坏死

本病临床上较为少见,多数病人为中、老年妇女,特别是脂肪组织较丰富的巨大乳房者。发病原因可能系外伤所致。脂肪组织在经受外伤后出现血供障碍和脂肪细胞的破裂以及坏死,在坏死周围组织内出现炎症细胞浸润和纤维组织增生,后期形成嗜脂细胞性肉芽肿。

临床表现上,伤后早期局部皮肤有瘀斑,轻度压痛,随后在伤处皮下出现无痛性或微痛性肿块。肿块一般较小,直径很少超过5cm,常边界不清。中央区常出现液化而有波动感,穿刺或切开后可见到脂肪液化后的油状物,或暗红色血性液体,或灰黄色脓、稠坏死物。病变靠近皮肤,可形成粘连,如靠近乳头或乳晕,可出现乳头凹陷。部分病例可出现腋窝淋巴结肿大。本病在临床表现上易与乳腺癌相混。应注意鉴别,如外伤史明确,多可确诊。如外伤史不明,可采用细针穿刺抽吸细胞学检查,当出现脂质样坏死组织或泡沫细胞而无异形细胞时,可以排除乳腺癌。

本病早期可采用非手术治疗,如理疗、热敷、中药活血化淤,以促使其消散。当肿块消散不明显或外伤史不明确而对诊断有疑虑者,应手术切除,病变组织应常规行病理检查。

(张宏伟　亓发芝)

参 考 文 献

1. Matory WE, Wertheimer M, Fitzgerald TJ, et al. Aesthetic results following partial mastectomy and radiation.

Plast Reconstr Surg,1990,85:739.

2. Romanini MV,Torre M,Santi P,et al. Proposal of the TBN classification of thoracic anomalies and treatment algorithm for Poland syndrome. Plast Reconstr Surg,2016,138:50.

3. Kolker AR, Collins MS. Tuberous breast deformity: classification and treatment strategy for improving consistency in aesthetic correction. Plast Reconstr Surg,2015,135:73.

第三章

乳房美容

第一节　乳房整形美容外科概述

一、乳房整形美容外科的治疗范围

乳房整形美容外科的治疗范围包括乳房的美容、部分良性疾病和乳房恶性疾病治疗后的整形再造。其中隆胸、巨乳缩小、乳房悬吊、乳房再造是最常见的乳房整形手术。

乳房的美容外科：隆胸、巨乳缩小、乳房悬吊、乳房发育畸形（管状乳房、Poland 综合征、乳头内陷）。

乳房的良性疾病：乳房瘢痕、乳房肿块、副乳、男性乳房发育。

乳房恶性疾病：乳房再造、乳房部分缺损的修复等。

二、乳房与胸廓的关系

乳房的整形美容不能只是注重乳房本身的形态，要注意到胸廓的有关问题。只关注乳房的乳房整形外科医生不是合格的整形外科医生。胸廓的形态（漏斗胸、鸡胸）、脊柱的弯曲和旋转（脊柱侧弯、肩胛高低）对乳房的对称性影响很大，而胸大肌的发育与否更是对乳房的位置和对称性影响明显。有学者将"隆乳术"改称为"隆胸术"更加反映了手术的内涵。另一方面，乳房手术时要求将整个胸部消毒暴露于手术区域，以便术中观察两侧是否对称以及与胸廓的关系。

1. 胸大肌与乳房的关系　Poland 综合征表现为先天性胸大肌缺如，腋前皱襞消失，乳房发育不良，或发育良好但位置异常，以及上肢先天性畸形。Poland 综合征首先需要矫正胸大肌缺如畸形，修复腋前皱襞，然后根据需要进行隆乳手术，两者可以同时进行或分开手术（图3-1）。

2. 漏斗胸与乳房　严重的漏斗胸患者不仅影响外形可以影响患者的胸式呼吸，干扰心肺功能，需要手术治疗。轻度的漏斗胸患者主要是对外形的影响。部分漏斗胸的患者不仅是胸骨凹陷，同时伴有两侧胸廓的不对称，甚至有脊柱的旋转。轻度的漏斗胸患者通过隆胸手术可以明显改善胸部的形态，仅仅进行隆胸手术就可以解决问题，不需要进行胸骨手术；必要时隆胸后在胸骨部位可以皮下自体脂肪颗粒移植。严重的患者则需要首先解决胸廓的畸形再进行隆胸手术（图3-2）。

3. 鸡胸与乳房　鸡胸患者需要隆胸的情况临床上少于漏斗胸需要隆胸的情况，轻度的鸡胸患者隆胸后视觉上胸骨的隆凸变得不那么明显，仅仅需要隆胸手术即可。严重的鸡胸

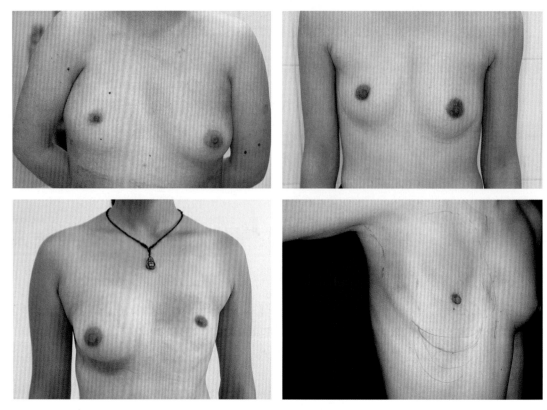

图 3-1 胸大肌发育不良对乳房的影响

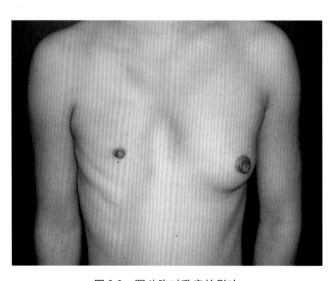

图 3-2 漏斗胸对乳房的影响

患者需要胸骨手术后再进行隆胸手术。

4. 严重消瘦者的隆乳术 严重消瘦、乳房发育不良者,胸部肌肉也常常不够发达,大多数乳腺癌改良根治术后,要求单侧再造的患者,也归属于此类。该类患者由于胸部软组织匮乏,皮肤的伸展性相对受限,乳房假体成为决定隆乳术后乳房形态的主要因素(图 3-3)。

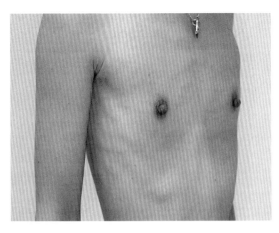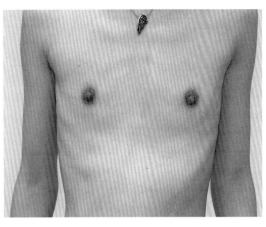

图 3-3 严重消瘦者乳房发育不良

严重消瘦者隆乳术后,易于发生的畸形是胸部上方欠丰满,圆形乳房假体的形态非常明显地显现在胸部,假体的上极与胸部组织的界限明显,呈"阶梯"畸形。随着时间的迁延,乳房下极缓慢膨出,乳房下半部分过于丰满畸形(bottomed-out)。

消瘦患者隆乳术假体的选择应注意:①乳房假体避免过大。消瘦患者胸部皮肤的伸展性较差,假体过大容易使假体本身的形态明显,且随着时间的延长,下极膨出。②泪滴型假体也称解剖型假体,优于圆形假体,可以避免出现假体上极的"阶梯"畸形。③硅凝胶乳房假体由于硅凝胶的黏稠度和流动性,不容易出现以上畸形,优于盐水假体,隆乳后的手感也较佳。

三、乳房的美学单位

乳房的美学单位长期以来没有得到足够的重视,缺乏相关的文献资料。根据我们的经验,特别是乳房再造中的塑形效果,将乳房分为以下几个美学单位:乳头乳晕复合体、乳房上半部分、乳房下半部分,以及乳房整体(图 3-4)。乳晕周围的环形瘢痕是最佳选择,其他形式的皮瓣移植时,乳房上尽量减少手术瘢痕,最佳的选择是在乳房上仅看到一个斜形或横形的瘢痕,第二个瘢痕则位于乳房下皱襞,位于再造乳房上瘢痕应减少到最低。

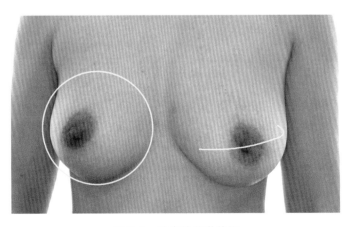

图 3-4 乳房的美学单位

四、乳房整形美容与其他部位的联合手术

乳房整形美容手术要建立在患者全身状况能够耐受手术的基础上,美丽要在健康的基础上美丽。术前要了解患者的病史,对糖尿病、心血管疾病、严重肥胖等全身疾病做出评估。对胸廓形态以及胸部的皮肤、肌肉松紧度等局部条件做出客观分析。我始终认为,为了乳房的形态而接受十个小时以上的伤口暴露等手术操作是对患者的不负责任。

有些患者由于工作时间紧等原因希望一次麻醉、一次手术能够解决多个问题,在乳房整形的同时进行面部提面、腹壁整形、多部位吸脂等手术。大量的文献证明乳房缩小联合腹壁整形明显增加患者的死亡率和其他并发症的发生。乳房缩小和多部位的吸脂联合进行也明显增加患者的死亡率,值得引起警惕。胸腹壁大范围的剥离本身就会引起大量的体液丢失,造成水电解质平衡的紊乱。多部位的加压包扎也会干扰患者的胸式呼吸和腹式呼吸。

五、乳房整形美容外科的心理学与风险防范

美容外科(cosmetic surgery,aesthetic surgery)是整形外科的一个分支,是现代美容医学的重要组成部分,专门治疗人体体表先天性或后天性缺陷和形体缺乏美感的一门科学,也是对具有正常解剖结构及生理功能的人体进行形体的美学修整和再塑造。它在恢复形态和功能正常化的同时,更重视形体的美感和解除病人由于形体缺陷所产生的病态心理为目的。

关于美的标准,早在公元前400年的古希腊,就有了的卡洛斯和赛纳匹亚的人体美学观,通过神来表现美。毕达哥斯派发现了黄金分割定律,认为美就是和谐与比例,自然界中的许多物体均符合黄金分割的定律。人体美的评价,不仅与人体测量、社会与时代的审美观有关系,而且与主观因素有很大关系,即所谓的"情人眼里出西施"。

"爱美之心,人皆有之"。从美学心理学的角度来说,爱美之心是指人对自身容貌美化的心理需求,是人的心理需求的重要组成部分,具有必然性、普遍性、差异性、个体性、社会性和时代性的特征。追求美是人与生俱有的本能,同时又是社会的需求,自古以来貌美者容易被社会接受,容易与人交往,容易得到关爱。接受美容手术者求美的动机各不相同,其心理是相当复杂的。美容医师应有相当的美学素养和一定的心理学知识,对求术者手术前后的心理变化有足够的了解,才能使手术圆满成功。

（一）求美者的分类

我们可根据患者的求美动机和心理,将要求美容手术的人分为以下几种类型:

1. 单纯美容型　是最多见的一种类型,这部分人自身条件较好,面容端正,希望通过美容手术达到锦上添花的效果,或改变小的瑕疵。

2. 强迫意识型　这类人往往对自己某一部位的缺点或不足(如单眼皮、鞍鼻、胸部平坦等)忧虑过重,强烈要求通过整容来改变。

3. 缺陷恐惧型　这部分人有明显的缺陷,如明显的面部瘢痕或畸形及外伤后残缺等,他们往往将工作、生活中的一切不幸都归罪于残缺,有的人甚至绝望、企图自杀。

4. 缺陷障碍型　这类人自以为外观形象有非常明显的缺陷,实际上经检查他们的外貌形象常属于正常的范围,他们经常夸大自己的某些缺陷,并带有恐惧色彩。

5. 精神障碍型　这是一类属精神病患者,他们常主诉自己有这样或那样的缺陷,提出整形美容的要求。

（二）乳房整形整容外科中的心理定势和期望与现实的平衡

心理定势又称心向，是指一个人在一定时间内所产生的带有一定倾向的心理趋势。心理定势会影响一个人对事物和人的评价及其思维方式。临床上医师对患者采取关心、体贴的态度，多发现医患之间的共同点，尽可能建立良好的医患合作关系，求术者容易对医师形成肯定的定势，即有可能将求美动机全部和盘托出，有利于医师了解患者的心理状态，更有利于手术成功。

在实践中某些求术者的期望很高，有时不切实际，美容医师需在术前作好心理疏通，科学与真实地介绍美容外科的实际功效，纠正美容求者不切实际的幻想，同时调整求术者的情绪，正视美容手术后的一系列反应。美容外科医师应善于应用心理定势的理论，术前使求术者对术者建立肯定的定势，达到期望与实际的平衡，最终取得圆满的结果。

（三）手术适应证

要正确掌握乳房整形美容的适应证。要考虑到患者的全身状况、乳房整形的适应证、心理状况以及患者的经济状况。对于哺乳后乳房松垂明显的患者试图通过假体植入纠正畸形是不恰当的，腔隙过大而假体过小，两者不相匹配更加容易导致包膜挛缩；假体放置在胸大肌后则引起原有乳房组织与假体的脱节。应在乳房悬吊的同时放置假体，或进行自体脂肪颗粒移植，增加乳房内容物，改善乳房的形态和质地。

对心理压力过大，精神状态不稳定，甚至得理不饶人的患者要谨慎手术。对报纸上报到的卖肾美容、卖掉房子美容的患者应拒绝手术。

美国著名的美容外科专家芮斯（Rees）提出 10 种不正常心理为手术禁忌或应慎重手术。

1. 指着画报要求美容医师把正常的鼻子或口唇作成某个明星的样子。

2. 就诊者头不梳、脸不洗、衣冠不整、仪表不佳，表示他们对美的认识缺乏基本的素养。

3. 自诉"我本不想做美容手术，都是我丈夫（男友）要我做手术"。

4. 对美容医疗缺乏信心，对同一问题反复追问，表现出不信任医师的态度。

5. 对美容医师满口虚伪的夸奖或过高奉承者。

6. 过分挑剔，对一些轻微的畸形瘢痕也极端苛求者。

7. 对治疗方案不同意的求术者。

8. 对医务人员态度粗暴无礼者。

9. 术前拒绝照相者。

10. 多次不按时就诊或入院者。

（四）美容外科风险的相关因素

1. 求美动机不成熟，术前期望不切实际　如求术者盲目追求与某明星相像，而不考虑本身的条件；有些则希望通过整形美容手术得到爱人（恋人）的认可、爱慕或得到某种工作，而术后却未能实现，会使求术者大失所望，甚至产生不满和对抗情绪。

2. 审美评价的变异性与差异性　临床上可依据形式美法或人体测量的指标评价人体美，但实际观察中却有相当大的变化幅度，这种幅度的变化可产生审美评价的显著差异，即在临床上术者认可的造型，而受术者或周围人群却完全不能接受，例如曾经有一中年妇女要求全面部除皱达到面部年轻化，手术十分成功，至少使她年轻 10 岁，但周围人群不接受她，使她非常痛苦，也认为手术没有做好。

3. 求美容者人格偏执，表现为固执、偏激、情绪不稳定，起伏大　这种人对手术效果特别挑剔，稍不理想便会全盘否定，提出使人难以理解的看法与无法接受的要求，整形美容医师术前应对此类人慎重考虑,尽量不予手术。

4. 求美理想与临床并发症之间的巨大落差 整形美容外科与其他医学学科一样,并发症是客观存在的,这些并发症可导致受术者的外形变丑或身体受损等不良后果,出现求美不成反变丑的落差,使求术者难以接受。

5. 整容从业人员素质低、经验不足,在美容实践中容易出现失误。

美国的 Goldwyn 博士在 1999 年提出整形美容医师有可能处于风险状态的种种情况,摘录如下,这些情况不完全适合国人,仅供整形美容医师参考。

1. 新病人要求特定的一天的特定的时间预约看病。

2. 未来的病人要求了解您的学历和医疗差错的情况。

3. 询问您的秘书与您一起有多长时间。

4. 病人傲慢地对待您的秘书而温柔地对待您。

5. 病人说他或她已在 3 位以上整形医师看过病。

6. 病人赞颂您而责骂其他医生。

7. 病人说他期望不多,要求现实。

8. 病人说假如手术成功,他或她将所有的朋友介绍给您。

9. 病人持有初诊时的录像而他或她所带的朋友碰巧是录音师。

10. 病人询问您是否太老对新技术的了解不够或者是否太年轻而缺少必要的经验。

11. 病人穿着高雅而支付的支票被拒付。

12. 病人术前已有 2 次以上的造访,他或她仍有许多的问题要问,尽管您已与他或她交谈了数小时。

13. 当您询问患者的术后情况,而回答是您来告诉我时。

14. 病人询问是您还是住院医师做手术。

15. 当病人提面术后 5 天,对于面部肿胀、淤血表示不满或不安,而说她朋友作相同的手术却即刻看上去很完美。

16. 病人术后数周未回访。

17. 当病人称乳房术后"他由于瘢痕而不敢靠近我"时。

18. 病人不主动询问自己的情况。

19. 当一封来信,其信封左角上有多个姓名时。

20. 当您正处于险境而您自以为不是时。

21. 自我感觉良好的就诊者(looks like VIP)。

(五) 整形美容风险的防范

1. 掌握好美学-心理-社会的适应证。要高度重视与求美者之间的相互沟通,必须了解其真正的求美动机,帮助患者提高审美能力,同时降低求美者的美容期望值;掌握求美者的人格类型,对于不成熟,缺乏审美认识者暂不手术;经过多次咨询,求美者对手术的期望值较实际者,对手术的过程与可能达到的效果及其并发症有相当了解,美容医师凭借自己的临床经验,有相当把握的可予手术;对于人格偏执,应请精神心理医生诊治,避免为之行手术。

2. 术前建立良好的医患关系,建立相互参与的医疗模式,尽可能建立求美者对术者肯定的定势。

3. 术前进行切口设计、手术步骤、效果的沟通,充分调动受术者参与手术,术中按美容外科操作的无创原则,精细操作,完成手术后让求美者通过镜子观察手术效果,得到其认可后再结束手术。

4. 加强术后综合治疗和护理。美容术后恢复期受术者处于心理焦虑期,医护人员应倍加爱护,亲切关怀,说明恢复的过程,使受术者克服焦虑,以平静的情绪较顺利地度过恢复期,并进一步端正其审美认识。术后定期随访,及早发现并发症,及时处理。

5. 美容医生要相信自己的直觉和第一印象,凭直觉感到有问题,对自己"不喜欢"的患者,不管理性分析的结果如何,都应拒绝任何美容手术。

（顾建英）

参 考 文 献

1. 杨晓惠,李健宁. 实用整容外科手术学. 北京:人民卫生出版社,1995.
2. 王炜. 整形外科学. 杭州:浙江科学技术出版社. 1999.
3. 李祝华,林茂昌. 试论美容外科风险及对策. 中华医学美容杂志,2000,6:34.
4. 杨勇,李燕,林子豪,等. 美容外科实践中的心理学定势浅谈. 中华整形烧伤外科杂志,1996,12(3):222-223.
5. Goldwyn RM. On guard. (Editorial) Plast Reconstr Surg,1999,104:1922.

第二节　假体隆乳术

"美最大限度的蕴藏在曲线中"。丰满的乳房是体现女性魅力的重要标志,也是男性憧憬的对象。在过于强调乳房美学意义,充满竞争的现代社会,对女性乳房的大小,形态等过分地赞誉演绎了诸多的幸与不幸,造成了人类的悲喜剧。隆乳术是指通过植入乳房假体或移植自身组织,使乳房体积增大、形态丰满匀称,改善女性体型、恢复女性特有的曲线美。丰满的乳房是女性妩媚的象征,乳房扁平或过小,使胸部外观平坦,失去女性所特有的曲线美及其魅力,可给女性的心理造成不良的影响。在西方,扁平胸的女性几乎无法进入社交生活。隆乳术已成为美国最流行的美容手术,仅2015年,就有459 000位女性接受隆乳手术,超过了鼻整形术及脂肪抽吸术,仅次于注射微整形。在我国,青年女性也把乳房丰满健美当作女性青春的象征并引以为傲。随着科学技术的进步、生活水平及社会文明程度的提高,要求进行隆乳术的人在逐渐增多。

隆乳术最早始于美国,曾经历过注射液体石蜡、蓖麻油,以及近代人工海绵植入、液体硅凝胶注射和自体脂肪移植等方法,引起诸多并发症,已停止使用。1963年DoConin公司研制成功充填硅凝胶的硅胶囊人工乳房假体,成为隆乳历史上的里程碑,取得了良好的美容效果,促进了隆乳术在世界各地的普及,成为最流行的美容手术之一。随后,对硅凝胶安全性的疑问导致了1992年美国食品与药品管理局(FDA)禁止以美容为目的使用硅凝胶乳房假体,随后内部充填生理盐水的硅胶囊人工乳房假体重新受到重视并大量临床应用。2000年美国 *Plastic and Reconstructive Surgery* 杂志发表了美国整形外科协会的临床调查报告,认为硅凝胶乳房假体安全可靠,不会引起全身系统性疾病,不增加乳腺癌的发病概率,可能导致的并发症仅为感染、包膜挛缩等局部的并发症。随后美国主要的乳房假体生产厂家曼托(强生)和麦格(艾尔建)开展了大样本多中心前瞻性研究,并逐步发表了术后8年和10年的随访报告,证实了乳房假体的安全性。

国内20世纪90年代某些单位开始使用乌克兰的英吉尔法勒,以及国产的奥美定不需开刀进行注射隆胸,小针美容。鉴于很多不稳定因素和历史的教训,1999 年 1 月中华医学会在《中华整形烧伤外科杂志》上曾明文限制临床应用,之后中华医学会又发出专门通知,取消了对英吉尔法勒的应用限制。2003 年国家明文禁止应用聚丙烯酰胺水凝胶注射隆胸。现在仍有部分以前注射过隆胸的患者由于种种原因要求取出。

一、历史

历史上隆乳术有自体组织移植、注射法以及硅胶乳房假体几种方法。最早以美容为目的进行的隆胸手术是以自体组织作为充填材料。1895 年 Czerny 将一患者背部的脂肪瘤游离移植到乳房,以充填因切除乳房良性腺瘤造成的缺损。Berson(1945)报道应用脂肪组织游离移植作为充填材料,因术后大部分被吸收,效果欠佳,建议应用真皮-脂肪,真皮-筋膜-脂肪组织作为充填物,以减轻组织的吸收程度。Bames(1950)、Watson(1959)报道使用臀部的真皮-脂肪,真皮-筋膜-脂肪组织作为充填物隆胸,其结果有 50% 以上的移植物被吸收,部分患者因脂肪组织坏死液化形成慢性窦道,长期不愈。Longacre(1953)报道应用蒂部位于乳房下皱襞的局部带蒂真皮-脂肪瓣作为充填物,治疗先天性或继发性乳房发育不良。Maliniac(1950)、Marino(1952)、McDivitt(1972)等报道应用相同的局部皮瓣或去表皮的真皮-脂肪瓣,进行隆胸和乳腺癌术后的乳房再造。Bircoll(1987)、Johnson(1987)应用抽吸去脂术后的脂肪颗粒注射隆胸。之后的报道表明脂肪颗粒移植接近 50% 被吸收,并且容易形成乳房肿块和组织钙化,易与乳腺癌相混淆(Hartrampf,1987)。之后有学者探讨添加脂肪干细胞、富血小板血浆,应用 BRAVA 外扩张等技术以期改善脂肪的成活率。目前大多数学者对大容量自体脂肪游离移植隆胸手术仍持谨慎态度,普遍认为少量的脂肪移植是切实可行的方法,可以用于假体隆胸手术后的局部修饰,改善假体隆胸手术的效果。

Gersuny 最早报道液状石蜡注射进入隆乳(Thorek,1942),由于它对人体有害,早已被禁止使用。1953 年 Pangman 首先报道使用人工海绵作为乳房假体进行隆乳手术,之后,由不同材料如聚乙烯、聚四氟乙烯(PTFE)、聚乌拉坦、乙醚等制作的海绵在欧美国家被推广应用(Pangman,1954;Edgerton,1958;Conway,1962;Pickrell,1962 等)。临床结果表明术后海绵周围形成坚硬的纤维包膜挛缩,海绵内部空隙被纤维组织充填,导致乳房挛缩变硬,形态不规则,移动性差等并发症,严重者出现异物感染及慢性窦道,很快被禁止临床应用。

Uchida(1961)首先应用液体硅胶注射隆乳。随后发现液体硅胶注射隆乳可以引起乳房结节、钙化和/或囊肿、慢性非特异性炎症、皮肤和腺体组织坏死,甚至有导致死亡的报道(Nosnachuk,1968;Boo-Chai,1969;Chaplin,1969)。国内于 20 世纪 80 年代中期有人开始液体硅胶注射隆乳,同样发现有大量并发症,很快被限制应用。液体硅胶注射隆乳术后并发症的治疗十分棘手,对严重痛性肿块或慢性窦道不愈的患者有时甚至不得不采用皮下乳房切除的方法。目前液体硅胶注射隆乳已被禁止临床使用。

冲注式乳房假体于 1965 年由 Arion 首先应用。最早的充填物是葡聚糖(dextran,右旋糖苷),但很快为生理盐水所替代。冲注式乳房假体是一由多聚硅酮为原料制作而成的硅胶囊,内部可充注生理盐水,充注阀由聚四氟乙烯(PTFE)制成,拔除注入管后可以自动闭合。应用冲注式乳房假体切口小,便于植入,包膜重度挛缩发生率低。其最大的缺点是假体渗漏和破裂。早期 Williams(1972)报道术后 3 年假体破裂的发生率竟高达 76%,随着生产工艺的提高,冲注式乳房假体的破裂概率在 3.3%(Capozzi,1986)到 15.5%(McKinney,1983)之间。术后早期假体破裂主要由注水阀闭锁不全造成,晚期破裂则由于盐水缓慢渗漏造成的充填物量的不足,导致囊壁皱褶,皱褶的摩擦和损伤老化造成假体破裂。

1962 年 Cronin 首次使用硅凝胶乳房假体,并于 1964 年在第 3 届国际整形外科会议上作了报告,开创了隆乳手术的新时期。最早的硅凝胶乳房假体呈泪滴形,底盘有涤纶片,以便纤维组织长入起到固定作用。随后,人们注意到应用这种假体隆乳后,乳房变硬,和硅凝胶的渗漏密切相关。道-康宁公司(Dow-Corning Company)先后作了一系列的改进,首先去除了涤纶片,以后又将泪滴形改为圆形,提高囊壁内层的抗渗透性,减低硅凝胶的黏稠度,囊壁变薄等,生产出第二代低渗透性乳房假体(low-bleed),在世界范围内得以推广应用。尽管如此,硅凝胶乳房假体的主要缺点仍然是纤维包膜挛缩,乳房术后变硬。

1974 年双囊腔乳房假体(double-lumen implant)问世,由充填生理盐水起容量调节作用和充填硅凝胶容量固定的两个囊腔组成。双囊腔乳房假体分为硅凝胶囊在内盐水囊在外和生理盐水囊在内硅凝胶囊在外两种类型。理论上讲双囊腔乳房假体可以在包膜挛缩硬化时经皮肤穿刺,释放外层囊腔内容物,缩小乳房假体,达到软化乳房的目的;另外,外层为生理盐水囊类型的假体还可以起到储留和抵挡硅凝胶渗漏的作用。但很多人认为其穿刺操作烦琐,稍有不慎可穿破内部囊腔,挛缩的纤维包膜可以进一步收缩,围绕内部囊腔形成新的挛缩包膜。

1970 年 Ashley 首先开始应用一种新型乳房假体,在硅胶囊壁的表面覆盖一层聚乌拉坦(polyurethane),称为聚乌拉坦乳房假体。该型假体可以显著降低纤维包膜挛缩的发生率(Ashley,1972;Capozzi,1981;Melmed,1988,1990;Shapiro,1989)。但随后发现聚乌拉坦在体内降解为甲苯二胺(toluene diamine,Batich,1989),甲苯二胺有明显的致癌作用,特别易导致肝肿瘤的发生。因此,1991 年起聚乌拉坦乳房假体已不再生产使用。

20 世纪 80 年代末,受到聚乌拉坦乳房假体的启发,生产厂家开始制造毛面硅凝胶假体(textured silicone implant),据报道可以显著减低纤维包膜挛缩的概率(Ersek,1991;Hakelius,1992)。厂家已制造出毛面硅凝胶假体、毛面盐水假体以及毛面双囊腔乳房假体等可供选择,一段时间,毛面乳房假体在欧美等国家成为首选。随后发现毛面假体不易移动,手术操作烦琐,易于引起出血,特别是远离乳房部位的腋窝切口手术难度增加,毛面生理盐水假体容易出现皱褶。毛面乳房假体的应用有减少的趋势(Rohrich,1999;Baker,1999)。

由于怀疑硅凝胶乳房假体会导致自身免疫性疾病如系统性红斑狼疮、类风湿关节炎、桥本甲状腺炎(Bronzena,1988;Spiera,1988;Varga,1989),1992 年 1 月美国 FDA 禁止应用硅凝胶乳房假体,同年 4 月又批准硅凝胶乳房假体可以应用于乳房再造,但限制以美容为目的的隆乳手术。之后欧日等发达国家也相继限制应用硅凝胶乳房假体隆乳术。对硅凝胶乳房假体的限制应用,使内部充填生理盐水的乳房假体重新受到重视并大量临床应用。最近,多中心大规模的统计学研究表明硅凝胶乳房假体不会增加自身免疫性疾病的发病率,两者之间没有必然的联系。

聚丙烯酰胺水凝胶由 5% 聚丙烯酰胺结合 95% 水构成。乌克兰国家科学院高分子化合物化学研究所,同俄罗斯国家科学院卡尔波夫理化研究所协作,对其理化性能和生物学性能进行了研究,他们经过研究表明,聚丙烯酰胺水凝胶无细胞毒性,无胚胎毒性,无致癌性,不含致热原,pH 6.7 ~ 9.0,具有很高的稳定性,不会水解,也不会产生解聚过程。在乌克兰、俄罗斯有 20 多年使用历史,是一种广泛使用的美容整形软组织填充剂。1997 年聚丙烯酰胺水凝胶进入了中国市场,国内外假冒生产这种产品的不法厂商也开始出现,走私品进入中国。1997 年 12 月,吉林富华公司由乌克兰将聚丙烯酰胺水凝胶正式引进我国市场,在短时间内,注射隆乳迅速风靡全国各地,大量患者接受了注射隆乳手术,以期望改善躯体外形。2003年,因多种并发症的发生,中国国家食品和药品监督局宣布禁用聚丙烯酰胺水凝胶作为软组织填充剂。

简而言之,液状石蜡液体硅胶以及聚丙烯酰胺水凝胶作为注射隆胸材料已经被国家明文禁止应用,目前隆胸手术主要是假体隆胸和自体脂肪注射隆胸。

二、乳房假体的演变

乳房假体历经变迁,大致可以分为 5 个时代。1962 年道-康宁公司(Dow-Corning Company)首先研制成功硅凝胶乳房假体,开创了假体隆乳手术新时期。第一代硅凝胶假体呈泪滴形,其底盘有涤纶片,以便纤维组织长入起到固定作用。但此类假体囊壁较厚,有接缝,整体手感不佳。道-康宁公司(Dow-Corning Company)便做出了一系列的改进,首先去除了涤纶片,以后又将泪滴形改为圆形,使用了仅 0.13mm 的薄囊壁,形成了第二代乳房假体。但这一代产品在之后的临床应用中出现了较严重的渗漏。第三代假体又重新加厚囊壁,增加防渗漏层,采用厚凝胶,制作出低渗漏的第三代乳房假体,在世界范围内得以推广应用。

此时,硅凝胶乳房假体的主要缺点仍然是纤维包膜挛缩,乳房术后变硬。

1974 年双囊腔乳房假体问世。假体分为内外两囊,分别填充硅凝胶和生理盐水。前者固定容量,后者调节容量。假体根据两种材料充填的内外位置分为两类。理论上,在包膜挛缩硬化时经皮肤穿刺,释放外层囊腔内容物,缩小乳房假体,可达到软化乳房的目的;另外,外囊注射生理盐水的假体还可以起到储留和抵挡硅凝胶渗漏的作用。但很多人认为其穿刺操作烦琐,稍有不慎可穿破内部囊腔,挛缩的纤维包膜还可以进一步收缩,围绕内部囊腔形成新的挛缩包膜。

80 年代末出现的第四代乳房假体将光滑的硅凝胶囊表面改为毛面,据报道可以显著降低纤维包膜挛缩的发生率。一时间,毛面乳房假体在欧美等国家成为首选。但随后也发现毛面假体不易移动,手术操作烦琐,易引起出血,做远离乳房的腋窝切口时手术难度增加,而亚洲人假体隆胸经常采用的就是腋窝切口。目前市场上的假体在光面/毛面、圆形/解剖型(泪滴型)上均可根据不同需求选择。圆形多用于容量填充,而解剖型多用于塑形。

第四代假体依然存在破裂渗漏的可能,为了改进这一问题,第五代假体的填充材料选择了铰链硅胶,即使假体囊壁破裂,硅胶依然保持固体形态,不会四处游走。

三、硅凝胶乳房假体的评价

如上所述,1992 年美国食品与药品管理局(FDA)因硅凝胶乳房假体可能会引起全身免疫系统疾病,限制以美容为目的的隆乳手术。之后欧日等发达国家也相继限制应用硅凝胶乳房假体隆乳术。为此,整形外科学界进行了多中心、大宗病例的回顾性调查研究,没有资料表明硅凝胶乳房假体会引起上述疾病。

1999 年 6 月 21 日美国国家科学院医学研究所[Institute of Medicine (IOM) of National Academy of Science]发表了应美国国会(Congress of the United States)要求进行的关于硅凝胶安全性的最终研究报告,这份权威性报告长达 440 页,由美国的 13 位科学家联合完成。报告详细内容公布在国际互联网上:

www. nationalacademies. org(The National Academies/Institute of Medicine)

www. surgery. org(American Society for Aesthetic Plastic Surgery) www. plasticsurgery. org（American Society of Plastic and Reconstructive Surgeons）

报告的主要内容归结为以下几点：

（1）没有证据表明硅凝胶乳房假体会导致全身性疾病。人们在日常生活中每天接触到大量的有机硅。

（2）没有足够的证据证明硅凝胶假体会诱发自身免疫性疾病。

（3）硅凝胶假体不会增加乳腺癌的发生概率，部分研究结果甚至表明接受硅凝胶假体的人群中乳腺癌的发生率有所下降。

（4）硅凝胶假体不会对以后的母乳喂养构成危害。母乳仍是婴儿的最佳食品。

（5）硅凝胶假体不会对未出生的胎儿造成任何危害。

（6）硅凝胶假体可能引起的主要问题在于局部并发症，不会对生命构成危害。局部的并发症包括假体破裂、取出、包膜挛缩、感染及疼痛等。

（7）部分隆乳受术者会因继发性的问题，如包膜挛缩、破裂等原因将假体取出。

（8）乳房假体不可能终身无限期使用，植入的时间越长，破裂的概率越大。有两个关于盐水乳房假体的调查结果，假体植入 10 年后，一个调查结果破裂率为 5% ~ 10%，另一个为 33%。

（9）调查委员会声明目前还不清楚现在使用的假体会不会达到 10 ~ 15 年的设计寿命，有一部分假体的寿命已经远远超过 15 年。

（10）没有资料表明乳房假体会延误乳腺癌的影像学诊断，增加乳腺癌的死亡率。

（11）MRI 是诊断硅凝胶假体破裂的首选方法，超声检查有时不能发现包膜内假体破裂。

（12）远处部位发现的硅酮成分，更大原因是由于机体暴露于周围环境中硅成分引起的。

（13）确实有些硅凝胶假体植入者感到身体不适，调查委员会对此表示同情，但是没有证据表明身体不适是由于乳房假体造成的。

研究委员会建议继续进行以下方面的调查：

（1）开展乳房假体包括硅凝胶假体和盐水假体 10 年以上远期破裂率的前瞻性调查研究。

（2）进一步确定乳房假体是否会由于延误乳腺癌的诊断而增加乳腺癌患者的死亡率。

（3）调查假体的所有物理与化学特征，进一步确定其对人体没有任何危害。

乳房假体已在世界范围内应用近 60 年，大量临床实践和文献资料表明，硅凝胶乳房假体和盐水假体同样安全可靠，是目前隆乳术的首选材料，不会对机体造成全身性危害，但有可能会引起局部并发症，采用适当措施可以降低局部并发症的发生。乳房假体和任何其他人工制品一样存在着老化的问题，受术者有可能在余生中需要更换乳房假体。

四、术前准备

（一）手术适应证

隆乳术的手术适应证有：①先天性乳房发育不良；②哺乳后继发性乳房腺体萎缩；③两侧乳房不对称；④无全身性严重疾病等一般手术禁忌证；⑤手术动机良好。值得注意的是先天性乳房发育不良者其皮肤，皮下组织和腺体组织都有绝对量的不足，而继发性乳房腺体萎缩除腺体组织量不足外，皮肤和皮下组织相对过剩，因而常伴有轻度乳房下垂，应用适当大小的假体隆乳术后可以得到改善。但对严重的乳房下垂患者则需要进行乳房固定手术。

和所有的美容手术一样,施行手术以前应充分了解求医者的手术动机,明确患者对隆乳后效果的要求,耐心听取并回答求医者的疑问。应使求医者明确隆乳术可以改善形体美,增强个人自信心,间接地影响到社会家庭人际关系,但隆乳术不能解决其恋爱、婚姻及家庭纠纷等问题。隆乳术不能刺激正常乳腺组织生长,不能矫正胸廓畸形和改善不良姿势,不会增加和减少乳腺肿瘤的发生机会,不会影响乳腺组织的泌乳功能。

(二) 术前检查

首先应了解求医者的全身状况,有无出血史,无全身性严重疾患等一般手术禁忌证,对长期口服避孕药,维生素 E 等药物者应检查有无出凝血障碍,术前停药 3 周以上。

特别要注意乳腺癌的家族史,对超过 35 岁的女性,建议乳房钼靶摄片检查。检查有无乳房触痛、乳头溢液、乳房肿块及腋窝淋巴结情况,除外恶性肿瘤,必要时外科会诊。

患者取坐位或站立位,仔细检查乳房的大小、位置及对称情况;乳头的位置,和乳房隆起的关系;乳房下皱襞的位置;注意乳房的形态,底盘的大小,是否为管状乳房,有否乳房下垂;胸壁的形状、大小与对称情况,以及胸壁与躯干的关系,体形特点,是否有漏斗胸、鸡胸或 Poland 综合征等。任何阳性发现,特别是乳头,乳房和胸壁的不对称必须在手术前给求医者指出,避免不必要的纠纷。

(三) 乳房假体的类型与准备

乳房假体目前有多种类型可以选择。

1. 按假体表面性质有光面和毛面之分,大量的临床资料表明,毛面假体术后的纤维包膜挛缩概率较光面低,程度轻。但毛面假体不易移动,易于引起出血,远离乳房部位的腋窝切口手术难度增加。毛面假体的滑动比较困难,这导致以下结果:①假体植入需要更长的切口:对于同体积的假体来说,植入毛面假体所需的切口长度要长于光面假体,特别是高黏滞度硅凝胶假体所需切口更长。②由于其难于滑动,假体植置入的难度加大。植入过程造成假体损伤的可能性也相应加大。毛面假体的优点在于:①假体移位或旋转的可能性减少,因为毛面可提供附着力,将假体与其深面组织"黏合"。这就是为什么解剖型假体通常是毛面的关键原因。②同时,乳房再造手术时,其腔穴通常大于假体,毛面可以将假体固定于术中放置的位置上。③毛面假体成纤维细胞的排列无序,严重纤维包膜挛缩的发生率低于光面假体。

因而,关于究竟是选择毛面假体,还是光面假体,普遍认为:①毛面假体包膜挛缩的发生率低于光面假体,但文献中仍存在争议;②盐水假体的包膜挛缩发生率低于传统的硅凝胶假体;③肌肉后层次植入假体的发生率低于乳腺后层次;④解剖型假体通常是毛面假体,而且必须是毛面的;⑤光面假体植入过程相对简单,所需切口长度较短,对切口位置要求较低;⑥毛面假体对周围组织有良好的黏附性,假体移位和旋转的发生率较低。

2. 根据内容物不同,常用的乳房假体有生理盐水和硅凝胶假体之分,除此之外,其他如 PVP 和水凝胶等充填物正处在临床实验阶段。1992 年 1 月美国 FDA 限制应用硅凝胶假体进行隆乳术以来,目前在欧美日等国家以生理盐水假体应用最广。然而盐水假体有着自身的缺点,如表面皱褶,手感稍差,盐水渗漏、破裂,个别患者身体晃动时发出水声,甚至盐水内真菌感染等。通过多中心大宗病例的随访观察,现在从学术观点出发,普遍认为硅凝胶假体生物相容性较好,不增加自身免疫性疾病的发病率,不会导致乳腺癌的发生,应用硅凝胶乳房假体隆乳术后的质感较生理盐水假体好。我们的临床经验表明,硅凝胶假体安全可行,优于生理盐水假体。

3. 根据假体的形态分为圆形和解剖形(泪滴形),圆形假体又分为低凸和高凸型。圆形假体使乳房的上部显出圆形,使乳房更显圆润、坚挺;泪滴型乳房顺着身体的自然曲线,使乳房更丰满自然,具有一定的下垂形态。选用泪滴型假体时,应注意假体的放置和圆形假体不同,上下不能颠倒,因此,毛面泪滴型假体的放置以乳房下皱襞切口或乳晕周围切口为宜,采用腋下切口,则增加手术操作难度。

选择假体形状,即选择假体是圆形还是解剖型。圆形假体有两个参数:基底径和突度。假体一般有低、中、高三种突度。这种突度的差异对假体的外观影响很大,合理选择突度可获得更好的美容效果。当假体体积恒定时,随着突度由低到中到高,假体基底径逐渐缩小。

解剖型假体有三个参数,即:基底径、高度及突度。其高度有低高、中高及全高三种,突度有低突、中突及全突,国外尚有超突假体可以选择。由于该种假体能维持自身形态,不依乳房软组织结构施加的压力而改变,因而植入解剖型假体后,假体形态在很大程度上决定乳房形态。为适应不同的患者,解剖型假体可供选择的型号更多,包括假体的高度、突度、基底径以及内容物黏滞度的不同等。

4. 临床应用的乳房假体有国产、合资和进口之分,价格也有所不同。国产的厂商有广州天河公司、上海咸宁公司等。进口的产品有美国的 Mentor、Mcghan 和英国的 Nagor 等。

5. 乳房假体大小的选择

(1)测量法:乳房假体大小的选择,根据患者对隆乳后乳房大小的主观愿望,以及原有乳房的大小、身高、胸廓形态和体形特点而决定。刘立刚等根据122例中国女性测量结果得出一计算公式:乳房假体大小(ml)= 1.2 身高+1.8 体重+胸廓横径−2.4 胸廓纵径−2.5 乳房下胸围+0.5 过乳头胸围+9 乳房下弧线−100。

作者认为临床验证效果良好,假体容积计算准确,但公式烦所,不便记忆,明显缺乏实用价值,难以推广应用。

TEPID 假体选择系统

目前应用较多,比较简便的是 Tebbetts 教授于 2001 年发表的 TEPID 法。组织特点(tissue,T)、腔穴(envelope,E)、腺体(parenchyma,P)、假体(implant,I)以及组织-假体动力学(dynamics,D)是影响隆乳术后美学效果、并发症以及再手术率的重要参数,简称为"TEPID"。TEPID 假体选择系统基于以上重要参数,同时考虑到了影响隆乳手术长期效果、并发症和再手术的软组织覆盖这一因素。

参数测量:①乳腺基底径;②乳房皮肤向前牵拉度;③乳房上极皮肤掐捏厚度;④乳房下皱襞处组织掐捏厚度;⑤乳头至乳房下皱襞最大牵拉长度。术者需同时明确现有腺体量占乳房腔穴最佳填充量的百分比,且考虑到软组织-假体动力学因素。腺体基底径测量乳房从内侧开始突起点至乳房外侧的直线距离,这一测量的目的是确保腺体有确实的软组织覆盖。为确保软组织覆盖,选择假体直径时,宁可比基底径短 0.5cm,也不要长 0.5cm。乳房皮肤向前牵拉度测量测量乳晕处皮肤最大可向前牵拉的长度。

假体选择:

1)根据患者腺体基底径,初步确定假体体积。例如,基底径为 10.5cm,初步确定体积为 200ml,依此类推。

2)根据皮肤松紧度调整假体体积:①乳房皮肤向前牵拉度<2.0cm(皮肤非常紧),上述体积减 30ml;②如果乳房皮肤向前牵拉度>3.0cm(皮肤中度松弛),上述体积加 30ml;③如果乳房皮肤向前牵拉度>4.0cm(皮肤非常松弛),上述体积加60ml。

3) 如果乳头至乳房下皱襞最大牵拉长度>9.5cm,额外再加30ml(这意味着乳房下极存在非常多的多余皮肤,例如重度腺性下垂患者,需要更多的填充量)。

4) 如果判断现有腺体对乳房腔穴的填充少于20%,加30ml(实际上术前基本无腺体存在),如果现有腺体对乳房腔穴的填充多于80%,减30ml(腔穴术前已经基本被腺体填充)。

5) 腺体参数及填充分布动力学是可变的体积,对于不同的形状和填充材料,术者可以通过增加或减少来补偿特殊的假体参数和填充动力学。如果填充材料无黏滞性,应充分填充,防止腺体直立放置时上极空虚,减去30ml,因为植入体在较少体积时,会保证上极的更多填充。不能考虑到特殊情况会导致上极的过度填充。

6) 此时确定根据测量结果得到的新的假体体积。

7) 根据患者要求和术者意见,再次修正体积。

8) 确定最佳乳房下皱襞位置。检索与乳房体积对应的最大牵拉下的最佳乳头-下皱襞距离或乳晕-下皱襞距离。若测量值>此值,保留原有下皱襞位置。若测量值<此值,标记最大牵拉下的最佳乳头-下皱襞距离或乳晕-下皱襞距离,记住必须在最大牵拉下。乳头-下皱襞距离或乳晕-下皱襞距离都是准确的,但乳晕过大的患者,乳头-下皱襞距离更为准确。

9) 根据临床特点调整新下皱襞位置。例如,胸大肌下隆乳,若胸肌起点留在乳房下皱襞,额外的压力经常使假体下极不能置于腔穴的最下方。此时,依据假体突度和外壳特点,可将下皱襞向下移0.5~1cm来弥补。

10) 若上极软组织厚度小于2cm,考虑假体置于胸大肌下或双平面,来获得最佳软组织覆盖。

11) 如果下极软组织掐捏厚度小于0.4cm,考虑将胸大肌起点留在乳房下皱襞不予分离,而将下皱襞额外下移0.5cm,以弥补下极肌肉的额外压力。

(2) 直接佩戴观察的方法:患者站立位,佩戴薄的胸罩,在乳罩内嵌入一圆形球囊或组织扩张器,向球囊内注水,到患者及术者满意的隆起程度为止,根据注水的体积,估测乳房假体的容积。或采取石膏模型测定原有乳房的大小,但这些方法都不能反映乳房皮肤和乳腺组织的伸展性。尤其需要指出的是先天性发育不良乳房的伸展性明显小于继发性乳房过小的患者。

(3) 另外,术中腔隙分离完成后,可以放置不同大小的模具或扩张器,确定效果满意后,根据模具的大小选择合适的乳房假体。该方法在欧美等国家广泛应用,国内较少使用。

(4) 最近计算机软件公司开发出应用软件,将患者术前正、侧、斜位照片资料输入电脑,改变乳房隆突曲线至患者满意为止,估测出乳房假体的容积大小。

目前绝大多数情况下,仍根据临床经验选择乳房假体的大小。首先应观察两侧乳房内缘的距离和乳房外侧的弧线(图3-5)。乳房假体的宽度决定双乳间的间隙和乳房的外侧弧线。因此,乳房基底的宽度是选择假体是首先考虑的因素,约等于胸骨旁线到腋中线的距离,假体的基底直径约等于乳房的基底减2cm。其次是假体的高度或容积大小。一般情况下,隆乳术后乳房增大1.5~2个乳罩大小时为宜,即A杯变成B+或C杯大小。临床实际工作中,一般在假体合适胸部宽度的基础上,多选择180~300ml大小的乳房假体。

(四) 基于乳房基底直径的假体选择方法

假体大小的选择应考虑到胸部皮肤的厚度、皮肤的牵拉顺应性以及患者的希望。选择假体体积时,在患者愿望和其软组织、体型特点之间取得平衡十分重要。

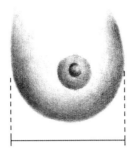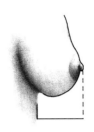

图 3-5 乳房的宽度与高度

挑选假体时,必须客观评价乳房皮肤的特点。根据触诊将乳房皮肤分为紧实、中等以及松弛三类。观察患者是否存在乳房下垂。对于紧实的皮肤腔穴,中凸假体较为合适,高度假体凸起的边缘被触及的可能性较大。对于松弛的皮肤,中凸假体可能不能充分填充腔穴,高凸假体更为合适。

选择方法:测量乳房基底的直径,胸骨旁线到腋中线的距离,减去 2cm(锁骨下皮肤软组织的厚度×2)约等于假体底盘的直径。确定了假体基底的直径后,结合患者的要求确定高凸、中凸或低凸,对照厂家提供的表格材料查找假体的体积大小。

根据假体和乳房的径线而不是根据体积选择假体,会得到更加自然的术后效果。其他需要考虑的因素还应包括乳房皮肤厚度和顺应性。任何决定假体的术前设计都必须基于软组织特点。

(五)术区标记与照相

术区标记前应先术前照相,留取资料,便于术后对比和作为万一发生医疗纠纷时的依据。整形美容外科的胸部照相有固定的要求,应光线充足或使用闪光灯,患者站立位,双上肢自然下垂,双脚并拢,范围包括整个肩部、胸部和上腹部。照相体位术前术后均包括正前位、左右 45°斜位和侧位。

术前测量包括胸骨切迹-乳头间距(SN-N)、锁骨中线-乳头间距(M-N)、乳头-乳房下皱襞间距(N-IMF)测量、乳房基底径、过乳头胸围以及过乳房下皱襞胸围。

术前对假体植入区域标画出分离范围。受术者站立位或端坐位,双上肢自然下垂,肩部放松呈水平位,双眼平视。内侧为胸骨旁线,外侧达腋前线,上界为第 3 肋骨表面,靠近第 2 肋间,下方低于乳房下皱襞 1.5~2cm。并标画出切口线。

接受隆乳的受术者大致可以分为两种类型,一是乳房偏小但尚有一定的体积;二是乳房发育不良,除乳头乳晕良好外,几乎没有腺体组织。对第一种类型,分离范围在原乳房下皱襞下 1.5~2cm,范围低于此水平,假体的弧度和原有乳房的弧度不一致,导致双乳房畸形。对于第二种类型,原乳房下皱襞不明显,标划范围应两侧对称,乳头下 7~8cm 即可。

五、手术方法

1. 麻醉 隆乳术可以选用全麻或局部浸润麻醉,应用较多的是静脉全麻和局部麻醉。局麻药物采用 0.25%~0.5% 的利多卡因,加入 1/100 000 的肾上腺素,配合使用强化麻醉。强化麻醉常用哌替啶(度冷丁)100mg、非那根 50mg、氯丙嗪 50mg 分次半量给药,或哌替啶 50mg、非那根 25mg 术前半小时肌注,术中用 10mg 地西泮(安定)静脉滴注。

　　局部麻醉以局部肿胀麻醉效果最好,强于肋间神经阻滞麻醉。先在乳房周围作皮内注射形成4~5个皮丘,然后经皮丘用20号长针头或18号硬膜外穿刺针,经皮丘刺入皮下,左手抓起乳房,在乳房腺体与胸大肌肌膜之间扇形穿刺,注入局麻药,或在胸大肌下放射状穿刺浸润麻醉。手术切口部位另外作浸润麻醉。

　　2. **手术切口**　隆乳术最常应用的切口有乳晕周围切口、乳房下皱襞切口和腋窝切口(图3-6)。由于盐水充注式假体可以通过较小的切口植入,有报道经乳头基部切口进行隆乳手术,该切口仅适用于盐水充注式假体和乳头较大的患者。

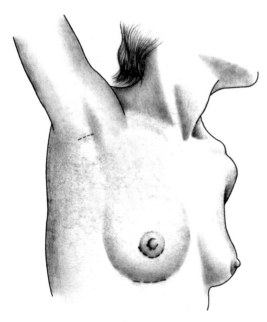

图3-6　隆乳手术切口

　　乳晕周围切口1972年由Jenny开始推广应用。其手术入路有两种不同的途径。一是劈开乳房腺体,抵达乳房下皱襞,于腺体后植入假体(Rees,1973);二是经切口在腺体下极表面分离,抵达乳房下皱襞,乳腺体后假体植入(Jones,1973),直到1981年Gruber和Scully才分别报道经乳晕周围切口将假体植入胸大肌下。乳晕周围切口适用于各种类型的假体和皮肤弹性良好,无明显下垂的患者。一般认为乳晕皮肤和眼睑、会阴部皮肤一样,不易发生增生性瘢痕,皮肤对和良好,瘢痕不明显。但我们遇到一例罕见的左侧乳头乳晕瘢痕疙瘩的患者。因此,对瘢痕体质的患者,仍需要采用慎重态度。

　　乳房下皱襞切口首先由Cronin和Gerow(1964)报道。手术野显露最好,操作方便,可用于腺体后或胸大肌下假体植入。缺点是切口瘢痕明显,特别是我国女性很少要求乳房做得很大,能够下垂遮盖瘢痕,而且黄种人切口瘢痕较白种人女性明显。

　　腋窝切口最早用来进行腺体后假体植入(Hoehler,1973),以后用来进行胸大肌后假体植入(Cohen,1981)。该手术切口远离胸部,位置隐蔽,乳头的感觉不受影响,但手术分离范围广,不能彻底止血,易于发生假体上移,乳房下极不够丰满。正确的操作方法或应用内镜技术直视下操作,可以避免以上缺点。该切口适合于年轻未婚女性及对胸部瘢痕极度敏感的受术者。

　　3. **假体位置**　不管采用什么样的切口乳房假体可以植入乳腺体后或胸大肌后(图3-7)。假体腔穴有以下几种:①胸大肌下;②乳腺后(腺体和胸肌筋膜之间);③双平面;④筋膜后(胸大肌筋膜和胸大肌肌肉之间)。

　　Dempsey(1968)和Griffiths(1968)首先报道胸大肌下假体植入,不切断肌肉的胸骨旁和肋骨处起点,认为肌肉下假体植入可以减少硅凝胶假体的纤维包膜挛缩。Regnault注意到胸大肌下假体植入易于导致假体位置上移,开始切断胸大肌在胸骨下方和肋骨上的起点,假体在乳房下极和外侧无肌肉组织覆盖,是为部分胸大肌下或双平面。胸大肌筋膜后由于易于出血,且筋膜层菲薄,能提供的组织覆盖量有限,争议较大,我们不建议使用。

　　大量的临床研究证实了胸大肌下硅凝胶乳房假体植入可以减少纤维包膜挛缩的发生

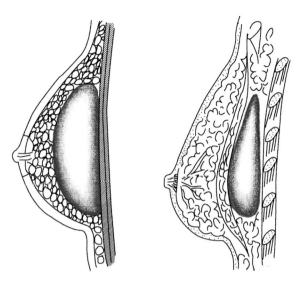

图 3-7 乳房假体可以植入乳腺体后或胸大肌后

率。Puckett(1987)随访 100 例硅凝胶乳房假体隆胸者,平均随访时间为 27 个月,表明乳腺下包膜挛缩的发生率为 58%,而胸大肌下为 22%。随后在应用盐水乳房假体隆乳者中,也得到相同结论。

随着乳房假体的改进,现在认为盐水乳房假体的包膜挛缩发生率低于硅凝胶乳房假体,毛面乳房假体(textured implant)的包膜挛缩发生率明显低于光面乳房假体(smooth implant)。胸大肌下乳房假体植入的形态不如乳房腺体下植入自然,由于肌肉被极度扩张,术后疼痛持续时间长,个别患者可持续 1~3 个月。假体放置在胸大肌后较放置在乳腺体后承受较大的压迫和摩擦。乳房假体的置放位置和隆乳前乳房的大小及组织量有关。首先将乳房分为四种类型:

O 型:乳房平坦或接近平坦;

S 型:乳房隆起较小;

M 型:乳房中等大小;

L 型:乳房较大。

O 型乳房因胸部组织量少,假体缺乏组织覆盖,假体应置于胸大肌下。S 型乳房者,皮肤弹性差、质地松垂时,假体也应置于胸大肌下。S 型乳房若皮肤质地韧实、弹性良好,从皮肤表面不容易触及假体,乳房假体置于乳腺下,形态效果更好。M 型和 L 型的乳房患者,乳房假体表面组织量充足,术后不易触及假体,乳房假体置于乳腺腺体后形态自然。

4. 分离范围 改进假体植入腔隙的分离范围可以进一步提高隆乳术的美容效果。为了使乳房内侧耸立,下方饱满,形态自然,克服乳房假体上移和乳房偏向外侧,内侧距离偏大的不足,应适当限制分离范围的上、外侧,扩大下方和内侧的分离范围。上方不高于第 3 肋骨,外侧限制在腋前线,内侧可以达到胸骨内,下方到第 7~8 肋骨水平。值得注意的是靠近胸骨有胸廓内血管的肋间穿支,分离此处时应钝性分离,动作轻柔,将血管拉长,切忌操作粗暴。

分离胸大肌下腔隙时,应首先进入胸大肌下间隙,找对分离层次,自内侧向下外方依次剥离,逐步向下方剥离到预定部位。如果不慎分离过度,低于预定部位,应沿乳房下皱襞弧线重新缝合固定,形成新的乳房下皱襞。

5. 隆乳手术的几个重要原则

(1) 对称原则:虽然没有两侧绝对对称的正常乳房,但正常情况下两侧乳房的差别在肉眼可以接受的范围内,因此,一般情况下隆胸手术应做到两侧对称,对术前两侧乳房大小不一致的患者要通过选择大小不同的假体尽量做到术后对称。

(2) 乳头乳晕的位置决定了乳房的位置:正常的乳房,乳头乳晕始终位于乳房隆凸的最高点并指向前外侧或前方。有些患者两侧乳房分离较远,则术后乳房的位置仍会分离较开。有些患者希望假体靠内放置,隆胸术后乳沟变的明显,术前应明确告知患者乳沟可以通过穿戴胸罩塑形,不能完全通过手术达到目的;如果隆胸术后乳头明显偏于乳房隆凸的外侧,虽然穿衣服好看,病人不会满意。

(3) 当对称原则与乳头位置原则发生冲突时,首先尊重乳头位置原则:部分 Poland 综合征的患者由于别胸大肌发育不良,乳头乳晕的位置明显偏高,患侧乳房与健侧乳房乳头乳晕的位置明显不对称,应首先考虑假体植入后乳头乳晕位于乳房隆凸的最高点,这样两个"正常"的乳房有所不对称要优于两侧乳房隆凸对称但乳头明显位置不对的乳房。

(4) 假体选择宁小勿大:患者希望术后乳房能够丰满可以理解,但要充分考虑局部皮肤、肌肉的弹性,不能无限制扩张,选择较小的假体是减少并发症的不二法门。

(5) 腔隙的外侧最后调整:初次隆胸手术腔隙剥离时,应首先剥离内上,然后内下、下方,最后剥离外侧。在开始剥离腔隙外侧时应适度保守,防止外侧剥离过于向外,等假体放入后,用手指作最后的调整,使腔隙大小合适,两侧对称。

六、自体脂肪联合假体隆胸术

隆胸的本质是为假体提供良好的组织覆盖。覆盖组织较薄的情况下,假体的边缘过渡不够自然,这种情况下可以应用自体脂肪移植局部注射修饰组织凹陷畸形。自体脂肪与假体联合可以避免两者的缺点,一方面假体提供了隆胸需要的体积,避免大剂量脂肪注射引起的脂肪硬结、钙化、坏死等并发症;另一方面弥补了假体边缘凸显,形态不自然的缺陷。自体脂肪联合假体隆胸术(composite augmentation,复合隆胸术)根据脂肪注射的部位可以分为以下几种情况:

1. 脂肪注射于胸骨旁,假体的内侧。可以弥补胸骨过宽,乳房分离过度畸形,起到加深乳沟的作用(图 3-8)。

2. 脂肪注射于乳房上极,假体的上方。可以使假体边缘过渡自然,避免平地突兀的畸形。

3. 脂肪注射于整个乳房,使用小一号的假体。

4. 脂肪移植用于包膜挛缩的纠正,可以假体取出后用脂肪移植,不用假体;或脂肪注射于整个乳房,选用小一半大小的假体。

5. 脂肪移植用于假体隆胸后局部假体疝的修整。

七、腋窝切口隆乳术

腋窝切口远离胸部,切口最隐蔽,不易察觉,适合于不愿遗留胸部瘢痕者。采用该切口手术入路长,剥离范围广,对麻醉要求较高。应用该切口,乳房假体多植入胸大肌下,需要将胸大肌内下方在胸骨下方和肋骨的起点剥离或切断,否则假体易于上移,呈现乳房上方过于饱满,下方空虚畸形。随着内镜技术的发展,经此切口直视操作,确切的止血和按要求分离

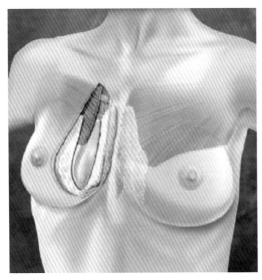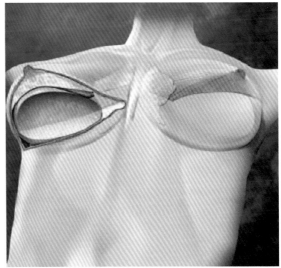

图 3-8 假体内侧胸骨旁脂肪移植

足够大小的腔隙已成为可能。

（一）麻醉

应用静脉或气管插管全身麻醉,目前高位硬膜外麻醉已经较少使用。辅助以局部肿胀麻醉时,先用1ml空针在乳房周围作数点皮内注射,然后经此用皮肤破裂针头戳开皮肤,插入弯形长针头(可用硬膜外穿刺针改制),左手抓起乳房,在肌肉下或乳房后间隙穿刺浸润。注意应防止注射针误穿入胸腔内。切口部位另外作浸润麻醉。

（二）切口设计

腋窝切口入路有人称为腋下切口隆乳术,手术切口有多种变形,如:腋下腋前线切口,腋中线顺腋窝长轴切口,由胸大肌外侧到腋下皱襞的倒L形切口,以及胸外侧切口等。其中以腋窝顶部沿腋窝自然皱襞切口最隐蔽,加上腋毛长出,瘢痕不明显。

受术者于站立位或坐位,标出腋窝顶部切口和胸部剥离范围,切口位于腋窝顶部,顺腋窝自然皱褶,长3～4cm,前端不超过胸大肌后缘,以免上肢前后摆动时使切口前端暴露(图3-9)。

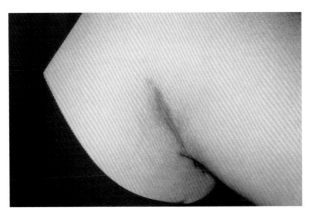

图 3-9 切口外露

（三）手术操作

患者取平卧位,双上肢外展固定。注意双上肢外展角度勿过大,不超过90°,特别勿将双上肢置于耳后,否则胸大肌张力增加,增加手术操作难度。

助手用手将腋窝顶部皮肤拉至腋前襞胸大肌表面,沿标记线切开皮肤、皮下组织,这样可以避免因切口过深损伤腋窝内走行的重要血管神经,手术简便易行(图3-10)。

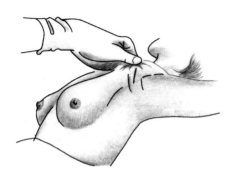

图3-10　助手用手将腋窝顶部皮肤拉至腋前襞胸大肌表面,手术简便易行

皮下分离显露胸大肌外侧缘后方筋膜,沿胸大肌外侧缘后方打开腋筋膜,腋筋膜打开要有足够的长度,便于假体置放。打开腋筋膜时应紧贴胸大肌边缘,切忌打开腋脂肪垫,以免损伤腋神经血管。用大剪刀或卵圆钳插入胸大肌后面,边退边钝性撑开分离,进一步扩大腋筋膜,用手指在胸大肌下作潜行分离,手指不能到达的部分,需要借助手术器械进行,用乳房剥离器进行(图3-11)。在乳房内下方,胸大肌起点部位用剥离子缓缓用力,分离所有的肌纤维束。用力时剥离子到达的部位并不表明分离的腔隙已足够,分离完成后,用钝性器械可以很容易不费力气到达分离范围。剥离腔隙时按照从上到内,然后是乳房下部,最后剥离乳房外侧,乳房外侧剥离时开始不要剥离过大,留到假体植入后用手指加以调整完成。外侧剥离过大容易使假体掉到外侧。

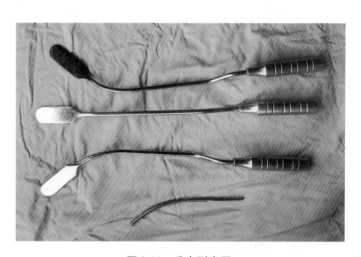

图3-11　乳房剥离子

检查创面有无活动性出血,彻底止血。腔隙内不用纱布填塞止血,以免棉纤维残留在分离腔内,引起包膜挛缩硬化。用氯霉素或庆大霉素盐水冲洗伤口,伤口内不使用皮质类激素冲洗。假体植入前再次检查有无活动性出血。检查假体有无渗漏。用长的乳房拉钩或甲状腺拉钩,将胸大肌或乳腺体向上提起,缓慢将假体植入分离腔隙。

植入光面硅凝胶乳房假体时,先将假体的一端植入分离腔内,一只手挡住假体勿使其退出,另一只手不断少量挤压假体内的硅凝胶,使之流入已经植入腔隙内的另一端,直到假体全部进入分离腔隙内。两手按摩假体,使假体舒展,到达理想的位置。

植入毛面硅凝胶乳房假体时,先用光滑的塑料膜或前端开口的塑料袋包裹假体,衬在组织与假体之间,减少假体与组织的摩擦,与假体一齐挤入腔隙内,然后抽出塑料膜。假体植入后,将手指插入假体底面,将假体铺平,送到理想位置。毛面假体很难靠按摩送到预定位置,一定要用手指将假体送到腔隙的下缘。

泪滴型的假体应将假体位置摆正,假体尖端调整到上方或外上方,防止假体位置颠倒。

假体植入分离腔隙后,调整体位于半坐位,身体端正,检查两侧对称情况和乳房的形态。观察是否有纤维索牵拉,腔隙分离是否到位,必要时在假体下用手指或器械钝性分离,调整乳房的形态。

术中应注意以下几点:

（1）假体避免接触锐性物体,缝线、刀、剪等锐利物品应分开放置,以免不慎将假体刺破。即使仅在假体表面留下微小划痕,也可能在后期导致假体破裂。

（2）避免假体接触异物。由于静电吸附作用,假体极易粘附异物,如滑石粉、棉、纸纤维等,这些异物成为导致纤维包膜挛缩的原因之一。因此,手术人员应洗净手套表面的滑石粉;除非必要的止血操作,分离腔隙内不用纱布填塞止血,防止棉絮遗留。术中应尽量缩短假体暴露在空气中的时间,不要手术一开始就把两个假体打开,应该一侧放好后再打开另一个。

（3）术中应有备用乳房假体,避免由于意外原因造成假体破裂时的尴尬。

（4）假体应用抗生素盐水(庆大霉素)浸泡,减少亚临床感染,有利于防止包膜挛缩。

（5）分离腔隙内多不主张用碘伏溶液冲洗,虽然目前认为亚临床感染是包膜挛缩发生的因素之一,研究结果表明用碘伏冲洗与否两者包膜挛缩的发生率没有统计学差异。

（6）建议包膜形成的机制与瘢痕相似,有学者用确炎松冲洗伤口。现在多不主张用激素冲洗腔隙。

（7）腔隙分离完成后胸大肌内注射肉毒素可以减轻肌肉收缩,有利于防止假体移位,减轻手术后疼痛,增加肌肉的顺应性。

（四）内镜辅助双平面技术

剥离乳房内下方胸大肌止点时,以往盲视进行,有时不能有效的止血和完整剥离胸大肌起点。应用内镜可以在直视下操作。先钝性分离至相应范围后,用内镜拉钩保持腔隙。将内镜于体外对准一字体或小器械,调整旋钮,确认镜子的方向,使显示的字体位置摆正。镜子前面焊接小的挡板,可以起到扩张腔隙、防止血迹污染镜面的作用。注意手术室室温与体温温差过大时,镜面插入体内可以形成雾面,影响清晰度。在乳房下皱襞部位,用套管针经皮肤穿刺,刺入剥离腔隙,作为胸大肌切开的标记点,拔除金属针芯,防止电凝烧灼时导电损伤皮肤。经切口插入内镜,用电灼切开胸大肌起点,仔细止血,切割时用吸引器吸出烟雾,腔隙分离完全后,植入乳房假体。

（五）术后处理

隆乳术和任何其他手术一样,都有可能发生并发症。发生并发症后及时处理,大都可以避免严重后果,问题在于不能及时发现,与恰当有效的早期处理。

1. 乳房周围用敷料固定塑形,手术区用胸带适当加压包扎,减少腔内出血。

2. 术后24小时应打开敷料,检查假体位置和出血情况。如果假体移位,应压迫假体复位,持续加压包扎2~3天,否则术后时间过长,闭合复位难以奏效。如有大量血肿,应及时处理,必要时拆除缝线,清除血肿,充分止血后,重新植入假体。

3. 常规放置负压引流,负压管接负压瓶或负压球,放置 2~3 天,24 小时引流量小于 20ml 时拔除引流管。引流管放置不超过 5 天,超过 5 天,不管引流量多少都应拔除引流管,否则会增加感染的机会。

4. 术后常规应用抗生素,酌情使用止血药,避免使用皮质激素类药物。

5. 拔除引流管后,避免使用市售的乳罩。市售的乳罩乳房下缘有铁丝衬托,将乳房挤向内上方,过早使用会造成假体移位。术后 3 个月内应佩戴特制的定型乳罩或不戴任何乳罩。

6. 术后 7 天拆线。拆线后对光面假体开始按摩,每日 2 次,每次 15 分钟,坚持半年;对毛面假体则避免按摩。按摩的方法为双手置于乳房上方,向下后方胸壁方向用力按压,膨胀乳房的下极;同样用双手按压乳房的内、外侧,膨胀乳房的外侧和内侧,扩大囊腔。值得注意的是术后早期应避免向上方挤压乳房,以免假体移位。特别是经腋窝切口隆乳者,早期乳房按摩时,尤其值得注意。最近有学者认为乳房按摩预防包膜挛缩缺乏科学根据,乳房按摩徒然增加受术者的负担,没有任何意义。

八、乳晕切口隆乳术

乳晕部位颜色较深,从粉红色到暗红色不等,切口对合良好,手术瘢痕较乳房下皱襞切口不明显。如对合不好,瘢痕部位可有色素脱失。手术区域暴露充分,可在直视下进行,万一有血肿、包膜挛缩等并发症发生时,可以经原切口处理。缺点是部分患者术后乳头乳晕区感觉障碍,对乳晕较小的患者,硅凝胶假体植入较困难。大多数文献认为乳腺导管与体外相通,乳腺组织内含有细菌,易导致分离腔隙感染。但我们临床实践中经此切口隆乳者,没有遇到一例感染者。经此切口入路有两种途径:一是劈开乳腺组织,二是沿乳房皮下、乳腺包膜表面进入分离区域。多主张经乳腺包膜表面入路进行手术操作。

(一)切口设计

乳晕切口可有以下几种类型,可以根据使用假体的不同加以选择,①乳晕周围切口,切口靠近乳晕边缘,但位于乳晕内,如在周围皮肤与乳晕交界处作切口,由于切口为整齐划一的弧线,瘢痕较为明显;②对乳晕直径较小,假体植入困难者,可以切除乳晕边缘半月形皮肤,使切口扩大;③经乳头基部作切口,适用于生理盐水充注式乳房假体和乳头直径较大的患者,手术切口可以绕乳头半周向两侧在乳晕内延长(图 3-12)。

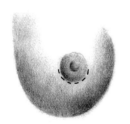 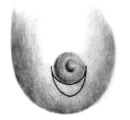 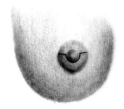

图 3-12 乳晕切口几种类型

(二)手术操作

首先坐位或站立位,标记手术切口和分离范围,然后取平卧位,双上肢外展固定。消毒铺巾后,用生理盐水冲洗手套表面的滑石粉,防止异物残留在假体表面,成为术后包膜挛缩的原因之一。应用0.25%~0.5%利多卡因加入少许肾上腺素肿胀麻醉,可以帮助止血和便于分离操作,助手双手挤压乳房基底,舒展切口皮肤,便于手术操作。

按切口标画线切开皮肤、皮下组织,显露乳腺包膜,在切口下方沿乳腺包膜表面潜行分离到达乳房下皱襞,经乳腺体的下缘,绕过乳腺组织,用手指在乳腺组织与深筋膜之间作钝性分离,显露胸大肌外下缘。根据乳房假体置放的位置,选择乳腺下或双平面(图3-13)。

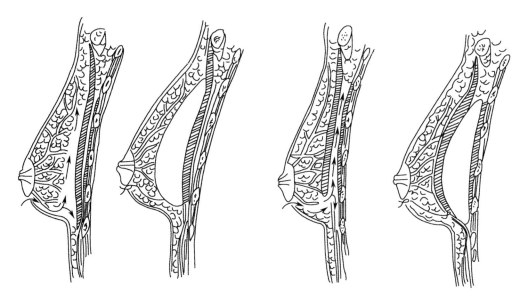

图3-13　经乳晕切口,绕过腺体表面,胸大肌表面或胸大肌后双平面放置假体

1. 乳腺下假体置放　用手指继续在乳腺体和胸大肌筋膜间隙钝性分离,按上方、内侧、外侧的顺序依次进行,到达术前标记的分离范围。手指无法达到的部分,改用乳房剥离器分离。

2. 双平面假体置放　在胸大肌下缘切开胸大肌筋膜,进入胸大肌后间隙,用手指在胸大肌和胸小肌之间进行钝性分离,同样按上方、内侧、外侧的顺序依次进行,该层次为疏松结缔组织,分离简便易行,逐渐到达术前标记的分离范围。至胸大肌内下方,将胸大肌起点分离,防止因胸大肌收缩,导致假体上移。用电刀切断胸大肌起点时应首先用血管钳将胸大肌提起,用手摸到肋骨,电刀在肋骨表面切割可以防止误入胸腔。手术医师应有风险意识,切割肌肉时感觉肌肉过厚应确认是否已经切到肋间肌,避免无意识切入胸腔。

假体植入腔隙的分离范围应当充分,分离完成后用血管钳等钝性器械沿腔隙边缘可以毫不费力的到达标记的分离范围,检查有无残留的纤维条索。如果用力才能到达标记线,则表明分离范围不够。分离范围过小,成为术后假体包膜挛缩的原因之一。

用长的乳房拉钩或甲状腺拉钩,将胸大肌或乳腺体向上提起,缓慢将假体植入分离腔隙。调整假体,使假体舒展,到达理想的位置。泪滴型的假体应将假体位置摆正,假体尖端调整到上方或外上方,防止假体位置颠倒。

假体植入分离腔隙后,调整体位于半坐位,身体端正,检查两侧对称情况和乳房的形态。观察是否有纤维索牵拉,腔隙分离是否到位,必要时在假体下用手指或器械钝性分离,调整乳房的形态。放置引流管,按腺体、皮肤逐层缝合,关闭切口。缝合腺体时,需将腺体提起,直视下进针,避免缝针刺破乳房假体。

（三）术后处理

术后 2 天首次复诊,拆除胸部加压绷带,拔除负压引流管。术后 10 天内乳房上部加压包扎,术后 3 周内双上肢禁止过度用力,避免胸大肌强烈收缩假体移位,术后 1 周拆线。拆线后光面假体者开始乳房按摩,毛面假体者则禁止按摩,防止因创面摩擦引起继发出血。术后 3 个月内要求患者佩戴运动胸罩。术后 1 个月内避免上肢剧烈运动。

九、乳房下皱襞切口隆乳术

乳房下皱襞切口接近分离区域,手术可在直视下进行,操作方便,甚至可在门诊局麻下完成。缺点是瘢痕较明显,尤其是我国女性切口瘢痕较白种人明显。我国女性多不愿接受该手术切口。

（一）切口设计

切口设计在乳房下皱襞,长度依据假体的类型和大小而定。充注式盐水假体切口仅 1.5~2cm 长。对于要求隆乳后乳房体积较大,乳房下极丰满,轻度下垂者,切口稍高于乳房下皱襞,术后瘢痕更加不明显;隆乳后乳房呈锥形前突者,切口应恰好位于乳房下皱襞。术前站立位标画出手术切口以及乳房分离的范围。

（二）手术操作

受术者平卧,双上肢外展固定。按切口标画线切开皮肤、皮下组织,分离显露乳腺体的下缘以及胸部肌肉筋膜,在乳腺组织和深筋膜之间钝性分离,显露胸大肌的外下缘。之后根据假体放置的位置,在乳腺组织和胸大肌之间或胸大肌后间隙分离至预定的腔隙分离范围(图 3-14)。该切口的优点是可以做到直视下确切止血。胸大肌后腔隙分离时,应在内下方将胸大肌起点用电刀切断,呈双平面。切断胸大肌起点时应首先用血管钳将胸大肌提起,用手摸到肋骨,电刀在肋骨表面切割,防止误入胸腔。手术医师应有风险意识,感觉肌肉过厚应确认是否已经切到肋间肌,避免无意识切入胸腔。假体植入前,调整光源,彻底止血。

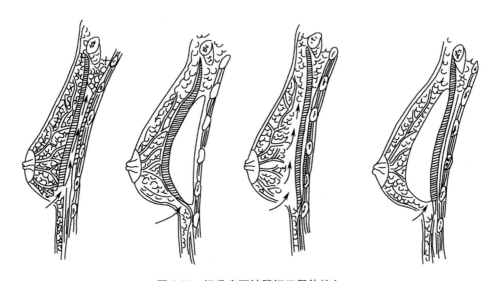

图 3-14　经乳房下皱襞切口假体植入

假体植入方法同乳晕切口隆乳术。假体植入后,调整按摩两侧乳房,使假体舒展;毛面假体用手指在假体后将假体舒展;泪滴形假体要使假体尖端调整到上方,防止倒置。调整手术床于半坐位,观察乳房形态,作必要的腔隙调整,放置引流管,逐层缝合腺体、皮下组织和皮肤。用敷料固定乳房周围,加压包扎。

术中注意事项和术后处理与乳晕切口隆乳术相同,术后 7 天拆线。

十、特殊情况下的隆乳术

（一）管状乳房的隆乳术

管状乳房临床表现为乳房下皱襞位置偏高,乳房底盘小,乳腺组织分布异常,呈管状向前方突起,腺体组织发育较差。需要隆乳的管状乳房,除以上表现外,乳晕下缘到乳房下皱襞的距离明显短缩。其原因是由于乳房下皱襞偏高,位置异常,限制了乳房腺体组织的分布所致,乳房基底狭小。乳房下皱襞起于皮肤,止于胸大肌表面筋膜。

管状乳房隆乳手术容易出现两种畸形,一是胸大肌下假体植入时,出现"双乳房"畸形,假体的弧度与腺体的弧度分离,不能优美的重合在一起。这是由于术前对患者乳房没有足够的认识,胸大肌下腔隙分离时按一般乳房的原则进行,分离到原有乳房下皱襞以下所致。二是隆乳后乳头位置偏低,乳房下垂畸形。这是由于为了防止出现"双乳房"畸形,分离范围仅到达原乳房下皱襞所致（图 3-15）。

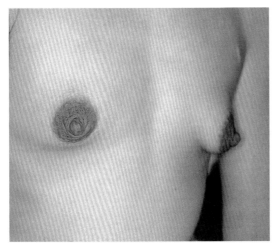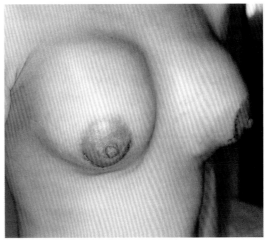

图 3-15　管状乳房隆乳后常见畸形

管状乳房隆乳术中应重新调整乳房下皱襞,使其处于正常位置。假体植入的位置以胸大肌表面为佳。乳房腺体组织严重不足,假体必须植入胸大肌后间隙时,应同时分离胸大肌表面和胸大肌后腔隙,调整乳房下皱襞的位置。必要时可以用自体脂肪局部注射。

（二）消瘦者的隆乳术

严重消瘦、乳房发育不良者,胸部肌肉也常常不够发达,大多数乳腺癌改良根治术后（Ⅰ式）,要求单侧再造的患者,也归属于此类。该类患者由于胸部软组织匮乏,皮肤的伸展性相对受限,乳房假体成为决定隆乳术后乳房形态的主要因素。

严重消瘦者隆乳术后,易于发生的畸形是胸部上方欠丰满,圆形乳房假体的形态非常明显地显现在胸部,假体的上极与胸部组织的界限明显,呈"阶梯"畸形（step-off）。随着时间的迁延,乳房下极缓慢膨出,乳房下半部分过于丰满畸形（bottomed-out）（图 3-16）。

消瘦患者隆乳术假体的选择应注意:①乳房假体避免过大。消瘦患者胸部皮肤的伸展

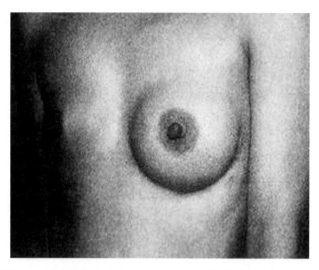

图 3-16 消瘦者隆胸后乳房上极容易出现"阶梯"样畸形,乳房下极膨出,假体轮廓明显

性较差,假体过大容易使假体的形态清晰可见,不够自然,且随着时间的延长,下极膨出。②泪滴型假体(也称解剖型假体,anatomical shape)优于圆形假体,可以避免出现假体上极的"阶梯"畸形。③硅凝胶乳房假体由于硅凝胶的黏稠度和流动性,优于盐水假体,不容易出现以上畸形,隆乳后的手感也较佳。④条件允许,身体其他部位供区有脂肪的情况下可以行自体脂肪注射移植,修饰假体隆胸后的缺陷。

（三）伴有乳房下垂的隆乳术

伴有乳房下垂的小乳症,多见于哺乳后乳房腺体继发性萎缩,合并有乳房皮肤松垂,乳头乳晕比例过大等表现。轻度下垂者,单纯施行隆乳术即可以矫正以上畸形,假体应放置在乳腺后或双平面。乳头乳晕明显增大伴有乳腺实质萎缩者,可以在乳头乳晕环形缩小同时施行隆乳术。

对于一定程度下垂的小乳症,有时术前很难正确判定隆乳后乳头乳晕的位置。手术尽可能选用乳晕周围切口,假体植入后,调整体位于半坐位,然后决定是否同时进行乳晕周围环形切口乳房悬吊,提升乳头乳晕的位置。

手术成功的关键在于术前及时向受术者指出存在的畸形,受术者一般多能理解与配合,对坚持要求避免乳晕切口者,应推迟或取消隆乳手术。中重度的乳房下垂需要同时进行乳房悬吊手术。

（四）Poland 综合征的隆乳术

Poland 综合征表现为先天性胸大肌缺如,腋前皱襞消失,乳房发育不良,或发育良好但位置异常,以及上肢先天性畸形。轻中度的患者通过隆胸手术可以明显改善畸形,虽然很难达到完全对称,但患者的满意度较高。对锁骨下凹陷等缺陷可以通过自体脂肪移植加以逐步修饰。

对于皮肤与胸壁粘连紧密,皮肤牵拉性差的患者可以首先进行自体脂肪移植,必要时先行扩张器扩张局部皮肤,二期行假体植入隆胸手术。

严重的 Poland 综合征首先需要矫正胸大肌缺如畸形,修复腋前皱襞,然后根据需要进行隆乳手术,两者可以同时进行或分开手术。

严重 Poland 综合征患者采用内镜下背阔肌肌瓣转移修复胸大肌,然后置入乳房假体。隆乳时容易出现和体型消瘦者一样的畸形。注意事项与消瘦者隆乳时相同,尽可能选用硅凝胶假体或泪滴形假体,假体体积不宜过大。

(五) 双侧乳房不对称者的隆乳术

双侧乳房不对称,应根据的患者的要求,确定是否需要单侧隆乳,抑或双侧隆乳。一侧乳房体积正常者,以正常侧为标准,选择合适大小的假体,患侧单侧隆乳,可以纠正乳房不对称畸形。两侧乳房均发育不良伴有不对称者,两侧选择不同大小的假体,矫正不对称畸形。

十一、隆乳术的并发症及防治

(一) 血肿

血肿的发生率约为3%。预防血肿发生的关键是术中仔细止血;应用带冷光源的拉钩有助于发现出血点;术中钝性分离,避免暴力操作;术后放置负压引流十分必要。术前避免服用扩血管药物和抗凝药物,对长期服用激素避孕药物的年轻女性,应至少停用2周以上。术前作为常规检查,了解患者出凝血时间的变化。

术后血肿表现为局部肿胀、张力增高,疼痛和压痛明显,局部皮肤有瘀斑,个别患者甚至发生失血性休克。大量血肿应在麻醉下清除血肿,彻底止血,放置引流管,重新植入假体,加压包扎,并酌情使用止血药物。大量血肿如不处理,会影响伤口愈合,增加感染和包膜挛缩的机会,并有可能导致两侧不对称。局限性小的血肿,多由于未放置引流管所致,可以通过保守治疗,延长抗生素服用时间,大都会自行吸收。

发生血肿,并非可怕,关键在于早期发现,及时正确地处理。因此,手术后应及时复诊,特别是门诊手术者,应与受术者保持联系,发现问题,及时处理。

(二) 感染

隆乳术后感染的发生率较低,少于2%。感染重在预防,术中严格遵守无菌操作原则,围术期服用抗生素,仔细止血,防止血肿发生。国外 Courtiss 的资料表明,感染的主要致病菌为葡萄球菌,平均在术后12天表现出临床症状。感染发生后,通过植入区持续冲洗、引流,全身应用抗生素部分患者可以控制感染,避免假体取出。对感染不能控制者,则需要取出假体,待感染控制半年后,根据受术者的要求,重新手术植入假体。

(三) 乳头乳晕感觉障碍

隆乳术后乳头乳晕区域感觉减退或消失,文献报道发生率为7%～15%,严重者乳头不能勃起。该并发症可发生于任何一种手术入路。乳头乳晕的感觉支配主要来自第四肋间神经外侧皮支,并与第3～5肋间神经的内外侧皮支交叉吻合。术中应注意勿损伤该神经,分离腔隙外侧勿过大,动作要轻柔,避免锐性分离。神经不完全损伤者,除感觉迟钝外,尚可表现为感觉过敏、触痛,一般术后3个月内可逐渐恢复。有文献资料认为肌肉下假体植入隆乳,由于在此平面充分利用神经的自由活动度,可以最大限度地保留乳头乳晕的感觉(Tebbetts,1984)。有作者则建议采用内侧乳晕周围边缘切口,胸大肌下置放假体进行隆乳,认为经此手术入路发生乳头乳晕感觉障碍的概率最小。

(四) 乳房假体移位

隆乳术后假体移位,多发生在经腋窝切口胸大肌下假体植入者。由于乳房上部被剥离,乳房内下方组织分离不充分或术后包扎不确实,加上胸大肌肌纤维收缩,易导致假体上移。

假体下移或偏离中线多由于术中腔隙剥离不当引起。术前应于站立位标画出分离范围,两侧对称。采用腋窝切口时,乳房内下方剥离应充分,应用剥离子或在内镜下操作,分离必须完全,无纤维索残留。发现假体移位,外部加压不能纠正者,只有再次手术矫正,重新分离假体置放腔隙,保持位置正常对称。

手术后3周以内的移位建议尽早手术调整,此时组织愈合尚不牢固,创面可以轻易剥离,也可以减轻患者的心理压力,术后辅助加压固定,防止再次移位。理论上3周以后发现的移位需要等待手术后3个月,组织充血减退后进行调整。但往往患者心理压力大,对手术医生纠缠不休,调整操作可以提前到初次手术2个月后进行。

（五）假体渗漏与破裂

所有接受乳房假体隆乳的受术者应该明确乳房假体并不能终生无限期使用。乳房假体和其他人工材料一样存在着老化现象,在体内埋植的时间越长,假体破裂的发生率越高。文献资料表明硅凝胶乳房假体破裂发生率为1%～6%,生理盐水假体破裂发生率为5%～15%,和假体的类型、材料、制作工艺和生产厂家有一定的关系。

生理盐水假体可以表现为突发性假体破裂,也可表现为过程缓慢的假体渗漏。发生原因除去生产质量,如注射阀封闭不严等因素外,一般认为和假体表面形成皱褶有关系。由于肌肉收缩压迫和长期慢性摩擦,皱褶处易于"疲劳",造成假体破裂。盐水假体破裂常伴有疼痛、乳房变小、外形改变。假体破裂后需要取出假体,根据受术者的要求决定是否更换新的乳房假体。

硅凝胶乳房假体破裂表现为乳房或胸壁结节,乳房的大小、形态、对称发生改变,乳房突然变软或疼痛,乳房缺乏弹性,呈橡皮泥样改变。硅凝胶假体破裂后一般认为不会构成对人体的危害,假体破裂后需要将假体取出,也有部分作者认为如不伴有疼痛或形态的改变,破裂的假体可以长时期放置在体内,不需要取出。怀疑有假体破裂时,通过乳房软组织摄片、超声检查或磁共振(MRI)可以明确诊断,其中MRI检查最具临床诊断价值。

（六）纤维包膜挛缩（spherical fibrous capsular contracture, SFCC）

隆乳术后乳房假体周围包膜挛缩是最难预防、引人关注的并发症,也是需要进一步研究、有待解决的课题之一。乳房假体植入后,在其周围形成纤维包膜,纤维组织过度增生,包膜肥厚,发生纤维挛缩,导致乳房发硬、疼痛或触痛、外形改变。一般认为假体周围纤维包膜形成是人体对植入假体尚不足以构成排异反应的一种异物反应,类似伤口愈合过程。目前纤维包膜挛缩的机制主要有瘢痕学说和感染学说。包膜挛缩的发生率和程度与使用假体的种类(硅凝胶或生理盐水假体)、假体表面的特性(毛面或光面)、假体置放的位置(腺体后或胸大肌下)、围术期(使用皮质类激素、抗生素、引流等)和手术后处理(假体按摩)以及异物存留、感染发生等有关。

一般情况下,假定其他因素相同,仅考虑单一影响因素,普遍认为盐水假体的包膜挛缩率低于硅凝胶假体,毛面假体低于光面假体,假体置于胸大肌下低于放置在乳腺后,假体按摩者低于不按摩者。

1. 纤维包膜挛缩的发生机制　很多学者进行了大量的研究,认为与下列因素有关:

（1）硅酮颗粒:假体囊壁多聚硅酮产生的硅酮颗粒引起机体的异物反应,形成纤维包膜。硅凝胶假体由于硅凝胶渗漏到周围组织,加剧周围包膜纤维增生程度。用电镜可以观察到假体周围包膜中存在小的圆形异物,并为巨细胞包绕,但纤维包膜增生的程度并不与硅凝胶渗漏的程度呈正比。

（2）亚临床感染：有研究表明8%的乳腺下假体包膜培养发现有表皮葡萄球菌,虽不能导致临床症状,却能引起包膜挛缩。认为用稀释碘伏或头孢菌素类抗生素盐水冲洗假体植入腔隙,可以降低包膜挛缩的发生率。

现在研究认为亚临床感染多为表皮葡萄球菌,可以来自乳腺导管或外界污染,细菌繁殖在假体表面形成细菌生物膜(图3-17),生物膜的存在导致细菌抵抗抗生素的治疗,并形成严重的纤维包膜挛缩。

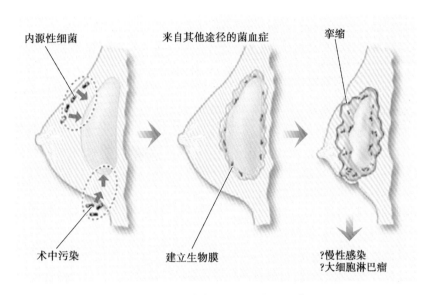

图3-17 假体表面形成细菌生物膜

（3）异物：现在公认假体的硅胶膜易于吸附异物,如棉纱纤维、滑石粉、纸纤维等。这些异物的存在可以加重异物反应,导致包膜挛缩。因此手术中应洗净手套上的滑石粉,减少假体与其他异物的接触和暴露在空气中的时间。

（4）血肿形成：包膜挛缩与术区血肿形成有关。术后有较大血肿的一般均发展成包膜挛缩硬化,血肿机化后导致纤维化,引起纤维包膜增生肥厚。因此有人建议所有的隆乳患者都放置负压引流,将腔隙内少量的积血吸出。

（5）分离腔隙的大小：假体植入的腔隙分离范围过小,可以加重包膜挛缩的程度。因此,术中腔隙的分离应足够大。

临床上纤维包膜的挛缩程度分为四级(Baker,1978)：

Ⅰ级：乳房假体柔软不能触及,形态自然,接近正常的乳房组织。

Ⅱ级：包膜轻度收缩,可以轻度触及假体硬化,外观形态正常。

Ⅲ级：包膜中度收缩硬化,可以触到假体硬化。

Ⅳ级：包膜高度收缩,乳房明显硬化,外观可以看到乳房呈球形变硬。

2. 纤维包膜挛缩硬化的预防措施

（1）假体方面：选择适当类型的乳房假体和置放部位,包括使用毛面假体,假体表面要有充足的组织量覆盖,假体放置在胸大肌下等。假体应尽量避免与纱布、布单等物品接触。相当部分学者认为毛面假体和光面假体的纤维包膜挛缩概率相同,无显著差异,同时毛面假体易于发生表面皱褶,假体移动性差,最近的文献资料表明毛面假体的应用呈减少趋势。

（2）手术方面：手术者应冲洗掉手套上的滑石粉，分离腔隙应足够大，假体留有活动的余地；术中避免暴力，止血彻底，防止血肿形成；分离腔隙不填塞纱布等以免存留棉纱纤维；用碘伏或抗生素盐水等冲洗分离腔隙；假体植入前打开包装，术中减少假体的暴露时间；假体内注入生理盐水时尽量采用密封注水系统，减少盐水的污染；术后放置负压引流，适当加压包扎。

（3）假体按摩：应用光面假体隆胸者，伤口拆线后即开始假体按摩，向各个方向挤压假体，使容纳假体的组织腔隙大于假体，需坚持至少3个月以上。但有学者认为假体按摩预防和减轻包膜挛缩缺乏科学依据，假体按摩无助于纤维包膜挛缩的发生。

有的学者曾建议分离腔隙内注入一定量的皮质激素，可降低纤维包膜挛缩发生率。但因可能出现乳腺萎缩、皮肤变薄、假体下垂移位或外露等原因，现已不主张在腔隙内注入皮质激素。

3. 纤维包膜挛缩的治疗方法

（1）包膜手法挤破：双手相对均匀的向硬乳房用力挤压，使包膜破裂。当包膜破裂时，可以听到破裂响声，乳房变软。这种方法仅使用于轻度的包膜挛缩，简便易行，可重复进行，但可能出现假体破裂、血肿形成等情况，且易于复发。现在已很少应用，轻度的包膜挛缩多鼓励患者假体按摩。

（2）包膜切开：取出假体后，手术将假体周围包膜环形或"井"字形切开，其复发率较高，目前已较少应用。

（3）包膜完全切除：手术切除原切口瘢痕，将假体取出后，用电刀完整切除纤维囊壁，再向周围适度分离，使腔隙足够大，重新植入或更换较小一点的假体，逐层缝合切口。

（4）包膜部分切除/穹隆部包膜切除：包膜挛缩完全切除出血渗血较多，特别是切除胸壁肋骨侧的包膜时更加容易出血，临床上经常遇到包膜切除需要再次手术止血的情况。为此，有学者提出包膜部分切除术，即切除乳腺一侧的包膜和穹隆部分的包膜，临床效果与完全切除一样。因此，目前多主张穹隆部包膜切除。

（5）脂肪移植治疗包膜挛缩：如果隆胸乳房较大，更换小50%的假体，乳房皮下脂肪注射治疗包膜挛缩。如果隆胸乳房较小，则建议假体取出，切除包膜后不放置假体，通过脂肪注射治疗。

（6）脱细胞真皮：取出假体，切除包膜后，更换新的假体，用脱细胞真皮部分或全部包裹假体后植入腔隙，可以防止包膜挛缩的再次发生。文献报道，脱细胞真皮完全覆盖的效果优于部分包裹者。

（7）药物治疗：应用药物防治包膜挛缩是临床医生梦寐以求的愿望，目前已有抗肥大细胞的药物曲多伸开始应用于临床，该药物以往用于治疗哮喘瘢痕等疾病。

（七）间变性大细胞淋巴瘤

间变性大细胞淋巴瘤（anaplastic large-cell lymphoma，ALCL）是1985年首次被描述的一种非霍奇金淋巴瘤，2001年正式列入WHO淋巴瘤的分类中。间变性大细胞淋巴瘤极为罕见，发病率低，约占全球每年新发非霍奇金淋巴瘤的2%左右，2010年在美国占新发非霍奇金淋巴瘤的0.9%。间变性大细胞淋巴瘤分为系统型和原发皮肤型两类，系统型的预后与肿瘤是否表达ALK基因有关，不表达ALK基因系统型间变性大细胞淋巴瘤5年生存率约49%，表达ALK基因系统型间变性大细胞淋巴瘤5年生存率约70%。原发皮肤型间变性大细胞淋巴瘤几乎都不表达ALK基因，其5年生存率大于85%。

　　1995 年 Duvic 首先报道 3 例接受乳房假体隆胸的患者罹患皮肤 T 细胞性淋巴瘤,引起了乳房假体与非霍奇金淋巴瘤之间关系的重视,目前最引人注目的是乳房假体与间变性大细胞淋巴瘤(ALCL)之间的关系。2011 年 Benjamin 报道了 36 例与乳房假体有关的非霍奇金淋巴瘤病例,其中 29 例为间变性大细胞淋巴瘤,病理提示 ALCL 主要发生于乳房假体包膜。

　　目前认为与乳房假体相关的 ALCL,在硅凝胶假体和盐水假体中都有发生,绝大部分表现为血清肿,少部分表现为可扪及的乳房肿块,极少见的临床表现可以为疼痛、红肿、包膜挛缩等,均为 ALK 基因阴性。乳房假体与 ALCL 的确切发病原因以及流行病学资料有待进一步的研究。对假体植入后 6 个月以上发生的血清肿,建议行血清肿采样细胞学检查,切除的包膜行病理学检查,手术完整切除包膜,并移除假体可以有效治疗 ALCL,预后良好。对于局限于假体包膜内的 ALCL 不主张进行放疗和化疗。

　　(八) 其他并发症

　　其他少见的并发症还有:

　　1. 自身免疫性疾病　表现为多发性关节炎、消瘦、淋巴结肿大等。现在一致认为自身免疫性疾病的发生与乳房假体之间没有必然的联系。

　　2. Modor 病　术后上腹部、乳房或腋下皮下静脉炎。大多自愈,个别患者可触及痛性肿块。

　　3. 气胸　多由于术者经验不足,操作不当误入胸腔所致。术中发现气胸时应及时修补胸腔破裂处,穿刺排气后,拔除穿刺针或放置闭式引流。

　　4. 腔隙内乳汁积液　极为罕见,应避免哺乳期内隆乳术。

　　隆胸前后对比照片见图 3-18。

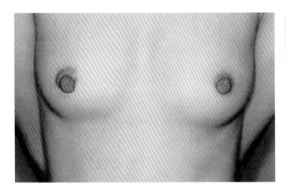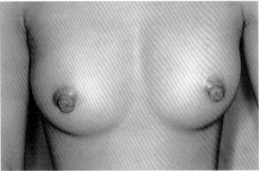

图 3-18　隆胸前后对比照片

十二、非手术乳房增大术

　　近年来应用负压吸引原理,一种特制的用于非手术乳房增大的乳罩开始问世。1999 年,Baker 和 Khouri 在美国美容外科年会上首先报道,其应用该方法治疗了 10 例患者进行乳房增大,2000 年美国 *Plastic and Reconstructive Surgery* 杂志发表了他们 17 例患者的治疗经验,之后他们又对 100 名患者进行了临床研究。由于其理论上可行,副作用少,操作简便且不需要手术,对广大患者和临床医生有着巨大的诱惑力,已被引进到世界上许多国家。目前国内已有产品商卖。

（一）机制

应用机械应力诱导组织的移位与再生,已被广泛成功地应用到临床,据称其在非洲已有几百年的历史,但直到近半个世纪来才得到广泛的重视与应用。Neumann 首先发明了皮肤扩张器,现在软组织扩张技术已经成为整形外科不可或缺的重要技术,广泛应用于日常的临床治疗工作中。Ilizarov 应用机械应力进行牵拉骨延长,诱导骨组织的分化与再生,并被成功应用到长管骨(软骨化骨)、面部骨骼(膜状化骨)延长以及骨缺损的治疗等领域。生物学家发现培养的细胞可以随着应力的变化进行游动、再生。负压吸引用于创面的修复,可以加快肉芽组织新生,促进创口愈合,负压吸引创面修复技术已广泛应用于各种复杂性、难治性溃疡。Baker 和 Khouri 认为持续负压同样可以对乳腺组织造成牵引作用,从而刺激腺体的增生,起到乳房增大的效果。

（二）器械

负压吸引乳罩(vaccum aspiration bra,BRAVA)在美国已经开始生产并商卖。其主要构成包括两个有一定硬度的乳罩,其边缘由硅胶制成,便于与皮肤接触、穿戴舒适及密封。每个乳罩有一硅胶管与微电脑控制的负压吸引装置相连,该装置应用电池作为动力,维持负压在 $15 \sim 25 mmHg$ 范围,并可记录吸引的时间。整个装置设计成乳罩形态,便于日常穿戴,配有不同的大小型号供选择使用。

（三）临床应用

使用方法为穿戴负压吸引乳罩 10 周,每天至少 10 小时,1.5 个月后随访。随访时多数患者需要调换大的杯罩,以适应增大的乳房,便于进一步治疗。10 周后平均单侧乳房可增大 100ml 左右,接近一个罩杯的大小。Baker 等通过钼靶摄片证实增大的乳房主要为腺体组织,与正常乳房腺体相同。术后 3 个月随访增大的乳房维持增大的体积,没有明显的回缩。

主要并发症是硅胶对皮肤接触部位的刺激,表现为红色皮疹样变,吸引对乳头等敏感部位引起的不适,以及产品本身的缺陷,如负压失灵、密封不严等。随着产品质量的提高和售后服务的完善,其与产品有关的并发症将逐渐减少。

最大的问题是部分患者不能坚持应用,在 Baker 最早的 8 例患者中,有两例中途放弃治疗。一般认为,目前大约 25% 的患者难以坚持整个疗程,而坚持到最后的患者对于疗效都比较满意。

1. BRAVA 联合自体脂肪颗粒游离移植隆胸 应用负压吸引装置对乳房首先进行负压牵引,在压力的作用下乳房皮肤、腺体以及脂肪组织间隙被牵引扩大,为脂肪组织移植提供空间;另一方面,在应力的作用下乳房内血液供应增加,类似扩张器的血供增强效应,为移植后脂肪颗粒的成活提供营养支持。另外,有学者认为应力可以诱导组织细胞的活性,增加其分泌生长因子的功能,促进细胞的增殖分化。目前,已有多位学者的临床资料表明,应用 BRAVA 对乳房负压牵引后 $1 \sim 3$ 个月后进行自体脂肪颗粒移植可以显著提高移植脂肪的成活率。

2. BRAVA 联合乳房假体隆胸 与皮肤扩张器的原理相同,应用负压吸引装置对乳房进行负压牵引,在压力的作用下乳房皮肤、腺体以及脂肪组织间隙首先被牵引扩大,然后才发生组织的增生。利用应力的牵拉作用,乳房结构的顺应性发生改变,乳房内组织间隙扩大,为乳房假体植入提供空间。特别对先天性乳房发育不良,皮肤弹性较差,组织紧密的患者,先行乳房牵拉后再植入乳房假体,可以提高假体隆胸的效果。

（四）前景

负压吸引乳房增大装置作为一种非手术乳房增大方法，已经成功的应用到了临床。该方法在理论与实践上具备可行性，操作简便，并发症少。目前主要的问题是产品使用不够方便，部分患者不能坚持。随着产品的不断开发与完善，其应用有着广阔的前景。

附：隆胸术、乳房增大术 Q&A

乳房是女性身体上的重要器官，它不仅仅有哺乳功能，还是表现女性第二性征及女性美感魅力的必备器官，我科从1983年开始隆胸手术，是国内最早开展该项手术的几家单位之一。

Q1：哪些女性适合隆胸手术？

A：隆胸手术在美容外科中称为隆乳术，意思是使女性的乳房增大。适合隆胸手术的条件有以下几项：

（1）感到自己的乳房过小，希望进一步增大的女性。

（2）哺乳后乳房萎缩变小，希望校正恢复原来乳房曲线形态的女性。

（3）左右乳房极端不对称者。

（4）保留胸大肌的乳房切除术后，希望恢复原来形态者。

Q2：乳房增加多大合适？

A：一般比现在的胸罩增加2杯左右合适，即A杯的人变为C-到C+杯大小。但是每个人的情况和要求不一样，就诊时请与医生商谈。

Q3：对于隆乳术应抱有怎样的期待？

A：首先隆胸术一般可以满足你的要求和期望。最重要的是自己的胸部较小，自己感到不满与烦恼，希望比现在有所改善。如果是为了得到别人或配偶的赞美为动机，手术后可能会使你失望。另外，完美主义者或理想主义者也可能会对手术结果不满足。无论如何一定要将你的理由，想法和疑虑坦率的与医生商谈。

Q4：应用什么材料使乳房增大？

A：应用人工乳房假体。现在应用的是硅胶制的囊袋里充填硅凝胶的乳房假体。大量研究资料证明硅凝胶乳房假体无毒、组织适应性好、不会增加乳腺癌的发病概率。我目前使用的都是硅凝胶乳房假体。使用的假体有进口和国产的品牌，价格不一，我个人强烈推荐你使用进口/国产的假体。

最近用自己的腹部脂肪吸出，注射隆乳，容易脂肪液化，硬结或感染，有一定的适应证，可以和假体结合应用。英吉尔法勒注射隆乳已被国家明令禁止。

除应用人工乳房假体外，其他的方法有佩戴海绵胸罩，或用负压吸引的方法。

Q5：乳房假体的安全性怎么样？

A：硅胶囊袋本身是固体的，不会在体内溶解，内容物是硅凝胶，万一破裂漏出也不会对人体造成危害，可以说安全性很高。隆胸手术不破坏乳腺，对以后的妊娠、哺乳没有坏的影响，也没有致癌的临床资料和报道。

Q6：乳房假体会不会在体内破裂或渗漏？

A：人工的东西都有假体破裂和渗漏的情况。一般的压迫等不会简单的造成破裂，植入的假体有皱褶时，皱褶处发生龟裂，渗漏或破裂，另外，假体本身的质量问题也会造成破裂。国产或进口假体都有可能发生，国家批准的假体质量很好，发生率非常低。假体破裂不会对人体造成危害,破裂的假体可以更换,也可以放在体内,但形态会瘪下去。手术中操作不慎,如被尖锐物体刺破,假体会破裂,这种情况一般不会发生,如发生在手术中会立即更换乳房假体。

人间制作的物品都会老化,乳房假体也不例外,不能认为植入的假体是终生性的,其寿命约为 10~15 年,届时可能需要更换假体。绝大部分患者术后十几年假体不发生破裂,可以终身使用。随着科学的进步,可能会有新型的乳房假体出现。

Q7:听说植入的假体会变硬?

A:手术后比较容易发生的问题是纤维包膜挛缩,假体是人体内的异物,植入后与假体的交界处形成膜状包膜,假体在其中自由活动,皮肤外触摸是一种柔软的感觉。如果包膜狭小,增生肥厚,假体活动范围小,触摸时发硬,严重者假体被紧紧包裹,伴有疼痛,需要切除挛缩的包膜。一般东方人的发病率较西方人少,假体放置在胸大肌后的发生率较低,手术后在医生指导下进行乳房按摩可以减少纤维包膜挛缩的发生。

Q8:手术本身的安全性和危险性怎么样?

A:首先隆胸是一种手术,任何手术都有一定的危险性,但这种发生率很低,就像乘飞机谁都会掉下来的可能性一样。

手术后第一天可能会发生的是出血,少量的出血会自己吸收,大量的出血会淤积在假体周围,形成血肿,乳房整体发胀,触摸时剧烈疼痛,这种情况需要重新打开伤口进行止血,之后再放入假体。所以,我们会放置手术引流管,及时将积血引出,根据引流量的多少术后 2 天左右拔除。发生出血的原因除医生止血不彻底外,受术者本身凝血功能差,长期服用扩血管药物,服用阿司匹林,维生素 E,激素类避孕药等抗凝药物,或月经期手术等有关。手术时应避开这些因素。

非常少见的是伤口感染、化脓。这种情况下,首先应用抗生素治疗,化脓的情况下必须将假体取出,半年后重新植入假体。

手术后乳房一部分的感觉会有些迟钝,随着时间会慢慢恢复。相比之下较常见的是植入的假体两侧不对称,假体位置过高或过低等,严重不对称者需要再次校正。有经验的医师会避免这种并发症的发生。

总之,隆胸手术并发症的发生率很低,有高血压、糖尿病等全身疾病的患者,手术前一定要与医生商谈。

Q9:X 线片会发现吗?

A:隆胸以后,多数人不希望别人知道,医生会为你保密。有些人担心单位体检时会被别人发现。X 线检查时可以发现植入的假体,可以坦率地告诉体检的医生,作为医生的职业道德,不会给你宣扬。如果将来希望乳腺癌检查时,假体植入后不影响 X 线钼靶拍片和超声检查,我也可以为你推荐我院的优秀外科医师。

Q10:手术前就诊有哪些内容?

A:首先检查全身状况,将自己的希望与要求(大、中、小)坦率地告诉医师。过去的病史及现在有无服药,例假的时间,有无贫血,容易出血等情况要事先告诉医师。

接着检查乳房的情况,包括乳房的形态,皮肤的质地,乳头的大小,乳头的溢液,乳房的下垂程度等,以及乳房的触诊,排除乳房肿块及淋巴结肿大。如果乳房下垂程度严重时,则建议行乳房悬吊手术。

另外,手术前后的照相很重要,相片不是为了给别人看,而是为了自身资料的保存,手术前后的对比,以及临床研究用。照片只包括胸部,不显示面部,没有得到你的允许前,不会公开显示给别人,对此我愿负法律责任。

Q11:用什么麻醉?

A:通常应用静脉全麻下进行手术。麻醉由麻醉医师操作,安全有效,手术后可以马上清醒,术后可以根据个人的情况决定是否需要镇痛泵止痛。

Q12:手术方法什么样?

A:我现在应用的方法是经腋窝切口或乳晕周围切口进入胸大肌下,剥离间隙将假体植入胸大肌下,仔细认真缝合切口。该手术方法的优点是乳房的形态优美,纤维包膜挛缩发生概率小,对乳房腺体没有影响,切口瘢痕不明显。

Q13:手术时间多长?

A:手术时间需要 2 小时(包括手术准备和麻醉时间)。

Q14:手术后疼痛肿胀有多长时间?

A:手术几个小时后会慢慢地感到疼痛,口服止痛药会减轻疼痛。局部皮肤肌肉的牵拉感,膨胀异物感会慢慢消失,但完全消失有时需要几个月。个别人乳头和皮肤有过度敏感现象,穿戴柔软的衣物和胸罩会减轻。手术后部分人由于轻度内出血,乳房周围会有紫色或黄色瘀斑,2~3 周内消失,如果手术后 1 周内乳房全体发热、肿胀、触痛明显,提示有细菌感染,需要及时到医院就诊。

Q15:手术后的处理有哪些? 什么时候拆线?

A:手术后伤口用纱布包扎,为了防止术后出血,局部轻度压迫,手术后第 2 天检查换药,出血多的情况下,需要重新进行止血。第 2 天没有特别情况,1 周后再次门诊换药,10 天左右拆线。当天手术前和手术后拔除引流管之前口服抗生素。术后 5 天开始进行乳房压迫按摩。

Q16:乳房按摩是怎么回事?

A:假体植入后,其周围有纤维包膜形成,放置不管会变硬。为了防止变硬,手术后 5 天开始进行乳房压迫按摩。方法使在假体的周围部分向自己的肋骨持续压迫。每晚早晚各一次,每次 5 分钟,持续 3 个月。如果说手术占 80%,剩下的 20% 要靠你自己的努力。认真地进行乳房按摩,会使乳房柔软,形态优美。

Q17:手术后能否戴胸罩?

A:现在的胸罩多有铁丝塑形,将乳房向上托起,手术后立即佩戴会将乳房假体向上移位,不利于乳房形态。建议手术后 1 个月开始带用胸罩,夜晚拿掉,进行乳房按摩。

Q18:手术后什么时间可以洗澡?

A:手术后 2~3 天后可以淋浴,但水不要太热。伤口遇到水没有问题,用毛巾擦干后涂一些眼膏。

Q19:手术后什么时间可以恢复工作?

A:如果不进行重体力劳动,手术 3~4 天可以恢复日常工作。但 1 周内应避免上肢剧烈运动。

Q20:什么情况下需要再次手术?

A:需要再次手术的几种情况前面已讲过:①手术后出血多,血肿形成时,第 2 天需要重新打开伤口止血,取出血肿;②如果术后感染化脓,则不得不取出乳房假体;③手术后纤维包膜挛缩严重时,需要进行纤维包膜挛缩切除,重新更换假体;④手术后左右假体位置不对称,不满意者需要重新手术调整假体位置;⑤手术后患者强烈要求取出假体者,需要重新切开伤口。

如上所述,任何手术都有可能发生一些不希望出现的并发症,谁也不能保证绝对安全。但是,发生任何并发症,我们都能够及时有效的处理,这是保证手术安全的前提,只要术后和我们联系,及时到我们医院就诊,对手术完全可以放心。

十三、小结

1. 手术 使用硅凝胶乳房假体,经腋窝/乳晕/乳房下皱襞切口,植入胸大肌下或乳腺后进行隆胸。

2. 手术时间 约2小时(包括麻醉准备时间)。

3. 麻醉 全身麻醉。

4. 方法 住院观察1~2天。

5. 术后症状 手术短时间的疼痛,肿胀,乳头感觉的变化,胸部的肌肉牵拉感,少量出血引起的皮肤轻度发紫,发黄,数周内乳房感觉敏感或迟钝。

6. 并发症 出血,感染,左右不对称,纤维包膜挛缩,假体破裂,有时需要再次手术。

7. 恢复 手术后几天内可以恢复日常工作,术后瘢痕不明显,为了防止纤维包膜挛缩,需要进行乳房压迫按摩至少1个月。

8. 持续时间 约10~15年,届时可能需要更换假体。假体不破可以终生使用。

(亓发芝)

第三节　自体脂肪移植隆胸术

在中国乃至整个亚洲,随着经济水平的提高,女性对自身形体的要求也在逐渐提高,要求行隆乳术的女性逐年增加。世界范围内,假体植入隆乳术数量占所有整形美容手术中的第一位,但很大比例亚洲女性不接受该隆乳方法,一方面是担心植入的人工材料可能存在的副作用,另一方面是担心可能出现的早期和晚期并发症(如假体隆乳术早期出现的感染、切口不愈合及后期包膜挛缩、硅胶假体破裂及瘢痕形成)。因此,为了规避假体隆乳术可能出现的副作用如术后切口瘢痕增生、包膜挛缩导致形态及手感不自然等,病人更倾向于注射隆乳术,如曾经风靡一时的奥美定(聚丙烯酰胺凝胶)注射隆乳术。据统计,至少50万人曾行奥美定注射隆乳术,但注射奥美定容易合并严重并发症如乳腺组织破坏、胸大肌慢性炎症等,因此中国从2003年4月起禁止使用奥美定。

自体脂肪颗粒注射隆乳术后,乳房在体积、外形及手感方面均获得明显改善,近年来在世界各地越来越受欢迎。Zheng、Illouz、Sterodimas、Coleman及Saboeiro等均报道该方法能够增大乳房体积、进行乳房形状重塑,是一种非常有效的方法。不像欧美女性,大多数亚洲女性对于乳房体积的期望值相对保守,而更倾向于形态及体积相对自然的乳房,因此自体脂肪注射隆乳术能满足多数女性的要求,另外,该手术通过去除身体相应部位多余脂肪,将脂肪移植至乳房,实现了脂肪在体型雕塑中的重新分配,是一种一举两得的手术方式,非常受女性推崇。在该章节中,笔者总结了针对亚洲女性行自体脂肪注射隆乳的经验,包括手术特别注意事项、适应证、手术细节及术后效果等。

一、手术方法

1. 特殊注意事项　由于亚洲人体质特点特殊,行自体脂肪隆乳时有几点需要特别注意。第一,乳房体积较小行自体脂肪隆乳术的患者,一般体型也相应偏瘦小,为了获得足够的脂肪,必须扩大吸脂的面积和范围,因此环形吸脂如腰部腹部联合吸脂及大腿环形吸脂非常有必要;第二,为了避免将来可能发生的瘢痕增生,吸脂切口及脂肪注射切口必须足够隐蔽(图3-19)。

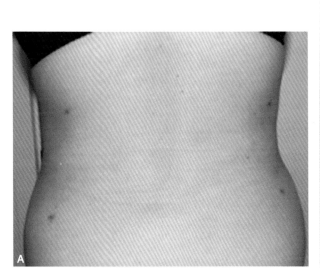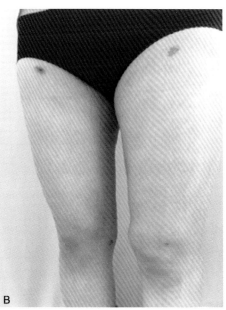

图 3-19　吸脂切口不置于隐蔽部位,瘢痕非常明显

2. 适应证　自体脂肪隆乳术适用于要求乳房体积中等大小的女性,以及由于体重减轻、妊娠及哺乳后乳房萎缩的患者,另外,该方法适用于希望改善乳房体积和外形但排斥假体的患者。自体脂肪隆乳术的适应证包括:小乳症;管状乳房;双侧乳房不对称;由于体重减轻、哺乳、年龄增大导致的乳房萎缩;假体隆乳术后采用自体脂肪置换假体。术前对患者进行全面检查,特别是乳房检查如钼靶照相、超声、磁共振(MRI)。

3. 供区选择及术前画线　患者站立位设计脂肪抽吸范围及脂肪注射范围,亚甲蓝(美蓝)标记(图3-20)。根据脂肪堆积的部位,脂肪供区可以为腹部、腰部、大腿外侧、大腿内侧、膝内侧、大腿后侧或上臂。

根据文献报道,移植脂肪来源与脂肪成活率没有明确联系,因此供区可以选择有足够脂肪分布的相应部位,或依据患者的主观愿望。在患者对供区没有特殊要求的情况下,笔者倾向于第一次脂肪移植选择腰腹部作为供区,第二次脂肪移植采用大腿作为供区。

4. 麻醉　由于自体脂肪移植隆乳术所需脂肪量较大,要求的吸脂范围较大,术中经常涉及体位改变,因此该手术通常在静脉镇静复合局部浸润麻醉下进行。

5. 吸脂切口　用11号尖刀做脂肪供区切口。腹部脂肪抽吸一般需要做两个切口,一个位于下腹部耻骨联合上方阴毛边缘,另一个切口位于脐部。对于大腿的环形脂肪抽吸,大腿后侧的吸脂切口在臀下皱襞线内,大腿前侧及膝内侧脂肪抽吸的切口置于大腿内侧阴毛边

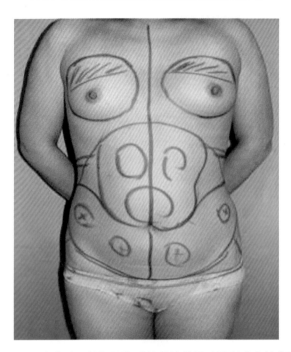

图 3-20 患者站立位标记脂肪抽吸的范围以及脂肪注射范围

缘。另外,对于吸脂部位存在瘢痕的患者,也可在原有瘢痕部位做切口。

为了保护吸脂切口,用 1ml 注射器做一个切口保护器(图 3-21A)与切口缝合固定,可以避免由于脂肪抽吸过程中吸脂管反复摩擦造成的切口皮肤受损(图 3-21B)。

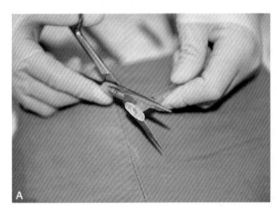
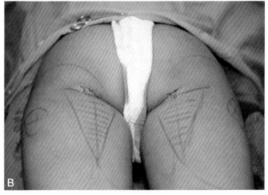

图 3-21 用 1ml 注射器制成切口保护器(A),保护器与切口缝合固定可以避免由于脂肪抽吸过程中反复摩擦造成切口皮肤受损(B)

6. 脂肪获取和处理 静脉镇静麻醉下,吸脂区域行肿胀麻醉(肿胀液配制方法:1000ml 生理盐水,2% 利多卡因 20ml,肾上腺素浓度 1/10 万)。脂肪抽吸用直径 3mm 或 2.5mm 的钝头三孔吸脂管连接低负压(−400mmHg)吸脂机(图 3-22A)。我们采用的脂肪处理方法和 Kuran、Tumerdem 的方法类似,抽吸出的脂肪置入无菌容器中,4℃ 冷冻生理盐水冲洗 1~2 次,去除脂肪中多余的血液、利多卡因和油脂(图 3-22B)。脂肪清洗后用单层无菌纱布过滤后置于棉垫上(图 3-22C),棉垫每 5 分钟更换 1 次,直至脂肪形成半固体状态(图 3-22D)。

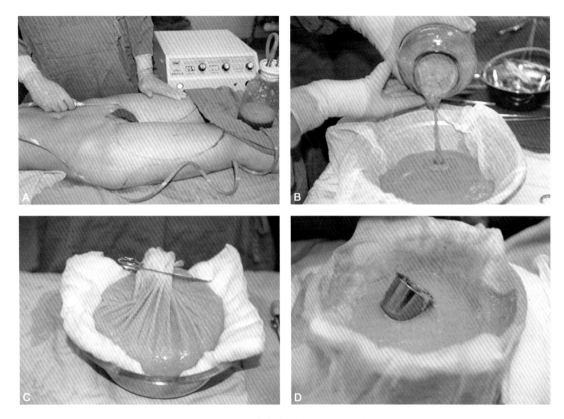

图 3-22 棉垫浓缩方法处理脂肪

A. 直径 3mm 的钝头三孔吸脂管连脂肪收集瓶,用-400mmHg 的低负压进行脂肪抽吸;B. 无菌纱布过滤抽吸的脂肪;C. 脂肪清洗后置于棉垫上;D. 棉垫每 5 分钟更换 1 次,直至脂肪形成半固体状态

7. 脂肪移植 在乳房下皱襞外侧缘做长约 5mm 的切口,在胸大肌下、皮下两个层次分别行浸润麻醉(图 3-23A)。乳房内局部浸润麻醉可以显著降低术后疼痛和减少淤青发生。用 14G 的单孔钝头脂肪注射管连接 20ml 注射器注射脂肪。注射脂肪时保持恒定压力推注射器,边退边注射,形成面条样微细脂肪带,该脂肪带的体积不能超过脂肪注射管的通道体积。通常认为,脂肪微粒直径小于 2mm 时,移植的脂肪可以成活,超过该直径会导致血供障碍,导致脂肪缺血坏死,形成纤维组织,因此需要避免局部过量注射。脂肪注射采用多层次多通道方法,从胸大肌下层向皮下浅层(图 3-23B)。脂肪总量的 2/3 分层注射至胸大肌下、乳房后间隙,1/3 注射入皮下层。根据患者现有乳房体积、皮肤弹性及可用的脂肪量的情况,单次手术的脂肪注射量从 250ml 至 300ml 不等。最后,缝合切口,按摩乳房,确保乳房的边缘轮廓顺滑,协助形成乳房外形(图 3-23C)。术后为避免形成压力,不进行乳房包扎。

二、结果

所有患者的 45% 进行 1 次脂肪移植,50% 进行了 2 次脂肪移植,5% 进行了 3 次移植。平均每侧乳房每次注射脂肪量 270ml(120~400ml),随访时间平均 18 个月(6~72 个月)。大多数患者乳房体积增大或者明显增大。

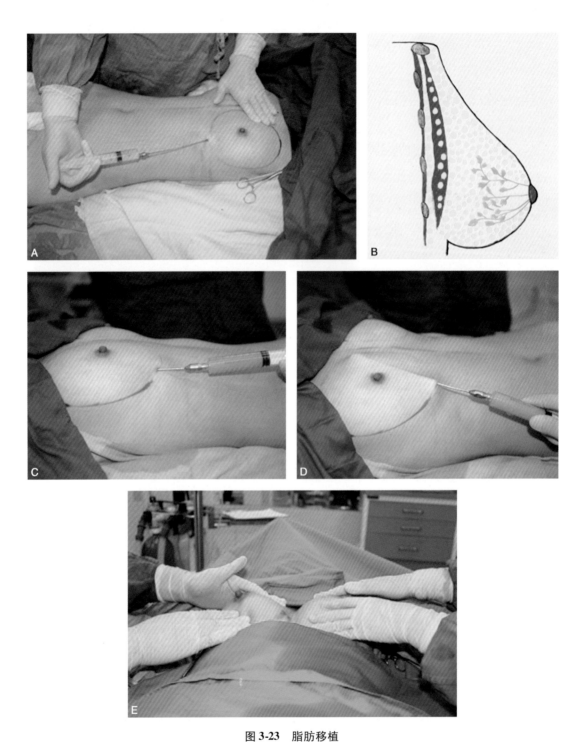

图 3-23 脂肪移植

A. 胸大肌下、皮下两个层次分别行浸润麻醉, 每侧乳房 120ml 肿胀液；B~D. 脂肪注射采用多层次多通道方法, 从胸大肌下层向皮下浅层；E. 按摩乳房, 确保乳房的边缘轮廓顺滑, 协助形成乳房形状

21 岁女性,行自体脂肪隆乳术(图 3-24)。该患者不接受假体隆乳术,在外院行自体脂肪隆乳术,术后效果不满意。本次手术抽吸双侧大腿,采用棉垫浓缩法处理脂肪,每侧乳房注射脂肪量:220ml。随访 8 个月,术后乳房体积明显增加,乳房外形及手感自然。

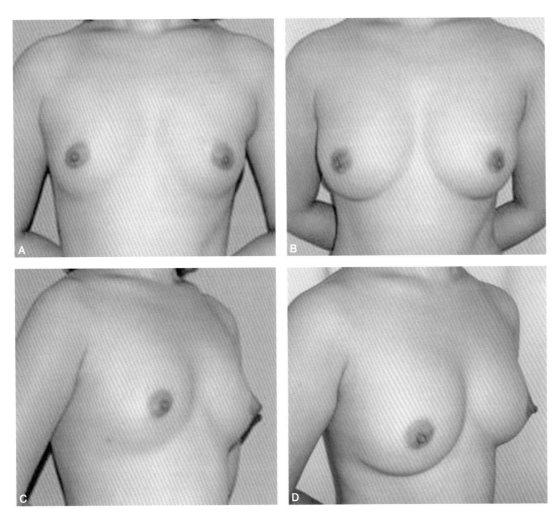

图 3-24　21 岁女性,自体脂肪隆乳术
A、C. 行自体脂肪隆乳术术前;B、D. 每侧乳房注射 220ml 脂肪后 8 个月

27 岁女性,行自体脂肪隆乳术(图 3-25),该患者对乳房体积要求较高,因此做了 2 次脂肪移植隆乳术,第一次每侧乳房注射脂肪量:280ml,6 个月后行再次手术,第二次手术每侧乳房注射脂肪量:300ml。术后乳房体积增加明显,乳房外形自然,手感柔软,未发现结节及钙化。

27 岁女性,双侧乳房不对称,右侧乳房体积较大,伴乳房下垂、中度乳腺增生(图 3-26)。行右侧乳房脂肪抽吸术,共抽吸出脂肪 200ml;左侧自体脂肪隆乳术,脂肪供区为腹部,共注射脂肪 200ml。术后 7 个月随访,双侧乳房对称性良好。

44 岁女性,哺乳后双侧乳房萎缩(图 3-27)。行自体脂肪移植隆乳术,第一次手术脂肪供区为上臂、背部,每侧乳房注射脂肪量:260ml,3 个月后行第二次手术,第二次手术脂肪供区为大腿,每侧乳房注射脂肪量:360ml。术后 11 个月随访,手术效果满意。

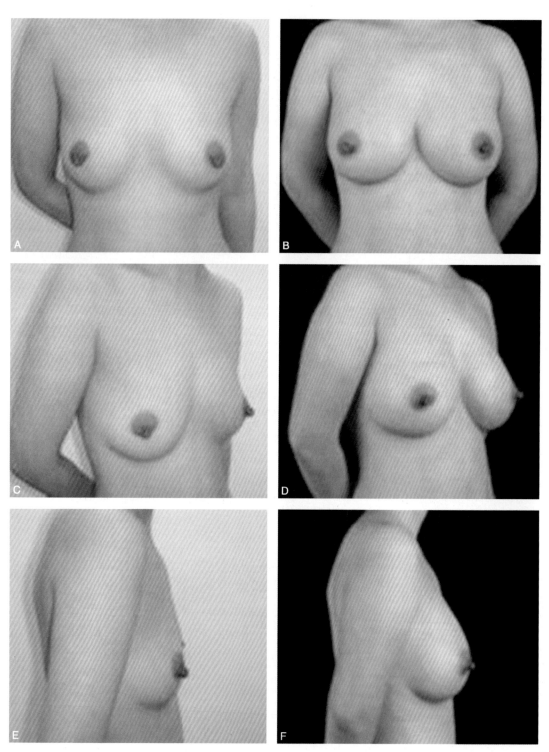

图 3-25　27 岁女性,自体脂肪隆乳术

A、C、E. 术前;B、D、F. 第二次脂肪移植术后 20 个月

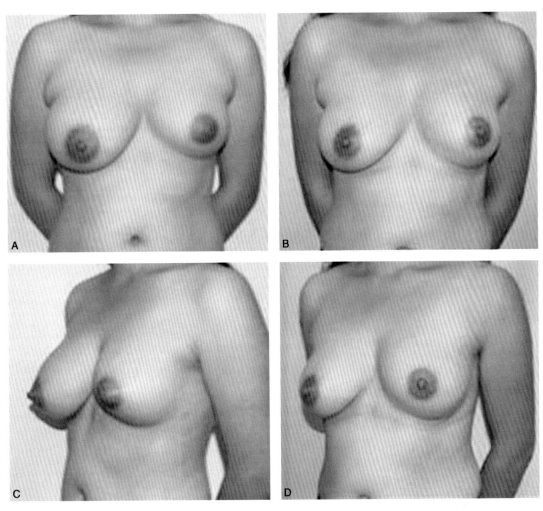

图 3-26　27 岁女性,双侧乳房不对称(A、C),右侧乳房抽吸出脂肪 200ml,左侧行腹部脂肪抽吸,自体脂肪注射隆乳术,注射脂肪 200ml。术后 7 个月双侧乳房对称性良好(B、D)

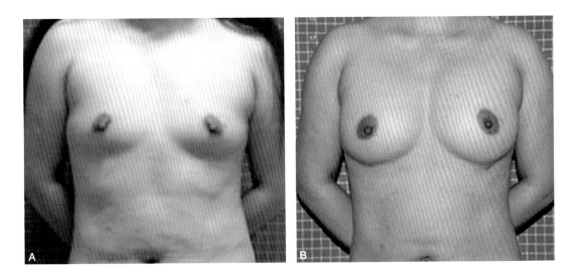

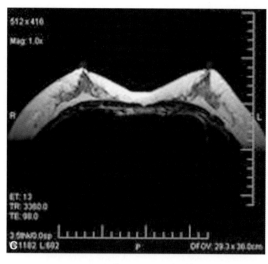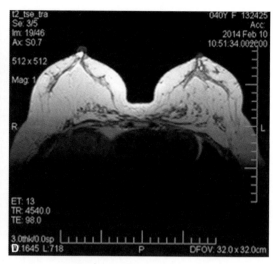

图3-27 44岁女性,哺乳后双侧乳房萎缩,行自体脂肪移植隆乳术

A. 术前;B. 术后11个月;C、D. 术前和术后加权MRI显示移植的脂肪在皮下层、乳腺后、肌肉内、胸大肌下存活良好

三、并发症

自体脂肪移植隆乳严重的术后并发症包括早期和后期并发症,比如脂肪供区及移植区的局部感染、败血症、脂肪吸收、坏死及钙化,硬化结节及肉芽肿或者术后效果不理想。术后并发症发生概率低,且低于其他乳房手术,术后并发症的严重程度也较其他乳房手术低。

对于脂肪供区,脂肪移植隆乳术术后与常规脂肪抽吸术后相同。如术后48小时内的疼痛,可口服止痛药;淤青于术后3周消失;一般术后3个月消肿。乳房淤青10~15天消失;一般术后1个月消肿;术后3~4个月乳房体积基本恒定,因此要提前告知患者术后3个月内乳房体积尚不恒定,会逐渐减小。

由于移植脂肪的缺血坏死,术后可出现不同程度的结节、囊肿和钙化,其根本原因是受区脂肪过量注射,不能提供足够的血供。

我们的病例中,1例出现了深部感染,经过引流、冲洗及口服抗生素治疗后,感染控制,但术后外观稍差。两例患者出现了乳房的良性钙化,与乳腺癌钙化容易区分。3例患者出现了小结节,抽吸证实为脂肪坏死。

四、BRAVA联合自体脂肪隆胸术

自体脂肪移植隆胸术的并发症是脂肪硬结、钙化,以及脂肪成活不良,吸收率高。为了减少这种并发症的发生与程度,先后有学者采用自体脂肪干细胞、富血小板血浆(PRP)以及应用BRAVA外扩张等方法。应用BRAVA外扩张的方法是切实可行的措施之一,首先将乳房应用BRAVA进行外扩张,每天佩戴10小时以上,持续2~3个月后,进行脂肪移植。脂肪移植后可以继续佩戴BRAVA。治疗结束后保留BRAVA,以便第二次治疗时使用。缺点是费用高,治疗时间长,佩戴BRAVA引起皮肤水疱,以及色素沉着等。色素沉着在治疗结束后可以慢慢消退。

五、讨论

根据我们的经验,注射脂肪总量与脂肪移植术后乳房的体积维持密切相关。若单侧脂肪量少于150ml,术后隆乳效果不明显。因此,我们认为,自体脂肪移植隆乳术不适用于体型很瘦、全身脂肪量较少的患者。而对于脂肪量充足的患者,即使术前乳房体积很小,通过2～3次手术,隆乳效果也非常明显。并且,第二次脂肪移植手术的效果明显优于第一次,分析这种现象,我们认为第一次脂肪移植后形成较多新生血管,可以提高下一次脂肪移植手术脂肪的成活率。

利用10ml注射器形成的低负压行脂肪抽吸是脂肪抽吸的标准化技术,该负压条件对于脂肪细胞的破坏作用较小,但采用该方法获取足够量的脂肪耗时较长。脂肪抽吸后移植入乳房之前为离体缺血状态,体外缺血时间越长,细胞凋亡越严重。据报道,在体外条件下,脂肪存在于高于4℃的环境时,可发现脂肪细胞破坏明显增多。因此必须采用高效的脂肪获取方法,减少脂肪抽吸所需要的时间,缩短脂肪体外缺血时间。增大脂肪抽吸负压可以提高效率,但获取脂肪时若负压大,对脂肪细胞的损伤加大。在处理这个矛盾时,我国的传统智慧“中庸之道”可以提供一个较好的思路,在脂肪抽吸过程中减小脂肪损伤和降低脂肪体外缺血时间之间获得最佳平衡点。因此我们在手术中运用低负压(−400mmHg)吸脂机替代传统的10ml注射器,明显缩短了脂肪获取的时间,而该负压对于脂肪细胞的损伤也可以控制在较小程度。

移植的脂肪体积较大时,由于组织中的营养成分难以扩散入脂肪团中心,且新生血管形成较差,移植脂肪容易缺血坏死。减少注射管每次后退时推入组织的脂肪量即单次脂肪推注量,可最大程度上增加移植脂肪和受体组织的接触面积。Coleman脂肪移植技术强调脂肪获取无损伤、适当离心以及旨在获得最大移植物和受体组织接触面积的单次微量推注,获得了较大范围的认可。但按照Coleman的方法,单侧乳房移植250ml脂肪需3小时,手术时间长,脂肪体外缺血时间长,脂肪注射的较小损伤不能代偿脂肪体外缺血时间的延长。减少脂肪注射的时间,提高脂肪移植效率,我们将脂肪置入20ml注射器,依照Coleman方法的技术要点边退边注射,20ml脂肪注射大约需要1分钟。

六、小结

自体脂肪移植隆乳术后,乳房体积明显增大,形状显著改善,且外形自然,效果持久。术中越注重手术细节,术后效果越好。自体脂肪移植隆乳术手术的成功在于:脂肪获取过程采用低负压、效率高的脂肪抽吸方法;脂肪处理采用棉垫浓缩法;脂肪注射采用多层次多点注射以及最大可能减少脂肪在体外的缺血时间。我们的大多数病人术后乳房改善效果评价为好或非常好,进一步证实了脂肪移植隆乳术对于亚洲女性的重要价值。

(李发成)

参 考 文 献

1. Illouz YG,Sterodimas A. Autologous fat transplantation to the breast: a personal technique with 25 years of experience. Aesthetic Plast Surg,2009,33:706-715.
2. Coleman SR,Saboeiro AP. Fat grafting to the breast revisited: safety and efficacy. Plast Reconstr Surg,2007, 119:775-785.

3. Yoshimura K, Sato K, Aoi N, et al. Cell-assisted lipotransfer for cosmetic breast augmentation: supportive use of adipose-derived stem/stromal cells. Aesthetic Plast Surg, 2008, 32:48-55.

4. Zocchi M, Zulani F. Bicompartmental breast lipostructuring. Aesthetic Plast Surg, 2008, 32:313-32.

5. Khouri RK, Eisenmann-Klein M, Cardoso E, et al. Brava and autologous fat transfer is a safe and effective breast augmentation alternative: results of a 6-year, 81-patient, prospective multicenter study. Plast Reconstr Surg, 2012, 129:1173-1187.

6. Wang Y, Qi K, Ma Y, et al. Fat particle injection auto-transplantation: a 10 years review. Chin J Plastic Surg, 2002, 18:95-97.

7. Kuran I, Tumerdem B. A new simple method used to prepare fat for injection. Aesthetic Plast Surg, 2005, 29: 18-22.

8. Peer LA. Loss of weight and volume in human fat grafts: with postulation of a "cell survival theory." Plast Reconstr Surg, 1950, 5:217-230.

9. Pulagam SR, Poulton T, Mamounas EP. Long-term clinical and radiologic results with autologous fat transplantation for breast augmentation: case reports and review of the literature. Breast J, 2006, 12:63-65.

10. Talbot SG, Parrett BM, Yaremchuk MJ. Sepsis after autologous fat grafting. Plast Reconstr Surg, 2010, 126: 162e-164e.

11. Li FC, Chen B, Cheng L. Breast augmentation with autologous fat injection: a report of 105 cases. Ann Plast Surg, 2014, 73:S37-S42

第四节　奥美定注射隆胸后的再次手术

目前隆乳方法以手术植入硅凝胶假体为主,本文撰写 20 余年前我国曾一度批准医用聚丙烯酰胺水凝胶用于注射隆胸,随后因为并发症等因素,国家已明令禁止临床应用,但由于前期注射者众多,现在仍有患者需要将注射材料取出。隆胸历史上已用过的注射材料如液状石蜡、液体硅胶因其严重的并发症而被弃用。最近自体脂肪颗粒注射移植开始用于隆胸治疗。

医用聚丙烯酰胺水凝胶(polyacrylamide hydrogel)又称亲水性聚丙烯酰胺水凝胶(hydrophilic poly-acrylamide Gel),商品名为 Inferfall 或 Rogamid,乌克兰商品名为"英捷尔法勒(NHTEPQOA),中国富华医用高分子材料有限公司产品商品名为"奥美定"(Amding)。

聚丙烯酰胺水凝胶为无色透明均质胶状物质,pH 7~8.5,由丙烯酰胺、甲基丙烯酰胺经聚合交联而成,呈网状结构的多聚体。产品无毒性,性质稳定,耐高温,注入体内后凝胶长久地维持形状,周围由薄层结缔组织包裹。1984 年在前苏联首先将聚丙烯酰胺水凝胶用于注射声带矫正发音。1986 年用于阴茎注射矫正阳痿,1987 年用于注射隆乳。1993 年得到乌克兰卫生部和医药管理局的批准正式用于临床。1994—1995 年起引入我国,1997 年经国家医药管理局批准引进我国。1999 年国产产品奥美定经国家医药管理局批准临床试用。由于诸多并发症等因素,2004 年国家食品药品监督管理局发文禁止临床应用。目前聚丙烯酰胺水凝胶仍然作为细胞培养基在研究室内应用。

由于医用聚丙烯酰胺水凝胶注射隆胸已经被禁止临床应用,目前临床上见到的基本上都是早期注射后前来就诊的患者,注射后的早期并发症如注射后立即发生的血肿、感染等已很少看到,主要就注射后晚期并发症的处理加以论述。

奥美定注射隆胸后前来就诊的患者不管原因如何基本上都是要求将注射材料取出,就诊的原因包括局部硬结、感染、疼痛、材料移位、心理焦虑等。注射材料取出后可以根据患者的要求和局部条件,决定是否同时放置乳房假体。术前 MRI 检查有助于了解异物的分布(3-28)。

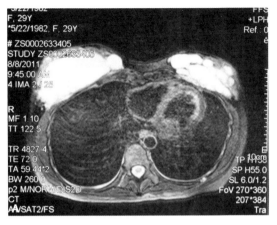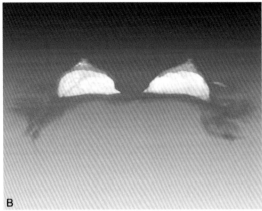

图 3-28
A. MRI 有助于奥美定隆胸后的诊断;B. 水平位三维重建

一、血肿

术后早期血肿主要由于注射时刺破血管引起。依据病史、B 超、局部波动感或穿刺抽出血性液可做出诊断。处理方法为穿刺排出血性液体和去除部分凝胶并用抗生素盐水冲洗。由于该材料已经被禁止临床应用,注射后早期的血肿临床上已很少见到。

现在临床上见到的血肿多是以前注射隆胸,由于外伤等因素导致的继发性出血引起的。大量的出血没有及时清除,血凝块机化,可以形成硬块,确诊后应通过手术将血肿以及注射材料一并取出(图 3-29)。手术采用最低位切口,将注射材料尽可能完全取净,剔除包膜,用抗生素盐水冲洗,放置负压引流管,加压包扎。

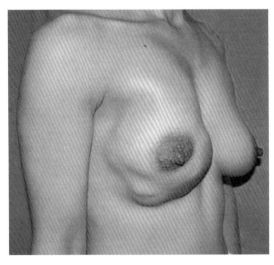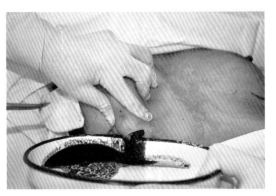

图 3-29 奥美定注射隆胸 8 年后血肿

二、感染

术后肿胀、压痛、局部皮温高、充血、白细胞增加、体温升高等提示感染存在。局部表现为巨大的肿胀乳房(图3-30)。感染可以发生于注射后早期也可以是在注射后数年,常见于妊娠、生产后以及全身抵抗力下降时。炎症明确者可用切开手术全部排出水凝胶,放置引流。

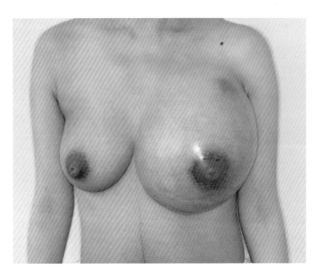

图3-30　奥美定注射隆胸后感染

穿刺排流法:用0.25%利多卡因局部麻醉。用16#或更粗的穿刺针在乳房下皱襞部位穿刺抽出凝胶,炎症部位的凝胶因有渗出液混合而较稀薄,然后用大量抗生素盐水注入炎症部位冲洗、抽出。必要时可以在乳房上方置入灌注管,进行持续灌注冲洗引流,直至治愈。穿刺排流法很难将注射材料完全取干净,有再次发生感染的可能性。

切开清除法:全麻下于乳房下皱襞作切口,分离显露包膜,准备接盘和吸引器,打开包膜,可见大量脓性分泌物流出,吸出分泌物以及注射的异物,用抗生素盐水大量冲洗,剔除包膜,乳房内以及胸大肌内触及的硬性包块予以打开或切除,放置负压引流管,全层缝合关闭切口,加压包扎。术后全身应用抗生素,一般5~7天引流量少于15ml/d后拔出引流管。由于穿刺排流法不能对变性的肌肉和包裹的异物硬结进行处理,因此多采用切开清除法去除注射的异物。

三、慢性窦道

注射隆胸后慢性窦道的形成多见于感染破溃后、或手术清除引流后,主要原因是由于注射的异物清除不够彻底所致。预防和治疗的关键在于彻底清除异物,充分引流。特别是当异物注射到肋间肌内时,很难完全清除干净,有时需要持续灌注引流。窦道形成时间长,窦道周围以及腔隙周围形成假膜,假膜不切除很难愈合。

有意思的是聚丙烯酰胺水凝胶本身是细胞的培养基,适合细菌的生长,注射聚丙烯酰胺水凝胶后的感染多数感染症状轻微,有时皮肤破溃脓液流出后伤口自行愈合,而不伴有发热、白细胞增高等急性感染症状。伤口愈合后数月,乃至几年,伤口又有积液,再度破溃后排除积液自行愈合,反复多次,直至异物排净为止。慢性窦道的处理有时甚为困难,需要多次手术治疗,对手术的困难应有充分的估计,与患者充分沟通。

典型病例一:患者女性,39岁,在外院行奥美定乳房注射隆胸后5年,要求取出异物。术前检查异物流到乳房下皱襞以下,位于腹壁的上方,乳房边缘可以扪及多个大小不等的硬结。全麻下经乳房下皱襞切口异物取出,清除奥美定后用大量抗生素盐水冲洗,放入负压引流管,术后当时恢复顺利,伤口愈合。一年后切口部位自行破溃,有淡黄色液体流出,局部皮肤无红肿,无发热及白细胞升高等全身症状,再次经原切口进行清创,经最低点放入引流,术后伤口愈合。第二次术后半年,伤口再次积液,自行破裂,门诊用手挤出液体后伤口愈合。此后每间隔3~5个月,伤口自行破溃有淡黄色液体流出,MRI检查显示肋间肌内有奥美定残留,患者拒绝再次手术,自行将液体挤出后伤口愈合,反复持续近3年,最终伤口愈合,本稿完成时随访4年余没有复发。

典型病例二:患者46岁,奥美定注射隆胸后6年,后在另一家美容医院行腹部吸脂手术,抽吸管与右侧乳房贯通,奥美定流到腹壁,在同家医院行双侧乳房奥美定取出及腹壁清创,术后左侧乳房愈合顺利,右侧乳房与腹壁贯通,形成慢性窦道,此后约每个月右侧乳房和腹壁清创一次,持续近一年。作者受邀会诊在当地医院经腹壁整形切口和右侧乳房下皱襞切口清创,发现腔隙内有大量淡黄色絮状物,似蛋花状,清创后切除假膜,放入负压引流3根,术后1个月后引流量仍较多不能拔管。转入我院,再次经腹壁切口和乳房下皱襞切口进入,发现假膜再次形成,予以切除,放置负压引流管,术后1个月乳房切口和下腹壁顺利愈合,上腹壁有局限性积液,形成死腔,经乳房下皱襞切口打开上腹壁积液腔隙,用凡士林纱布填塞,换药后肉芽生长伤口延期最终愈合。治疗过程中没有局部皮肤红肿,无发热及白细胞升高等全身症状。患者历时2年半,经乳房下皱襞切口清创11次,经腹壁整形切口联合乳房下皱襞切口清创2次,患者与医生均承受了巨大的精神压力。

四、乳汁淤积

注射隆胸后的患者当妊娠、或生产后数月内,有可能会在乳房内造成乳汁淤积,形成巨大乳房,患者肿胀难受,患者及家属承受巨大的精神压力。乳汁淤积要与急性感染相鉴别。急性感染脓肿形成一般伴有肿胀、压痛、局部皮温高、充血、白细胞增加、体温升高等症状。

乳汁淤积常发生在乳房后异物注射腔隙内,有一完整的包膜。全麻下于最低点乳房下皱襞作切口,分离显露包膜,可见大量乳汁积聚,吸出乳汁以及注射的异物,用抗生素盐水大量冲洗,乳房内以及胸大肌内触及的硬性包块予以切除,放置负压引流管,全层缝合关闭切口,加压包扎。术后全身应用抗生素,同时服用退奶药物,抑制乳汁分泌,引流管一般要等到乳汁分泌受到抑制后才能拔出。

五、材料移位

注射隆胸后一个常见的并发症是注射材料移位,流到其他地方。移位的位置可以是上腹壁、全腹壁、腋中线以及背后等。发生材料移位后会给患者带来一定的精神压力,应于最低点做切口,清除乳房内以及移位的异物,放置引流大多可以愈合。切忌仅将移位的异物取出,没有将乳房内的异物处理干净。两者往往是相通的。有些患者发现站立位时异物流到下方移位处,早上又回到乳房内,白天不得不在乳房下皱襞处用约束带包扎(图3-31)。

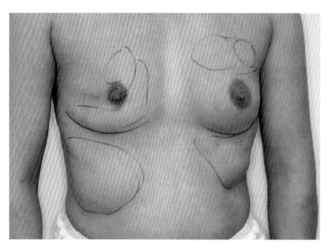

图 3-31 奥美定隆胸后移位

六、不明原因的疼痛

聚丙烯酰胺水凝胶注射后有些患者表现为不明原因的持续性疼痛,疼痛的程度与手术的创伤不成比例。发生的原因可能与聚丙烯酰胺的单体丙烯酰胺有关,丙烯酰胺单体具有一定的神经毒性;另一个原因可能与患者的精神压力有关;也可能与注射后产生无菌性炎症,注射物周围产生肉芽肿或纤维化有关。治疗是将注射的异物取出,同时对患者进行心理暗示,异物已经取出,疼痛的基础不再存在,疼痛会逐渐缓解。必要时口服消炎镇痛药物。

七、硬结

注入的凝胶稀稠不一,凝胶注入胸大肌筋膜下或注入腺体内,可导致硬结。用微波理疗和按摩,可能使硬结大部和全部消散。必要时可以按穿刺排流法操作,抽出硬结部凝胶。可靠的方法是彻底取出异物,将硬结打开排除包裹的异物或切除。

八、精神压力

有些患者注射后乳房的形态质地良好,由于媒体舆论的影响,对注射的异物有着强烈的恐惧,往往寝食不安,要求将异物取出(图 3-32)。我们多采用切开清除法去除注射的异物。

九、致癌性

到本稿完成为止,还没有看到因为注射聚丙烯酰胺水凝胶而导致乳腺癌的病例报道,临床工作中也没有遇到这样的患者就诊。应客观的告诉病人,避免对少部分残留异物的恐惧。

十、材料取出同时假体植入

乳房内注射的聚丙烯酰胺水凝胶取出后,有些患者要求同时放置乳房假体,避免异物取出对外形的影响;也可以先将异物取出,半年后视患者的要求再决定放还是不放乳房

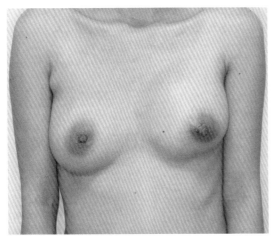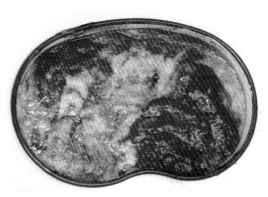

图 3-32　奥美定注射隆胸后乳房变形,异物取出

假体。

　　同时放置乳房假体的前提是接受注射隆胸的乳房形态良好,没有明显的硬结和感染,两侧的乳房下皱襞正常,没有遭到破坏,没有异物移位的情况发生。否则,建议先将异物取出,半年后再放置乳房假体(表 3-1)。

表 3-1　PAHG 取出术后乳房畸形治疗策略

	病 变 特 点	植入平面
即刻植入	基本未侵及肌肉,取出术后,胸大肌基本完整	胸大肌后间隙
	基本未侵及腺体,取出术后,腺体基本完整,乳房皮肤及乳腺组织弹性较好,并有一定厚度(1.5cm 以上)	乳腺后间隙
	胸大肌和腺体均有部分受侵变性,取出术后,可形成"双平面腔穴",患者强烈要求行即刻隆乳术	"双平面腔穴"
二期植入	乳房或邻近组织有感染、脓肿形成、皮肤破溃等,但注射物基本完整取出,周围组织变性较为局限	胸大肌后间隙
	胸大肌和腺体均有部分受侵变性,患者对隆乳术要求高	胸大肌后间隙
不建议植入	患者高龄,拒绝假体手术	

(亓发芝)

第五节　乳房缩小术

一、历史

　　乳房缩小术最早可以追溯到 6 世纪,有趣的是乳房缩小术是从治疗男性乳房增生开始的。Paulus 是拜占庭(Byzantine)时代著名的外科医师,他用阿拉伯文在其第六卷医学文献(共 7 卷)中第一次描述了乳房缩小整形术,在增生下垂的乳房下部做两个半月形切口,将中间的皮肤、腺体等组织切除。虽然没有资料表明 Paulus 是否将其应用于女性乳房增生,Pare 认为历史上 Paulus 最早进行乳房缩小整形手术。

1897 年 Pousson 在巴黎外科学会报道了为一年轻女性进行双侧巨乳畸形矫正手术。其方法在乳头上方做两个弧形切口,切除半月形皮肤和皮下组织,将腺体上部固定于胸大肌上,但未切除乳房腺体组织。Pousson 在矫正巨乳下垂形态的同时,保留乳头乳晕,应该是真正意义上乳房缩小整形手术的开始。

1907 年 Morestin 在巴黎外科学会上报告了他的巨乳缩小方法。他在乳房下皱襞做长的切口,将腺体从胸大肌分离,在腺体底面切除一盘状腺体,缩小乳房体积,同时在乳晕周围环行切除乳晕皮肤,缩小扩大的乳晕。Morestin 首先在缩小乳房体积的同时对乳晕进行整形矫正手术。之后,陆续有人报道了各自的乳房缩小悬吊手术方法。Dehner(1908)在乳晕上方切除半月形皮肤和皮下组织,将腺体固定于第 3 肋骨。Girard(1910)通过乳房下皱襞切口将腺体与胸大肌分离,用羊线将腺体固定于第 2 肋骨。Gobell(1914)应用阔筋膜将腺体固定于第 3 肋骨。

在第一次世界大战前,巨乳缩小整形术的基本原则为:①切除部分乳房皮肤和腺体;②做乳房下皱襞切口;③乳头移位。尽管如此,在切除较多皮肤和皮下组织的同时,由于担心乳头坏死,仅去除极少量的腺体组织,同时剥离范围较小,腺体切除量少,乳房悬吊上抬依赖于缝线固定于肋骨上。由于效果不佳,手术未能推广应用。

Thorek(1922)首先报道了乳头乳晕游离移植术。其方法为:乙醚麻醉下,将巨乳的下部切除,剩余部分塑形为乳房形态,将乳头乳晕类似全厚皮片切下,游离移植到新乳房的乳头位置。1942 年 Thorek 报道了 25 年来应用此方法进行巨乳缩小的经验。之后,有许多作者各自报道了应用该方法的经验(Adams,1947;Conway,1952;Wise,1963;Rubin,1983 等)。Dartigues(1924,1925,1928)也应用乳头乳晕游离移植的方法治疗严重下垂的巨乳。Thorek 曾经和法国的 Dartigues 就谁首先应用乳头乳晕游离移植的方法进行过激烈的争执。

应用游离移植的方法再造乳头感觉恢复差,不能哺乳,形态不如天然乳头挺拔,但其操作简便,尤其适合于重度下垂的巨乳整形,至今仍为人们使用,成为带蒂转移乳头乳晕发生血运障碍时的补救措施。

Kraske(1923)师从并改进了 Lexer(1912,1919)的方法,在巨乳房下方正中做纵向的弧形切口,切除乳晕下方的梭形皮肤和腺体组织,将乳头乳晕上抬至正常位置,并首次将皮肤切口缝合成倒 T 形,称为 Lexer-Kraske 手术,奠定了现代巨乳缩小术的基础。即:①广泛皮下剥离,切除部分腺体组织;②乳头移位;③乳房皮肤塑形。

Passot(1925)应用乳房下部双弧形切口,切除腺体下方和腺体后方的部分组织,扩大了腺体切除的范围,通过皮下隧道将乳头乳晕移到正常位置。为避免乳头乳晕血运障碍和乳头乳晕游离移植后的变形,Jeseph(1928)首次报道分期手术治疗严重增生的巨乳。他首先将乳头乳晕经由窄的皮下蒂移位到正常位置,二期进行腺体切除。Noel(1928)、Maliniac(1932)、Ragnell(1946)相继报道了二期乳房缩小手术。

Biesenberger(1928)报道了一种新的巨乳缩小整形术,广泛剥离整个乳房皮瓣,在乳房外侧倒 S 形切除部分腺体组织,将剩余的腺体旋转缝合,重新塑成乳房形态,切除多余的皮肤,倒 T 形缝合皮肤切口(图 3-33)。Biesenberger 方法可以满意地将巨乳缩小,但皮肤剥离过于广泛,易于发生皮肤和乳头乳晕坏死。后来 McIndoe(1939)加以改进,楔形切除乳房的内上方腺体组织,以防止皮肤和乳头乳晕坏死。

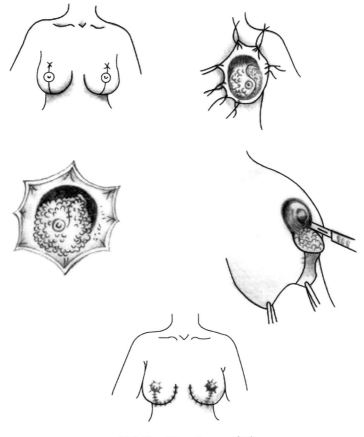

图 3-33 Biesenberger 方法

Schwarzmann(1930)提出了乳房整形外科发展史上具有划时代意义的"真皮蒂"概念。他指出,乳头乳晕的血供来自皮肤,以乳房的内上方真皮为蒂,可以保持乳头乳晕的血供;并指出不应在腺体的表面作广泛的皮下分离,以免术后组织坏死。Schwarzmann 真皮蒂的提出,免除了整形医师对乳头乳晕血供的忧虑,得以集中精力寻求切除腺体,乳房重新塑形的最佳方法。巨乳缩小手术从此进入带蒂转移时代。

为了寻求操作简便,便于学习、重复的手术方法,Wise(1956)报道应用"几何图形"的设计方法,切除乳房下方腺体。倒"T"形缝合皮肤。Wise(1963,1972)采用的方法是乳头乳晕游离移植,而非带蒂转移。

现代巨乳缩小整形手术从 Strombeck(1960)水平双蒂瓣开始。Strombeck 根据 Schwarzmann 的原则,保留乳腺腺体的内外两侧,形成水平方向的两个真皮腺体蒂,切除蒂上方和下方的腺体组织,倒 T 形缝合皮肤(图 3-34)。其方法保持了乳头乳晕良好的血供,但术后乳房外形扁平,近似方形,对以脂肪增生为主的巨乳缩小,由于牵拉,易致乳头凹陷畸形。

与 Strombeck 水平双蒂瓣方法同时,Pitanguy(1960)报道了相似的真皮乳腺组织蒂方法,切除乳腺下方和底面中部的腺体组织,倒 T 形缝合皮肤切口。他的方法对中等以下的巨乳和乳房下垂效果良好。

Skoog(1963)报道了外侧真皮蒂方法,后来(1974)他采用外侧真皮乳腺组织蒂,防止乳头乳晕静脉回流障碍。Skoog 的主要贡献是主张乳头移位应沿着乳头与锁骨中点的连线,而

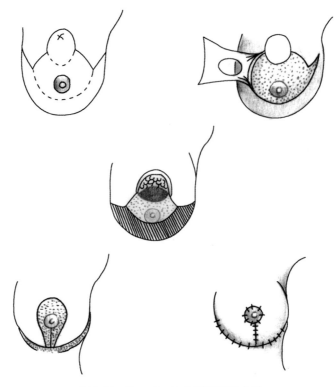

图 3-34　Strombeck 水平双蒂瓣方法

不是以前认为的胸骨柄中点与乳头的连线。

美国医师 Mckissock(1972)发表了著名的垂直双蒂瓣方法(图 3-35)。其方法是保持垂直方向上下两个真皮腺组织蒂,腺体切除在蒂两侧和上部蒂的底面进行,切除腺体后向中线合拢,避免了乳房两侧过宽,呈扁平形的缺点。但对严重下垂的巨乳患者,乳头上移有时受到牵拉限制。Weiner(1973)将垂直双蒂的下蒂切断,成为单一上方蒂瓣,Robbins(1973)则将垂直双蒂的上方蒂切断,形成单一下方蒂皮瓣。该方法在 20 世纪 80～90 年代被广泛使用,特别是对严重下垂乳头移动距离大的患者,下方蒂瓣手术被认为是首选方法。

为了减少手术瘢痕及改进手术效果,Dufourmentel 和 Mouly(1961)发表了一种新的手术方法。切除乳腺外侧部分腺组织,减少切口下方的分离范围,乳头乳晕以内上方真皮乳腺组织为蒂转移至新的乳头乳晕,术后仅遗留一斜形瘢痕,对中小程度的巨乳缩小效果较好。1972 年 Regnault 报道了 B 字形乳房缩小术,方法与 Mouly 方法相似,乳头乳晕以内上方真皮腺组织为蒂转移,术后瘢痕较短,呈弧形,类似 J 形,更适用于重度巨乳的缩小术。

Lassus(1970)报道垂直切口上蒂瓣缩小手术,减少切口距乳房下皱襞的分离范围,缩小倒 T 形在乳房下皱襞的瘢痕。Lejour(1990,1994)改进了手术方法,加以推广应用。其方法以上方真皮乳腺组织为蒂,切除乳房下方组织,缝合腺体,完全消除传统倒"T"形在乳房下皱襞的瘢痕,乳房下皱襞的皮肤皱褶 2 周左右自行消失。Hall-Findlay(1999)认为 Lejour 的垂直切口上方蒂缩小手术,蒂部有时折叠受压,活动不便,改用内侧或外侧真皮乳腺组织蒂。Hammond(1999)则首先报道下方真皮乳腺组织蒂的垂直切口缩小手术,并命名为乳晕周围下方蒂小瘢痕巨乳缩小手术(SPAIR)。减少瘢痕的垂直切口缩小手术适用于中小程度的巨

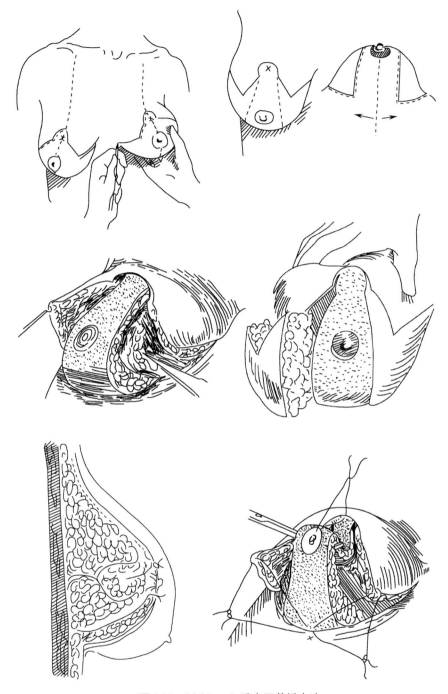

图 3-35 Mckissock 垂直双蒂瓣方法

乳缩小手术。

Felicio 为了避免倒 T 形切口瘢痕,1991 年报道了乳晕周围双环形切口乳房缩小整形手术,切除乳房周围的腺体,双环形切口荷包缝合,皮肤皱褶经过一定时间自行消失。该方法适用于轻度的巨乳缩小、管状巨乳缩小和乳房悬吊手术。

随着脂肪抽吸术在 20 世纪 80 年代的诞生,很快作为辅助手段被应用到乳房缩小手术,用于吸除腋部和胸部脂肪,矫正术后双侧乳房不对称畸形,修薄皮瓣蒂部,以及进一步减小乳房体积(Teimourian,1985;Lejour,1990 等)。

总之,乳房缩小手术是以安全进行乳头乳晕转移,切除多余的腺体,改进乳房形态,减少手术瘢痕为方向发展变化而来的。20 世纪 60 年代以后,人们已经放弃广泛皮下和腺体分离手术,即 Biesenberger 手术,进而以真皮乳腺组织瓣带蒂转移取代之。Arie 和 Pitanguy 应用上方蒂瓣,Strombeck 应用水平双蒂瓣,Skoog 应用外侧蒂瓣,Mckissock 垂直双蒂瓣在 70 年代被广泛应用,到 80 年代和 90 年代,在北美主要应用下方蒂方法。与之同时到 90 年代 Lejour 改进推广了 Lassus 的减少瘢痕的垂直切口缩小手术,至 90 年代末期,其应用日益增多,多种方向的真皮乳腺组织蒂手术被相继报道。

国内 20 世纪 80 年代以前文献资料相当匮乏,到 90 年代巨乳缩小手术已与国外发达国家同步发展,宋儒耀、乔群、亓发芝等学者开始探讨适合中国人的乳房缩小方式,也是沿着减少手术瘢痕的方向发展的。

二、乳房的解剖

乳房的解剖在第一章已有叙述,这里仅将与巨乳缩小手术有关的乳房解剖总结如下。

(一) 乳房的血液供应

乳房的动脉供血来自肋间动脉、胸廓内动脉、胸肩峰动脉和胸外侧动脉的分支。乳房的血供来自浅层直接皮肤血管分支和穿过腺体内的肌筋膜的穿支血管(图 3-36)。乳房的供血血管在乳房内相互吻合,形成血管网。因此组织瓣转移既可以是真皮蒂,也可以是乳腺组织蒂。由于乳房的血液供应十分丰富,且吻合成网,术中特意保留或切断某一供血血管没有实际意义。临床实践证明,任何部位(上蒂、下蒂、内侧蒂、外侧蒂)、各种形状的(单蒂、双蒂)真皮乳腺组织蒂都能保证组织瓣的安全转移。

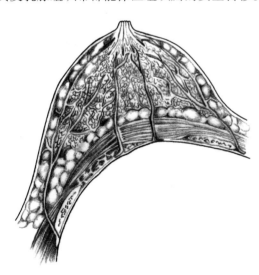

图 3-36 乳房的血供来自皮肤血管分支和穿过腺体内的穿支血管,形成血管网

乳房的回流静脉伴随供血动脉。乳房内侧血液回流至胸廓内静脉,乳房外侧、胸壁和胸大肌外侧回流至腋静脉,乳房上部回流至锁骨下静脉和颈外静脉。

乳头乳晕的血液供应来自三个方面:一是来自乳晕周围皮肤的真皮下血管网;二是乳头内部和乳晕下面的输乳管和输乳窦之间来自腺体的血管丛;三是来自腺体基部穿过腺体内部到达乳头乳晕的小血管。栾杰等发现来自腺体基部穿过腺体的小血管中,有一支源自胸廓内动脉,走行、分布相对恒定的乳头乳晕深动脉,主要发自第 4 肋间。

Würinger 等对乳房及乳头乳晕的神经血供解剖研究表明,自胸大肌筋膜发出止于乳头乳晕深面的一些纤维结缔组织将乳腺组织分为上下两个部分,这一解剖隔膜是一层较薄的致密纤维韧带样组织,大约在第 5 肋水平横向穿行于乳房内外侧,将乳腺腺体分隔为上下两极,其中包括了发自胸肩峰动脉、第 4 ~ 5 肋间血管的分支以及肋间神经的分支,对乳腺腺体及乳头乳晕区域的血供起着重要作用(图 3-37)。

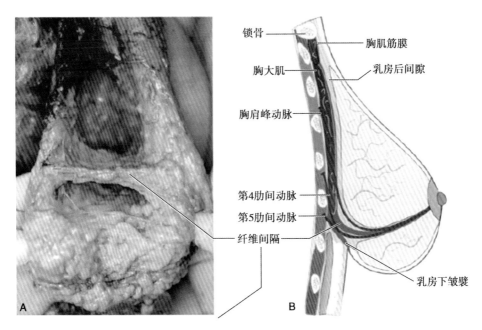

图 3-37　乳房横膈的体表投影大概位于乳腺内外侧皮肤反折至乳头乳晕区的连线处

（二）乳房的神经分布

乳房的感觉神经来自第 3~6 肋间神经的外侧皮支和第 2~6 肋间神经的前皮支以及胸外侧神经和锁骨上神经的分支，乳头乳晕的感觉敏感，其感觉神经主要来自第 4 肋间神经的前皮支和外侧皮支，另外接受其他肋间神经的分布。

乳头的感觉神经和乳晕不完全一致。乳头的感觉神经并非来自浅层，主要来自第 4 肋间神经的前支，自乳腺基底穿过腺体，分布到乳头（图 3-38）。

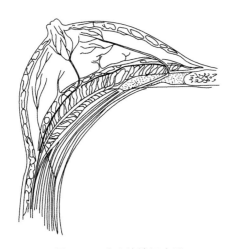

图 3-38　乳头的神经支配

分布到乳头乳晕的感觉神经内含有交感神经纤维，通过刺激反射使乳头勃起，并使输乳管和输乳窦的平滑肌收缩，排出乳汁。为了保持授乳功能，既要保留乳腺组织和输乳管，又要保留分布到乳头乳晕的感觉神经。

（三）乳房的皮肤

巨乳缩小术中腺体部分切除后，需要借助"腺体筋膜罩"和"皮肤乳罩"塑形。乳房皮肤在乳房缩小术中有重要意义。乳房皮肤具有以下几个特性：

1. 乳房皮肤较胸廓其他部位薄，以乳头乳晕的皮肤最薄，且乳房皮下的脂肪在乳房的周边部较厚，愈向中间愈薄，在乳头乳晕下没有皮下脂肪。

2. 宋儒耀等认为乳晕周围皮肤的伸展性最好。在巨乳患者，扩展的皮肤主要为乳晕周围的皮肤。因此其认为：①乳房缩小手术中，腺体缩小后，应该切除的是乳晕周围增大、较薄、易伸展的那部分皮肤；②现有的倒 T 形切口手术，术后将乳晕周围皮肤分布到乳房下极，是导致倒 T 形手术乳房下部膨隆、下垂、易复发畸形的主要原因。

3. 乳房皮肤具有良好的伸展特性。这一点很多作者都已注意到。Regnault、Felicio、Lejour 等就是根据这一特性提出了减少手术瘢痕的手术方式，成为近年来巨乳缩小手术的发展方向之一。缝合切口时，皮肤出现皱褶，但术后不久，皱褶自然消失。但长期以来，整形外科医师被训练为切口缝合要对合良好，不留"猫耳朵"畸形，加上术后皮肤皱褶的出现，很多患者不易接受，所以有些整形外科医师对这类手术方法持保留态度。

4. 乳房下皱襞处皮肤通过乳房下皱襞韧带与胸大肌、肋骨及肋间肌相连，因此乳房下皱襞位置恒定，不易随乳房下垂程度而改变。

5. 乳头乳晕的皮肤和眼睑和会阴部皮肤一样，不易引起瘢痕增生。因此乳头乳晕的皮肤切口对合良好，瘢痕不明显。但乳晕色泽较深的患者，瘢痕处易于色素减退，反差明显。

三、乳房肥大的临床表现与分类

正常女性乳房的重量为 250～350g，呈半球形，超出此范围称为乳房肥大。肥大的乳房由于重量大，站立位时都有程度不等的下垂。肥大的乳房垂在胸前可以引起患者颈部和胸部疼痛；为了将下垂的乳房托起，乳罩带在肩部常勒出较深的沟痕；重度肥大的患者可以造成驼背和胸廓畸形；肥大而下垂的乳房，由于乳房下区皮肤与胸部皮肤相贴，汗液不能完全蒸发，皮肤潮湿，引起湿疹、糜烂等皮肤病。肥大的乳房还给患者带来严重的精神痛苦，导致患者自卑、忧虑、羞涩，个别患者甚至对自己的身体产生厌恶感，部分患者影响到其社交与择业等社会活动。

乳房肥大常见于两种情况：一是青春期乳房肥大；二是哺乳、肥胖后的继发性乳房肥大。青春期肥大自青春期乳房发育后开始，表现为腺体增生和轻度下垂，没有体内激素水平的增高为特征。继发性乳房肥大主要表现为皮下和腺体内脂肪组织增生，乳房下垂明显，部分患者腺小叶萎缩被脂肪组织取代。

到目前为止，因种族、地域、文化、以及生活习惯的不同，人们对正常乳房形态和大小的标准还没有统一的认识。根据缩乳术时切除腺体组织的重量将乳房肥大分为四种类型：轻度肥大，0～200g；中度肥大，200～500g；重度肥大 500～1000g；大于 1000g 为巨大乳房。

需要与乳房肥大进行鉴别诊断的疾病主要包括纤维腺瘤、乳腺叶状肿瘤、恶性肿瘤如肉瘤和淋巴瘤等。

1. 纤维腺瘤 纤维腺瘤一般是发生在单侧，为界限清楚、可移动和有弹性的病变，其直径平均为 2～3cm。巨大的纤维腺瘤常常易与乳房肥大相混淆，因为它也可快速增长至较大的体积，其直径可达到 5cm 以上。组织学上，纤维腺瘤被认为是腺体组织的新生物，为间质的增生和纤维化。

2. 乳腺叶状肿瘤 乳腺叶状肿瘤可快速增长至巨大的体积，直径可达 20cm，可出现皮肤改变和静脉扩张。肿块质地较实，边界清楚，而青春期肥大乳房则表现为弥慢性和质地中等硬度的肿块。

3. 恶性肿瘤 如肉瘤和淋巴瘤，组织活检有助于鉴别诊断。乳房 X 线照片对于该类肿瘤和青春期乳房肥大的鉴别诊断意义不大，因为青春期乳房的间质组织密度较大，与肿瘤组织区别较困难。

四、手术方式的分类与选择

（一）文献报道的乳房缩小手术方法很多，按不同的方法分类如下。

1. **按术者分类**　根据手术方法的创用者命名分为 McKissock 法、Pitanguy 法、Strombeck 法、Lejour 法等。

2. **按乳头乳晕的移位方式分类**　有乳头乳晕游离移植和带蒂移植两大类。带蒂移植根据真皮腺体蒂的不同有水平双蒂、垂直双蒂、上方蒂、下方蒂、外侧蒂、内侧蒂以及中央蒂等方法。

3. **按切口形态分类**　有倒 T 形、Y 形、L 形、乳房下皱襞弧形、垂直直线形、环形切口等方法，其中倒 T 形最为常用，最近垂直直线形切口备受推崇。

（二）乳房缩小方法的合理化选择

乳房缩小的方法报道很多，各称其方法最好，初学者容易混淆，对手术方式的合理选择颇感困惑。笔者将常用的手术方法分类如下，以期对临床工作有更强的指导性。

1. 抽吸法乳房缩小术。

2. 乳晕双环形切口缩小术。

3. 垂直切口缩小术。

4. 倒 T 形切口乳房缩小术。

（1）对轻、中度乳房增生，乳房形态良好，下垂不明显者选用抽吸法乳房缩小术。

（2）伴有下垂的轻重度乳房增生或单纯乳房悬吊的患者，可选用双环形切口巨乳缩小术。

（3）对中、重度的巨乳，可选用减少瘢痕的垂直切口缩小术。

（4）对巨大乳房患者可以选用垂直瘢痕缩小术或倒 T 形切口手术，在倒 T 形切口手术中对重度巨乳，以下方蒂倒 T 形手术为首选。

目前倒 T 形切口手术已被垂直瘢痕缩小术所取代。对年轻未婚女性，乳房缩小手术应慎重进行。该类患者对手术瘢痕反应非常敏感，术前应对术后瘢痕有明确交代，尽量选用切口隐蔽，瘢痕较小的手术方式，尤其适合单纯抽吸手术。可作可不作的应推迟到结婚哺乳后进行。

五、抽吸法乳房缩小术

吸脂技术由 Illouz、Fischer 和 Schrudde 发明。肿胀浸润、细管抽吸等一些吸脂技术的重要进展，使得整形科医生能安全、有效地解决局限性肥胖症的问题。Lejour 是第一个将该技术系统应用于乳房整形的外科医生。20 世纪 80 年代期间脂肪抽吸术在治疗男性乳房过度发育（脂肪型男性乳房发育）迅速得到使用，取得满意的效果，但是多年来并没有用于女性乳房的缩小和塑形，甚至受到很多严格的限制，原因是许多学者受传统乳房缩小观念的影响有着错误认识。

第一个错误是认为所有女性都希望紧实和更加年轻的乳房。历史上，乳房缩小术的手术切口同时也用于乳房上提，达到双重的效果。然而，这种效果是以额外的瘢痕，更长的恢复时间和更高的并发症发生率为代价的。那些没有乳房下垂的患者，她们只需减少乳房体积而无须解决下垂问题，对于这类病人我们提供一种可供选择的方法是符合逻辑的。

　　第二个错误是认为脂肪抽吸术中一旦脂肪被去除,会导致额外增加的下垂。事实上,乳房肥大患者出现乳房下垂是由于乳房的重量下拉乳房皮肤而形成的。一旦通过脂肪抽吸术减轻乳房重量,皮肤会自然回缩,不会出现较术前更为严重的下垂。多数情况下,皮肤回缩较为彻底,使术后下垂会得到显著的矫正。

　　单纯应用脂肪抽吸进行乳房缩小有着明显的优点:其手术瘢痕小且隐蔽,远离乳房;容易达到两侧对称;最大限度保留了乳房结构,对哺乳、感觉等功能影响较小。吸脂术不但是调整乳房外形和对称性很有效的方法,还能很好的处理腋皱襞前后的脂肪垫,对于一些轻微的不对称和猫耳的处理同样有效,而且在某些情况下,先吸脂后进行乳房缩小可以减少瘢痕形成。抽吸术可以单独使用,也可以和倒 T 形手术、垂直切口缩小术、乳晕周围双环形缩小术等其他缩乳手术方法联合使用。

　　Lejour 等使用钝头吸管,认为抽吸术只能吸出脂肪组织,吸出物中几乎不含腺体组织。有人使用锐性吸管,发现可以吸出腺体组织。随着医疗设备的发展,超声吸脂开始应用于乳房缩小,并发现较传统吸脂技术更多的吸出腺体组织。虽然有人认为抽吸术可以同时抽出腺体组织,我们的经验表明吸出物主要为脂肪组织,腺体组织即使能够吸出,也仅占到很少的比例。切口的部位可以选择在乳房下皱襞、腋窝或乳晕内。

　　巨乳患者腺体内脂肪抽吸后会不会导致钙化点的形成,以致引起乳腺癌的误诊是另外一个引起关注的问题。Gray 对巨乳患者抽吸前后进行钼靶摄片,认为抽吸后不会导致乳房内钙化点的形成。随着乳腺癌发病率的提高和发病年龄的提前,临床上不难见到 20 几岁未婚女性的乳腺癌患者,为了避免引起肿瘤的播散,术前应进行肿瘤学方面的检查,及时发现乳房内肿块,早期治疗。

　　传统认为抽吸缩乳手术只能抽吸乳房皮下脂肪组织,不能改变乳房原有的下垂形态,乳头乳晕的位置也不能改变。现在认为抽吸法巨乳缩小术可以有效地祛除乳房腺体内和皮下脂肪组织,达到乳房缩小、改善形态、解除症状的目的,术后乳房皮肤可以借助自身的收缩性回缩,乳头的位置能够上移,乳晕的直径得以缩小,对部分质地松软的乳房起到改善质地的效果。单纯吸脂缩乳术适合于乳房形态良好或轻度下垂,乳房位置改变不大,乳房轻、中度增大者,尤其适用于伴有全身肥胖,对手术瘢痕高度敏感的未婚女性。

　　(一) 病例选择

　　脂肪抽吸乳房缩小术的适应证是那些抱怨因乳房重量而出现如背部痛、颈部痛和买衣服有困难等症状的患者,而那些以乳房下垂为主要表现的患者,不是该术式的适应证。

　　其次,术前还应考虑进行乳房组成成分的评估,乳房脂肪组织较多的患者,身体其他部位有脂肪堆积,体质指数正常和升高的患者,应用脂肪抽吸乳房缩小术效果较好,乳房较大但身材偏瘦的患者,主要是腺体的肥大,使用这种方法治疗往往会失败。一般来说,年龄较大和有生育史的患者,她们的乳房有较高的脂肪含量,采用该技术效果较好。

　　术前作血常规检查,排除出凝血障碍性疾患,检查乳房的形态与质地、有无乳房肿块及腋下淋巴结肿大等情况。乳房钼靶软组织 X 线检查有助于了解脂肪组织的含量以及排除乳房肿块。

　　(二) 手术操作

　　单纯抽吸乳房缩小术与其他的脂肪抽吸术操作方法相同,手术可以在局麻、静脉强化麻醉下或全麻下进行。

　　术前取站立位,用等高线标画出乳房的抽吸部位。在双侧锁骨下方约一掌宽的地方画一条线连接两侧腋下,两侧锁骨线与该线之间的区域内乳腺组织较少,且有一定数量的穿支血管存在,当患者躺下时,术者容易误吸这些地方,导致较高的血肿发生率。然后,标记乳房下皱襞线,在乳房下皱襞中点标记抽吸针插入点。标记侧胸部需要抽吸的脂肪区域,直接在乳房上标记出不对称的部分。

患者取平卧位,常规消毒铺巾后,在插管部位注射含有肾上腺素的肿胀局麻药,向乳房内注射肿胀液,直至乳房膨胀变硬,单侧乳房约 1000 ~ 1500ml,肿胀液的配制同脂肪抽吸术,每 500ml 生理盐水加 2% 的利多卡因 13ml,肾上腺素 0.3ml。肿胀液在注射完毕后 5 ~ 10 分钟,药物完全起效后开始抽吸(图 3-39)。

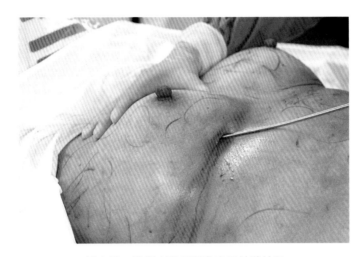

图 3-39 肿胀麻醉后经乳房下皱襞抽吸

用 2mm 直径的细管进行抽吸,抽吸范围包括整个乳房内脂肪和皮下脂肪组织,乳头乳晕处脂肪组织含量少,避免抽吸。如果存在乳房不对称,应该先进行较大的一侧的抽吸,因为先吸较小的一侧很难达到两侧乳房的体积相等。多数患者喜欢体积稍小但对称的乳房,而不喜欢体积很小而不对称的乳房。如果仅行单侧乳房抽吸术,手术结束时手术侧应该比未手术侧稍大一些,因为肿胀液的存在会在术后即刻影响手术台上双侧对称性的准确观察。

如果需要进行侧胸壁的吸脂,应该首先进行侧胸壁的吸脂,因为邻近肋骨的这些区域非常敏感,若最后进行该区手术,在手术结束前,需要添加额外的麻醉药物,术后患者需要更长的手术室恢复时间。

抽吸完成后用"挤葡萄"手法挤捏整个乳房皮下,挤碎残余的脂肪球,自远及近向切口处挤赶积液,放置引流条,缝合切口一针。吸脂容器可以清晰地标记出吸出的组织量,便于确定是否两侧的抽吸是否一样,或者估测较大的一侧脂肪吸出量是否足够。所有吸出的组织应静置 30 分钟后计算容量,送病检(图 3-40)。

(三)术后处理

术后用胸带加压包扎。术后当日渗出较多,第二天渗出明显减少,更换敷料,重新加压包扎。术后鼓励患者半坐位,借助重力的作用,经低位切口自然引流。一周后改穿运动用体育胸罩,持续 1 个月以上。

一般情况下,术后 1 ~ 3 周后淤血会消失,部分病例的乳房中可以触及到细小的"肿块",

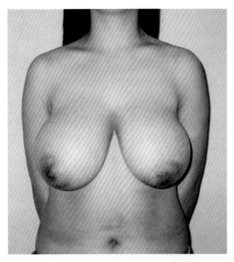
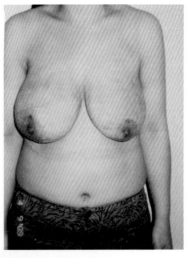
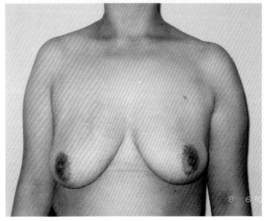

图 3-40　抽吸法乳房缩小前后对照（术前、术后 1 个月、术后半年）

这主要是由于腺体组织受到损失后形成,一般会在 3 ~ 6 个月内完全消失,合理的乳房按摩可加速愈合过程。

术后患者应佩戴有支撑力的胸罩,保证乳头的位置向前方或向上方,以减轻皮肤的张力,从而最大限度的恢复皮肤弹性,尽可能的矫正乳房下垂。多数患者在 3 ~ 5 天内可以进行办公室工作,在 2 周内重新开始充分的锻炼。

以乳房腺体组织成分为主的患者,术后 3 ~ 6 个月乳房肿胀完全消退后才能看到最后的效果。以脂肪组织成分为主的患者术后可以立刻见到乳房缩小的效果,但乳房皮肤的回缩需要一段时间。

（四）并发症

1. 血肿　抽吸法缩乳术并发症的发生率较低,最常见的并发症是血肿、血清肿,发生率为 2% ~ 4%。需要多次穿刺抽吸,加压包扎方能痊愈。术后放置引流条,加压包扎是预防血清肿发生的关键。多数血肿的发生源于上胸部穿支血管的损伤,如果有较多的血液滞留在乳腺组织而不能轻易排除,病人应被送回手术室,用吸脂管将积血吸出,然后再次用纱布卷放置在出血区加压包扎。较严重的淤血可能会扩散至颈部和上臂,持续 1 ~ 3 个月,但血肿一般不会遗留任何后遗症。

一般情况下,出血发生在手术室或恢复室。出院后出血常发生于那些术后立即开车回家的患者。因此,应该要求患者术后留院观察一晚。

2. 皮肤和乳头坏死　发生率<0.25%,一般发生于较严重的吸烟者,或者手术当晚没有更换敷料者。这种局限性坏死的确切病因不明确,术前应停止吸烟或者减少吸烟量,手术当晚更换敷料,早期发现,即时处理。

3. 感染　术中应严格无菌操作,避免伤口感染,由于抽吸管在乳房内反复抽吸,如果发生感染,将会造成炎症沿抽吸隧道播散,形成严重的蜂窝织炎,导致灾难性后果。临床上有腹部脂肪抽吸后发生严重感染的病例,当引以为戒。常规引流,必要时使用抗生素,使得术后感染的发生率很低。

4. 外观畸形　同样很少见。

标准的脂肪抽吸术不会增加癌变发生的风险,也不会影响乳房 X 线检查。术后乳房 X 线摄影可能会显示一些良性的钙化灶和轻微的瘢痕,两者均很容易同恶性病变区分开来。

（五）手术要点

1. 患者的选择,因选择以乳房的体积和重量为主要问题的患者,而不是以下垂为主要症状的患者。

2. 在锁骨下方标记"危险带",吸脂过程中应避开这些区域。

3. 在乳房下皱襞最低位处设计切口。

4. 对于两侧乳房不对称的患者,吸脂术应先在较大一侧乳房进行。如果仅一侧乳房行手术,为避免过度去除,手术结束时手术侧乳房要比未手术侧乳房稍微大些。如果双侧均行手术,要注意术毕对称的问题。

5. 为避免追加麻醉,及术后延长清醒时间的问题,手术时应该首先进行侧胸壁的吸脂术。

6. 良好的乳房固定,及时排出血肿或血清肿,然后重新加压包扎。

7. 病人应在术后第二天更换一次敷料。

8. 必要时行乳房 X 线照相术,将吸出物送病检。

脂肪抽吸乳房缩小术是一种安全有效的手术,然而它进入主流手术方式的速度较慢。其原因主要是整形外科医生过度重视乳房美学,而低估病人的需求。最近的研究表明患者对脂肪抽吸术有很高的满意率。对于伴随乳房下垂的患者,应慎重选择该技术。乳房的重量减轻后皮肤会回缩,尽管整个乳房的形状不会有显著的改变,但病人的胸乳线会变短,在一定程度上矫正乳房下垂。

脂肪抽吸乳房缩小术,对于乳房缩小整形术是一项重要补充。许多巨乳症患者宁愿放弃传统的乳房缩小术,因为她们熟悉该手术的切口瘢痕,难以接受手术带来的巨大创伤。由于脂肪抽吸乳房缩小术能以最小的瘢痕和最短的恢复时间解决病人的不适,所以成为许多患者的首选方法。但是,脂肪抽吸乳房缩小术不能取代传统的手术治疗,只能成为可选治疗方法的补充手段。

六、垂直瘢痕乳房缩小整形术

1925 年 Dartigues 首先应用垂直切口进行乳房悬吊手术,之后该方法一直未受到人们的注意。但是直到 1970 年由 Lassus 介绍后,垂直瘢痕技术才真正变的流行起来。1990 年

Lejour应用上方蒂以及著名的穹隆顶设计方法,Elizabeth Hall-Findlay应用内上蒂的方法,对加以垂直切口方法改进并推广,垂直乳房缩小整形术可以将最小的瘢痕和满意的乳房形状完美地结合在一起,目前垂直切口的方法受到广泛推崇,已极大地取代了倒T形手术。

垂直切口乳房缩小手术不断改进,几经变迁,经历了很长的过程逐渐被人们认识接受,其中Lassus和Lejour作出了重要贡献。Lassus和Lejour都认为乳房的重新塑形与固定依赖于腺体组织的移位、缝合和固定,而不是靠皮肤乳罩来塑形。两者都采用上方蒂乳房缩小的方法,切除乳房下方以及中央部分的腺体组织,内外侧腺体部分相互缝合,重塑乳房突起的形态,多余的皮肤依靠自身的回缩功能塑形调整。后来Lassus在上方蒂包括0.5~1cm厚的腺体组织,成为腺体真皮蒂。之后先后有学者报道了上方蒂、内侧蒂和外侧蒂、下方蒂、中央蒂甚至垂直双蒂(图3-41)。

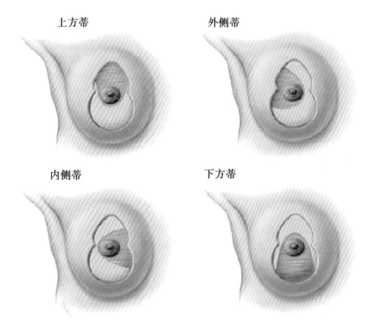

图3-41 垂直切口乳房缩小手术不同的蒂部设计

Lassus和Lejour的方法有所不同。Lassus的术前设计为纵椭圆形,采用上方腺体-真皮蒂,切除蒂下方和底面的腺体组织,不使用脂肪抽吸缩小乳房的体积,不进行乳腺剥离,术中不用缝线将腺体悬吊、固定于胸壁上。Lassus对乳头乳晕移位小于9cm者采用上方蒂,大于9cm者采用外侧蒂。

Lejour采用其著名的穹隆顶式设计方法(mosque-dome design),术中进行脂肪抽吸,缩小乳房体积,在乳房的下极将皮肤与腺体分离,利于皮肤的回缩,塑形后将腺体与胸壁缝合固定(表3-2)。

Lejour对手术方法的改进还包括以下几点:

1. 在切除量较大的乳房患者中,应用较宽的蒂来携带乳头乳晕以保证乳头乳晕的血供和神经支配。

2. 缩小乳晕周围环的长度,不进行周围皮肤的剥离以增加术后乳晕周围瘢痕的质量。

3. 将下部腺体做强有力的固定以保持持久的形状,减少垂直瘢痕的张力。

96

表 3-2 Lassus 和 Lejour 方法的区别

Lassus	Lejour
纵椭圆形设计	穹隆顶式设计
不进行抽吸	抽吸是重要环节
不分离皮瓣	皮瓣与腺体分离
不与胸壁缝合固定	腺体与胸壁缝合固定

4. 不依靠皮肤塑形。

5. 于乳房下部行较宽范围的皮肤的剥离以使垂直切口两侧皮肤较易对合并缩短垂直瘢痕的长度。

6. 通过乳房脂肪抽吸进一步缩小乳房的体积。

垂直切口巨乳缩小手术术后乳房形态良好,瘢痕细小,乳头感觉良好,泌乳功能得以保留,可以适用于轻、中、重度巨乳畸形的矫正,尤其改善了下方蒂倒 T 形手术后随时间延长乳房下部突出畸形(buttom-out),是巨乳缩小手术的一项重要进展。但该方法术后当时乳房位置偏高,乳房下部皮肤皱褶明显,随时间延长逐渐好转,因此手术前教育尤为重要,防止引起不必要的麻烦。

以最常应用的 Lejour 上方蒂和 Hall-Findlay 内上蒂方法介绍如下:

(一) 上方蒂垂直切口乳房缩小术

1. 手术设计 患者取站立位,首先测量乳房的相关径线,包括胸骨切迹到乳头、锁骨中点到乳头、乳头到胸骨中线的距离,以及过乳头胸围和乳房下皱襞胸围。标出胸部正中线、乳房下皱襞以及锁乳线。将乳房用左手托起,以乳房下皱襞在锁乳线的投影为新乳头的位置,对于严重下垂的巨大乳房,在此基础上新乳头的位置再下移 2cm,以新乳头为中心,用 14cm 长的弧线标出新乳晕切口线,类似"穹隆顶"样。穹隆顶圆弧的开口为乳头乳晕真皮腺体蒂的宽度,开口的大小依据乳房增生、下垂的程度而定,乳房增生、下垂越严重,蒂的宽度即圆弧的开口越大。在乳房下皱襞正中下方画一垂线,将乳房向内上推移,标出垂线在乳房的向上延伸线作为外侧线;将乳房向外上推移,标出同意垂线在乳房表面的向上延伸线作为内侧线,将两条延伸线分别与"穹隆顶"开口的两端相连,在锁乳线与乳房下皱襞交点上 2~5cm 定点,经此定点用 U 形曲线连接内侧线和外侧线(图 3-42)。乳房增生越严重,此定点距离乳房下皱襞越大。

以乳头为中心画出直径 4cm 的圆,作为新的乳晕,圆周以外的乳晕作为扩张的乳晕予以祛除。自穹隆顶两端,经乳晕下方 1cm 处用弧线连接,此弧线以上区域作为乳头乳晕移位的蒂部,即上方蒂。

上述标记完成后也就确定了乳房上部去表皮的范围和下部皮肤乳腺切除的范围,但腺体切除的量和部位并不与标记线完全相当。

2. 手术方法

(1) 切口浸润麻醉:患者取半卧位,用加入少许肾上腺素 0.25% 的利多卡因切口部位浸润麻醉。以减少术中出血量,无须输血。

(2) 去表皮:沿标记线切开皮肤,乳头乳晕皮瓣蒂区域用剪刀逐条去除表皮,注意防止表皮遗留,以免日后形成表皮囊肿,继发感染。

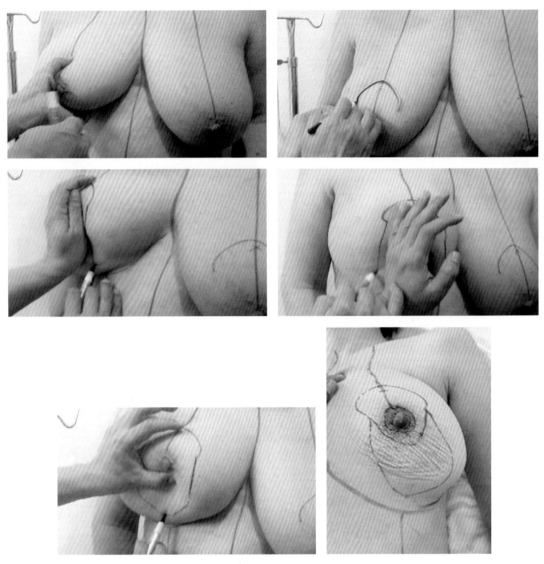

图 3-42　垂直切口上方蒂乳房缩小手术的设计（新乳头定点、穹隆顶设计、内侧垂线、外侧垂线、弧线连接、上方蒂）

（3）楔形切除乳房下极多余部分腺体组织,腺体的切除包括乳头、乳晕下的部分乳腺组织（图 3-43）。形成腺体真皮蒂,蒂部保留 1~3cm 厚的腺体组织。如果发现乳房的切除量不够,我们将腺体的外侧瓣翻转,腺体外侧瓣自底部修薄,进一步切除部分腺体组织。Lejour 采用脂肪抽吸的方法,减少乳房的体积。我们有时采用脂肪抽吸缩小乳房体积的方法。值得注意的是腺体切除是楔形切除,与皮肤切除的形态不一致,腺体只有楔形切除缝合后乳房才能呈锥形。

（4）将乳晕的最上端提起,与新乳晕的最上端缝合。助手用左手示指将乳头乳晕复合体沿锁乳线方向提紧,右手将乳房的外侧瓣向内侧靠拢,可以看到乳房聚拢上提的形态（图 3-44）。

将两侧的乳腺组织瓣底面稍事分离,用 1 号丝线缝合两侧腺体瓣,重塑乳房腺体形态。乳房的形态主要依靠腺体的塑形来完成。腺体塑形后乳房的皮肤缝合后不应存在张力（图 3-45）。

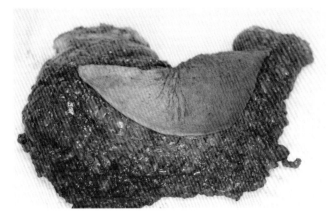

图 3-43 腺体切除

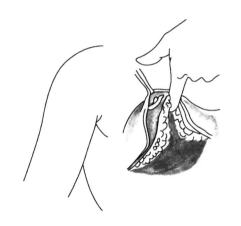

图 3-44 用左手示指将乳头乳晕复合体沿锁乳线方向提紧,右手将乳房的外侧瓣向内侧靠拢

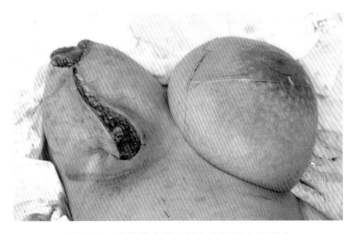

图 3-45 腺体缝合后皮肤仅承担较小的张力

(5)用剪刀剪出乳房下极皮瓣的皮下脂肪,修薄乳房下极皮肤,利于猫耳朵的回缩。

(6)乳房塑形后,分两层缝合皮肤。皮下用 5-0 可吸收缝线,皮肤用 5-0 尼龙线缝合。自下端开始缝合皮下、皮肤。腺体下放置负压引流管。手术完成后有时切口下端看上去好像超过乳房下极,但随着时间延长,乳腺下降,最终不会超过乳房下皱襞。术后当时乳房上部显的过度丰满,切口缝合处有皱褶,不够平整,随着时间的推移,逐步好转,形态趋于美观(图 3-46)。

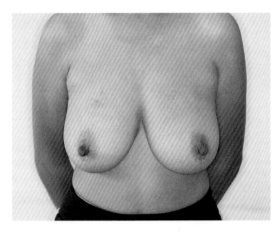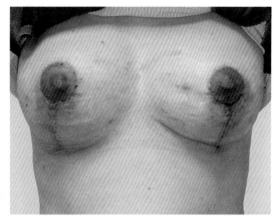

图 3-46　上方蒂垂直切口乳房缩小手术（术前、术后）

　　3. 术后处理　术后局部应用胸带适当加压包扎，帮助止血和避免死腔形成。引流管一般在 48 小时，引流量 24 小时少于 15ml 时拔除。引流管拔出后鼓励患者佩戴有钢丝的胸罩，利于乳房的塑形，并压迫猫耳朵部位。术后适当给予抗生素和镇痛药物。如一侧乳房有剧烈疼痛，多提示有血肿形成，需打开敷料检查，及时排除血肿，必要时再次止血。手术缝线一般在术后 9～10 天拆除，过早全部拆线易致伤口裂开。继续昼夜佩戴支持胸罩 2 个月（图3-47）。

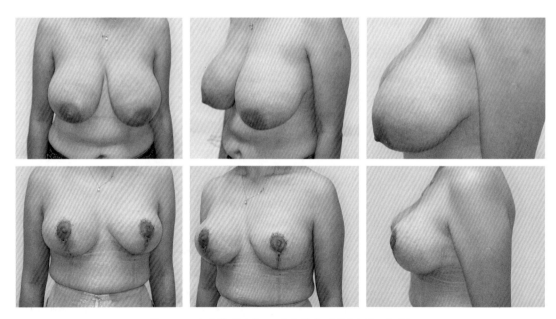

图 3-47　上方蒂垂直切口乳房缩小手术（术前、术后）

（二）保留乳房横膈的内上蒂垂直瘢痕乳房缩小术

　　随着生活水平的提高，肥胖的发生率不断增加，巨乳的发病率有增加的趋势。乳房过于硕大，对日常生活带来诸多不便。传统上巨乳缩小术以倒 T 形手术为代表，虽然手术后形态恢复良好，然而术后遗留明显的手术瘢痕，随着时间的延长易于发生乳房下极突出畸形，不易为年轻女性所接受。Lassuss、Lejour 等采用上方蒂垂直切口乳房缩小的方法，取得了良好的手术效果,但对严重下垂的巨大乳房,上方蒂存在乳头乳晕移动距离过大,蒂部折叠严重,乳头乳晕有坏死的可能。为此,有学者在垂直切口减少乳房瘢痕的同时,探讨乳头乳晕安全的移位方式,Hammond 采用下方蒂,Hall-Findlay 采用内上蒂、Lassus 采用外侧蒂。Hall-Findlay 认为上方蒂技术存在几个主要问题仍然没有解决:①上方蒂的可塑形性较差;②上方蒂过长时,乳头乳晕的移动距离过大,蒂部折叠严重,难以保证乳头乳晕复合体的血供,乳头乳晕有坏死的可能;③该项技术难以用于切除量较大的乳房缩小整形术。因此 Hall-Findlay 改用内侧蒂或外侧蒂,不进行脂肪抽吸、腺体固定和皮肤的剥离。增加了手术的安全性。

另一方面,随着对乳房解剖研究的深入,现在发现在乳房内存在一横形纤维膈,即乳房横膈,横膈内有供应乳头乳晕血供的血管神经走行(图 3-48),止于乳头,并将乳头和乳房分为上下两半。保留横膈中的部分血管可以增加乳头乳晕的安全性,减少坏死的发生概率(图3-49)。因此,保留乳房横膈的垂直切口乳房缩小术应运而生,其中以内上蒂最为常用。在我们的经验中,保留乳房横膈的内上蒂垂直切口乳房缩小术可以应用于包括巨大乳房在内的各种乳房缩小手术。

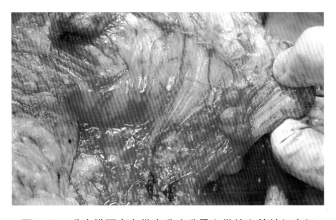

图 3-48　乳房横膈内有供应乳头乳晕血供的血管神经走行

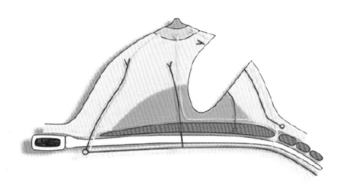

图 3-49　保留皮下浅层血管和乳房横膈的双重血供

1. 手术设计　患者站立位,乳房表面穹隆顶的设计和上方蒂垂直切口缩小手术的设计方法一样,区别在于蒂部的设计。内上蒂的蒂部位于乳房的内上,环绕乳晕周围1cm。蒂部的宽度位于穹隆顶的1/3,和内侧线上方的1/3,蒂部靠上方便于蒂部的移动和乳房的塑形,蒂部过于靠下乳房塑形时对乳头乳晕有牵拉的作用(图3-50)。

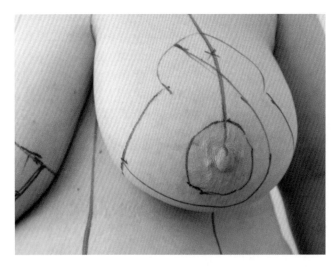

图 3-50 内上方蒂垂直切口缩小手术的设计

2. 手术方法 手术操作与上方蒂的方法类似,保留内上蒂部分的真皮,形成保留皮下浅层血管和乳房横膈的双重血供。乳房皮肤切口线加用 1 : 2 000 000 单位肾上腺素的 0.25% 利多卡因局部浸润麻醉。沿标记线切开皮肤,将乳头乳晕瓣蒂部组织去表皮。沿标记的垂直切口线,向两侧皮下潜行分离,皮瓣保留皮下脂肪组织,在标记的乳腺隔膜下方行新月形切除乳腺下极大部腺体,注意保留乳腺隔膜的神经血管束。乳腺上极腺体的切除则取决于乳头乳晕血管蒂的选择,可行 C 形或反 C 形的蒂周脂肪腺体组织切除,同样需保留乳腺隔膜的神经血管束。残留腺体在乳房下极缝合塑形,塑形方法与上方蒂基本相同。将乳晕的最上端提起,与新乳晕的最上端缝合一针,助手用左手示指将乳头乳晕复合体沿锁乳线方向提紧,右手将乳房的外侧瓣向内侧靠拢,可以看到乳房聚拢上提的形态。将两侧的乳腺组织瓣用 1 号丝线缝合,重塑乳房腺体形态。乳房的形态主要依靠腺体的塑形来完成。放置负压引流管,皮下用可吸收缝线,真皮层用 5-0 尼龙线缝合。

术后处理与上方蒂的方法相同,引流量 24 小时少于 15ml 时拔除引流管,引流管拔出后开始佩戴有钢丝的胸罩,利于乳房的塑形,并压迫猫耳朵部位(图 3-51)。

3. 手术要点 术前设计和术中注意以下事项,便于尽快地掌握该手术方法,缩短学习的曲线,减少不必要的弯路。

(1)穹隆顶样设计有助于新的乳晕呈圆形,圆形设计往往缝合后呈水滴样改变,乳晕下方呈尖形。

(2)穹隆顶的长度应为新乳晕的周长,而不是以 4cm 为直径画圆形后缺了开口,否则缝合后新乳晕变小。

(3)理论上穹隆顶的长度应为新乳晕的周长,由于瘢痕的形成主要由于张力的作用。因此穹隆顶的设计沿着画线的内缘切开,乳晕的切口沿着画线的外缘切开,这样穹隆顶缝合后的周长稍小于新乳晕的周长,乳晕周围不承担张力,有利于减少瘢痕的形成。

(4)巨大乳房站立位时,乳房硕大,类似一重球向下牵拉,皮肤被拉的很紧,切除腺体后,向下的拉力减弱,皮肤回缩,乳头的位置容易偏高。为了防止该情况的发生,设计画线时应用左手将乳房上托,减少重力的牵拉。

(5)巨大乳房缩小时不要按标准的乳头位置操作,应将新乳头乳晕的位置较标准位置

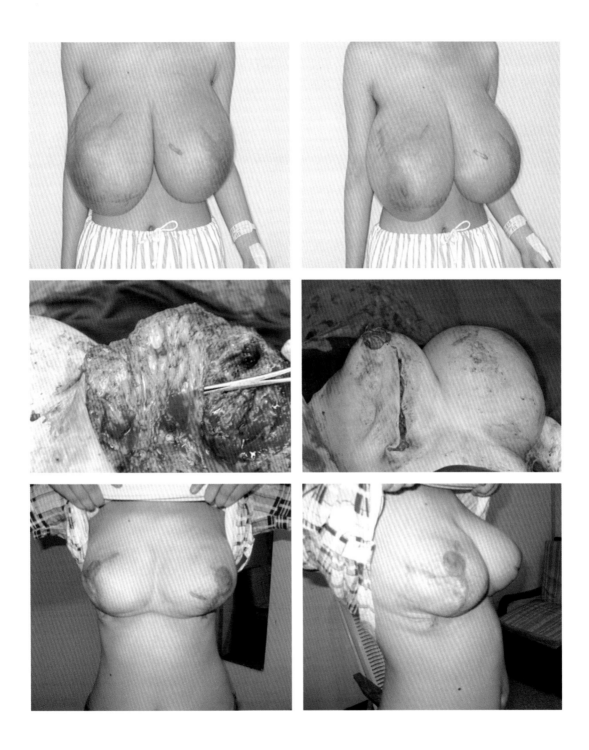

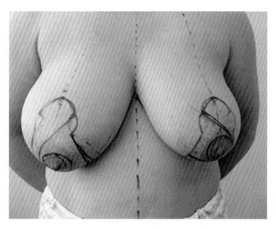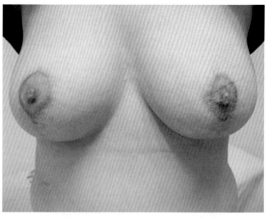

图3-51　上方蒂垂直切口乳房缩小手术(术前、术后)

下降2cm,有助于防止乳头乳晕坏死的发生。

(6) 楔形切除腺体时不要切除过度,使内外两侧腺体瓣过于分离,两者的夹角过大。否则。内外两侧腺体瓣缝合后张力过大,脂肪缺血,容易发生脂肪液化,伤口裂开,需要脂肪液化完成,较长时间才能愈合。

(7) 中轻度的乳房缩小手术,上方蒂或内上蒂都可以,乳头位置移动超过9cm,建议使用内上蒂。

七、乳晕双环形切口乳房缩小术

仅从瘢痕的大小看,单纯乳晕周围切口应是最理想的手术方法,特别对瘢痕明显的东方女性患者有着巨大的诱惑力,许多人曾采用该切口行乳房缩小及乳房悬吊术,但其适应征有一定局限性。1990年Benelli的"Round block"技术拓宽了该项技术的应用,将其用于各种类型的乳房下垂和乳房肥大、筒状乳房畸形、男性乳房发育以及乳房病理性损害的切除,取得了较好的效果,但因未行腺体塑形,缓解乳晕周围切口张力仍依靠荷包缝合技术,术后仍可继发乳晕周围瘢痕变宽,因此未能被广泛接受。Felicio的乳晕周围切口技术虽然病例中一侧乳房最多可以切除1000g的乳腺组织,但其本人仍认为该项技术有其明显的局限性,许多病人往往1年后再次修整才能达到理想的效果。继发下垂也不可避免。

Davidson认为该项技术对乳房的塑形不好,切口闭合后其皮肤的内在张力仍使乳房呈扁平状,由于腺体的重力作用乳晕周围瘢痕通常增宽、增生而变得不规则。Daridsion认为该技术不适合于明显乳房肥大及下垂病人,其乳头上提高度不应超过4~5cm,而且由于腺体切除在乳腺四周,仅保留部分中心腺体营养乳头乳晕,乳头乳晕的血管神经支配受到威胁。

Goes为了减轻乳腺组织对皮肤乳罩的重力作用,防止乳晕周围切口变宽及继发下垂,应用双层皮肤环形荷包缝合技术加混合网片悬吊;但由于添加了网片异物,受到了很多学者的反对,该方法并没有得到广泛推广应用。有作者则保留双环切口之间的真皮组织,形成"真皮帽",利用乳房的真皮组织进行塑形;利用自身的真皮帽组织塑形,由原来的一层皮肤变成双层真皮组织塑形,但没有摆脱用皮肤塑形的缺点,而现代乳房缩小的原则是利用腺体组织进行乳房塑形,皮肤不承担或仅承担较小的张力。

（一）双环形切口乳房缩小术

随着对乳房塑形原则的进一步认识，利用双环形皮肤切口，结合乳房腺体塑形的方法，可以避免传统双环方法术后乳房扁平的缺点，在减少手术瘢痕的同时，提高手术效果。

1. **手术原则** 现代乳房缩小手术的原则是乳房的形态依赖腺体的塑形完成，皮肤不承担或仅承担较小的张力。双环形乳房缩小手术为了克服传统上术后乳房扁平的缺点，保持术后乳房良好的形态，需要将皮肤和腺体分成两个相对独立的部分区别对待。腺体切除塑形以保持乳房术后优美的凸起形态，皮肤祛除多余的皮肤后无张力的覆盖在腺体表面，皮肤过大的张力在荷包缝合后反作用于乳晕周围，压迫在乳房的最高点，导致乳房形态扁平。乳晕周围荷包缝合的目的不是在乳晕周围造成张力，而是将皮肤平整无张力的覆盖在乳房圆锥体的表面。

单纯下垂悬吊的患者，可以通过腺体折叠的方式塑造乳房隆突，乳房腺体增生的患者则为了维持乳房的圆锥凸起，防止扁平乳房的出现，腺体的塑形采用垂直瘢痕乳房缩小手术和倒 T 形手术的塑形原则，切除乳房的下极，依靠上托的力量而不是上提的力量进行乳房塑形。

Benelli 1983 年开始应用乳晕周围荷包缝合的技术，缩窄乳晕的直径；1990 年 Benelli 在荷包缝合的基础上再增加一个荷包缝合，即双圈荷包缝合，称之为"Round block"技术。防止荷包缝线断裂后乳晕周围瘢痕裂开。

因此，双环形切口乳房缩小术的发展趋势是减少乳晕周围皮肤的切除量，最小限度的祛除多余的皮肤，减少乳晕周围的张力，防止乳晕周围瘢痕过宽和乳房扁平形态。腺体的塑形要注意腺体瓣和乳头乳晕的血供。

2. **手术适应证** 双环形切口乳房缩小术的最佳适应证是乳房中轻度肥大，乳房皮肤紧密，弹性较好，估计术后皮肤回缩能力较强的年轻患者。如果皮肤过多，需要去除较多的量，则内外两个环的周径相差太大，荷包缝合后的皮肤皱褶不能完全消失。如果术前估计皮肤祛除量过多，则以垂直切口缩小手术为宜。

另外，和所有的美容手术一样，患者的精神状态要稳定，身体状况能够耐受手术的创伤。

3. **手术步骤**

（1）术前标志：首先患者站立位，标出胸骨中线、锁乳线、和乳房下皱襞，先确定新乳晕的直径，一般为5cm，应比手术结束时荷包缝合的直径大0.5cm，这样手术后新乳晕将会有轻微的凸出。如果两者的距离相等，术后早期乳晕周围将会有轻微的张力，乳头乳晕会变扁平。

于乳房表面确定 ABCD4 点。新的定点方法，除去新乳头乳晕的定位与传统方法一致外，其他各点依据患者乳房增生的情况灵活掌握。

点 A 为新乳晕的上缘，位于乳房下皱襞在乳房前面的投影点上方2cm，但应依个体胸廓的形状而定，约距胸骨切迹 16～20cm，如果两侧不对称，应予以调整以使两侧对称。

Benelli 在定点 A 后，患者平卧位定位其他各点，经验丰富时也可以站立位定点。点 S 是锁乳线与乳房下皱襞的交点。点 B 为新乳晕的下缘，通常距乳房下皱襞约 6～12cm，应以胸廓形状和乳房大小而定。保持 BS 较多的皮肤可以避免术后乳房扁平的形态，同时利于皮肤的自然回缩。

点 C 和 D 为切口线的外侧缘和内侧缘，参考胸骨中线和乳晕的位置定位，减少皮肤切除的量，防止内外环周径相差过大（图 3-52）。

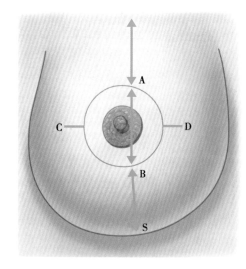

图 3-52 双环形切口乳房缩小术的设计

因重力作用,站立位时,此环可能呈泪滴形,而平卧位时,可能呈圆形。连接上述 4 点后,应检验一下皮肤切除后周围皮肤的张力,如张力太大,应予以调整,以保证手术的安全性和最后的效果。

(2) 手术方法:患者取平卧位或半坐位手术。切口线用加入少许肾上腺素 0.25% 的利多卡因浸润麻醉。首先助手用双手扎紧乳房基底,没有得力助手时也可以用止血带扎紧乳房底部,用剪刀去除双环间标记范围内的表皮。

于去表皮范围的 2～10 点切开真皮,切口线离表皮边缘约 1cm,Benelli 在 10～2 点之间的真皮不切开,我们予以圆形全部切开,否则荷包缝合时该处不容易皱缩。上方皮下分离 2cm 左右,应以保守维持腺体的血供,内侧皮瓣的解剖应均匀一致,内侧缘应保留 1.5cm 以保护供应皮瓣和内侧腺体的穿支血管,下方皮瓣的剥离较薄直至乳房下皱襞(图 3-53)。皮下剥离既要保持腺体的血供,又要足够的范围,利于皮肤的回缩。

在乳房肥大需要腺体切除时,腺体的切除位于乳房下半部,腺体的切除类似上方蒂垂直瘢痕乳房缩小手术,楔形切除乳房下极多余部分腺体组织,腺体的切除包括乳头、乳晕下的部分乳腺组织。形成腺体真皮蒂,蒂部保留 1～3cm 厚的腺体组织。如果发现乳房的切除量不够,将腺体的外侧瓣和内侧瓣翻转,自底部修薄腺体瓣,进一步切除部分腺体组织。将两侧的乳腺组织瓣底面稍事分离,用 1 号丝线缝合腺体,重塑乳房腺体形态(图 3-54)。乳房的形态主要依靠腺体的塑形来完成。腺体塑形后乳房的皮肤缝合后不应存在张力。切除乳房的下极腺体,塑形后类似于乳房上托,较上方缝线牵拉更符合力学原理。

如果是乳房下垂悬吊,则不需要切除腺体,将内侧腺体瓣和外侧腺体瓣交错缝合后(图 3-55),

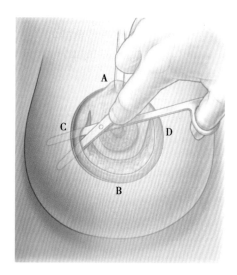

图 3-53 于去表皮范围的 2～10 点切开真皮,分离皮瓣

于乳晕外环的 A 点,离表皮切口约 5mm,切开真皮,将乳晕最高点与外环线 A 点处的真皮缝合,便于塑形的同时较少乳晕最高点的张力(图 3-56)。用丝线在腺体表面进一步折叠缝合塑形。

第一个荷包缝合用不吸收线经外环切口线 A 点处的真皮切口内开始缝合,将来第一个荷包缝合后的线结位于此真皮开口内。进针点位于皮肤下真皮深层,离切口约 5mm,出针点离表皮边缘约 2mm。将荷包缝线收紧,至新乳晕的直径为 4mm。用两把镊子将皮肤的皱褶均匀的沿荷包缝线舒展开(图 3-57)。荷包缝合的针距和进针距离不要过大,否则形成的皮

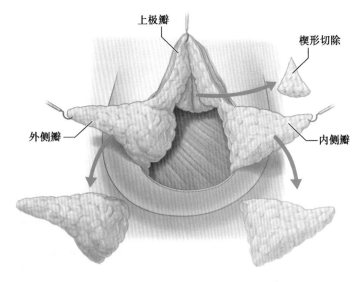

图 3-54　楔形切除乳房下极多余部分腺体组织

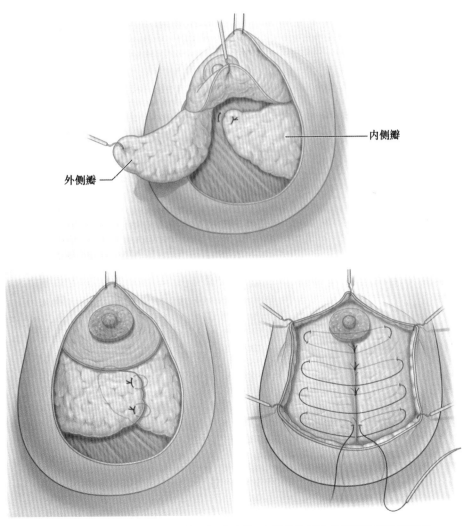

图 3-55　乳房下垂悬吊时,不需要切除腺体,内侧腺体瓣和外侧腺体瓣交错缝合

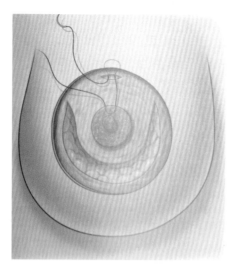

图 3-56　乳晕最高点与外环线 A 点处的真皮缝合

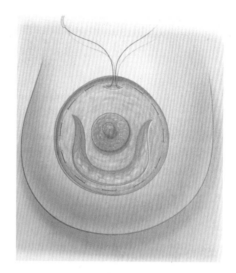

图 3-57　第一个荷包缝合

肤皱褶过大。

　　第二个荷包缝合从 6 点钟处开始缝合,第二个荷包缝线的线结位于 6 点钟处。进针点位于皮肤皱褶的凸起部位(图 3-58),离表皮缘约 3mm,将乳晕边缘皮肤与乳晕的真皮均等份缝合。进一步减轻皮肤的皱褶。第二个荷包缝合类似于汽车轮胎的轮毂,故又称为 Vokeswagen tire 缝合(大众汽车轮胎缝合)。这种缝合的另一个优点是避免了第一个环行荷包缝合后周围可以摸到明显的缝线痕迹的缺点。

　　第二个荷包缝合后检查两侧乳房的形态与对称性,个别情况下乳晕在张力的作用下不圆,可以用直针在张力最大处经乳晕底部 U 形缝合,调整张力的分布。

　　用 5-0 尼龙线缝合皮肤。负压引流管经腋下穿出。用胸带适度加压包扎,术后第 2 ~ 3 天,24 小时引流少于 15ml 后拔除引流管。拔管后穿戴有钢丝的胸罩,便于乳房塑形。

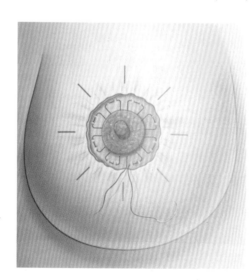

图 3-58　第二个荷包缝合

　　(3)术后处理:术后应用抗生素和止痛剂 10 天。吸烟者应用扩血管药。术后至少 1 个月乳房不能承受过大压力以保证组织的安全愈合。头 2 周适度限制上肢活动,避免向背侧和两侧活动。一个半月后,病人可以恢复自由活动(图 3-59)。

　　(二)双环形切口真皮乳罩技术乳房缩小整形术

　　乳房缩小成形术的目的主要有:满意的乳房突出度、持久的效果、最不明显的瘢痕、最少的并发症和保持乳头、乳晕复合体的成活和原有感觉。乳房缩小成形术虽有多种术式,但尚无一种术式能够完全达到上述要求。孙家明、乔群等在尸体解剖基础上提出了改良的真皮

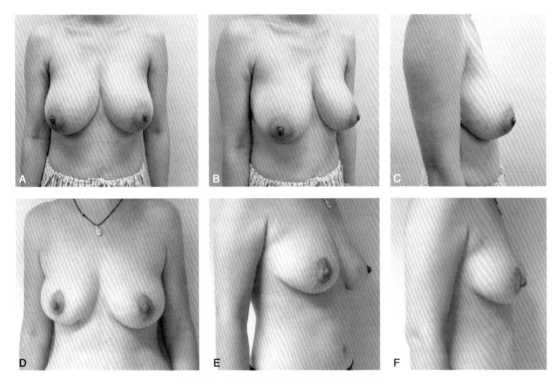

图 3-59　双环形乳房缩小手术前后对比

乳罩技术双环形切口乳房缩小成形术,取得了较好的效果。

1. 术前标记　于站立位沿锁骨中点向下经乳头延伸至乳房下皱襞为乳房径线即锁乳线,自胸骨外侧缘第 4 肋间开始弧形向外经原乳头中点(O)至腋前线与第 4 肋间相交处为乳房纬线,亦即第 4 肋间神经外侧皮支和前皮支的体表投影。于乳房下皱襞中点在乳房前面锁乳线上的投影点上 2cm 定点 A 为新乳晕的上缘。此点距锁骨中点的距离约为 18 ~ 22cm。在两侧乳房下皱襞位置不对称时应使两侧锁骨中点距 A 点的距离相等。于乳房下皱襞中点沿锁乳线向上 5 ~ 7cm 为 D 点。自胸骨中线沿乳房纬线向外 9cm 为 C 点。测量OC 的距离,继续沿乳房纬线向外定出 B 点,使 OB = OC-2cm,目的是减少最后缝合时乳晕外侧缘切口的张力。弧形连接 ABCD,或为圆形或为椭圆形。张开乳晕,以 O 点为圆心,画直径为 4cm 的圆为新乳晕的大小(图 3-60)。

2. 手术步骤　于乳房皮下注射 0.06% 的利多卡因肾上腺素(1 : 400 000)混合溶液,以减少术中出血和有利于剥离平面的完整。去除新乳晕外缘与 ABDC 连线间的表皮(图 3-61)。

沿真皮外缘切开至乳腺包膜,沿此平面向内、上、外 3 个方向剥离至腺体边缘。于乳腺上部设计 W 形腺体切除范围。外侧最低点不应超过乳头水平。如为巨大乳房可增加内侧乳腺组织切除的量。亚甲蓝(美蓝)标记后,垂直于胸壁切除标记范围的腺体,注意保留腺体后疏松结缔组织。剩余乳腺组织自内向外形成 A、B、C 三个乳腺组织瓣与基底相连。A 瓣位置不动,将 B、C 两瓣向内上方旋转,塑形腺体使乳房呈圆锥形。

剥离乳房下极皮肤至乳房下皱襞。将真皮边缘向外围牵拉,固定于胸肌筋膜上。调整乳头乳晕的位置,使其位于第 4 肋间距胸骨中线约 9 ~ 11cm 处,距胸骨上缘 15 ~ 17cm。

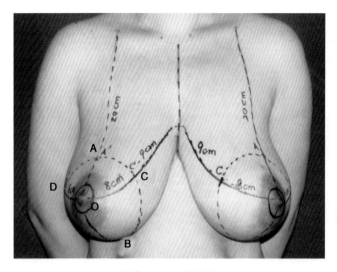

图 3-60　术前设计

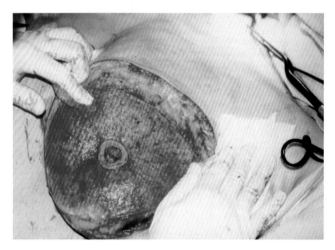

图 3-61　真皮帽形成

　　向乳头方向牵拉各个方向的皮瓣,使其到达乳晕边缘的张力大致相等,标出多余皮肤的范围切除之。生理盐水冲洗创腔,3-0 单丝尼龙线荷包缝合外环、收紧(图 3-62),使与新乳晕的大小相当。分皮下、皮肤两层缝合切口。

　　(三)　术后并发症

　　1. **血肿**　血肿主要是由于术中止血不确切。在应用含肾上腺素的盐水对乳房皮下注射后,术中术野出血少,有利于操作。但术后部分因为肾上腺素闭塞的小血管容易反弹性开放,导致血肿的发生。应在关闭切口前进行彻底止血。另外,应该在乳腺包膜外层次分离乳房瓣和乳腺,分离层次的不均容易伤及较粗血管,引起术后出血。术后放置引流,包扎时应该达到一定压力,起到压迫止血的作用。

　　2. **切口愈合不良**　主要表现为拆线后切口即刻裂开,或拆线后短期内切口瘢痕破溃裂开。主要原因为荷包缝线过浅,荷包收拢程度不够,导致乳晕边缘和周围皮肤缝合张力较大,或缝合乳晕与周边皮肤时遗留了死腔。保留皮肤量充足。对于较小的切口愈合不良,可换药后自行愈合,对于宽度大于 0.3cm 的裂口伤口充分准备后再次缝合。

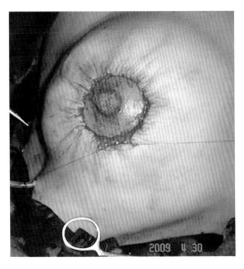

图 3-62　收拢荷包

3. 乳晕不圆　出现乳晕不圆的主要原因是术前设计错误，或收拢荷包时未调节各个方向上张力使之均等。术前设计时应在各个方向上留够皮肤，收拢荷包时对各个方向上的松紧程度进行检查。必要时 U 形皮下缝合加以纠正。

4. 乳头乳晕感觉减退或消失　主要表现为乳头乳晕对触觉、压觉不敏感。可能是术中牵拉神经，或神经受损导致。大部分患者在术后 1 年内能恢复乳头乳晕的感觉。为了避免神经损伤，在巨型乳房、要求切除较多的乳腺组织时，外侧腺体的切除也不宜超过左乳 4 点钟和右乳 8 点钟的位置，可增加乳房内侧切除范围，使保留的腺体大部分位于下外侧。而最大限度地保护了第 4 肋间神经的外侧皮支。

5. 瘢痕增生和乳晕过大　少数患者术后一年内出现明显的瘢痕增生，在张力的牵拉下部分患者伴有乳晕增大（图 3-63），扩张的乳晕与乳房不成比例。主要原因包括：①荷包缝合线断裂，或感染去除；②腺体固定不牢、真皮帽不足；③保留皮肤量不够；④荷包缝合线打结不紧、过浅外露人为去除、切割真皮失去作用、缝线过细活动断裂；⑤应用可吸收缝线维持时间过短。乳晕增大伴瘢痕增生的患者，多由于荷包缝合线断裂，导致乳房皮肤回缩张力牵拉乳晕所致，这种患者应切除瘢痕后，再次行荷包缝合收拢皮肤。

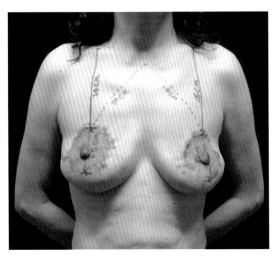
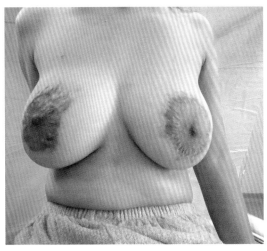

图 3-63　切口瘢痕增生和乳晕扩大

6. 乳房扁平，形态不良　部分患者术后出现乳房扁平，缺乏乳房的圆锥形凸起，类似大饼样畸形，或继发下垂，乳房下级膨出。原因为皮肤去除过多，强行荷包缝合后再乳晕周围形成较大的张力，在反作用力的牵拉下类似在乳房的最高点进行压迫。

7. 乳头坏死（图 3-64）　较为少见，多由于乳头的血供受破坏所致，遵循手术设计原则，保持良好的血供多可以避免。

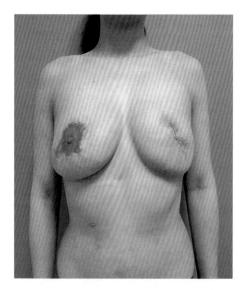

图 3-64 双环形乳房缩小后左侧乳头坏死

八、倒 T 形乳房缩小术

（一）上方垂直单蒂瓣法

1967 年巴西里约热内卢的皮坦基（Pitanguy）提出了上方垂直单蒂瓣巨乳缩小术。该方法适合于中等程度以下的巨乳缩小，对乳腺切除量巨大，或伴有重度下垂的患者，以选用垂直双蒂瓣或下方垂直单蒂瓣为宜。皮坦基的方法具有很多优点，它维持了保留腺体皮肤部分的连续性，蒂部无严重扭曲、牵拉，术后乳房的形态美好，效果持久，保留了乳头乳晕的感觉和泌乳功能，避免了皮肤广泛分离的缺点。皮坦基认为其手术方法简单、操作容易，但大多数整形外科医师不同意此观点，认为他的方法过于灵活，不易为初学者掌握。

1. 手术设计 皮坦基不主张术前就把缩小后新乳房的形状和大小确定好，手术中按预定的画线严格执行。他主张术前仅有个大概的规划，手术中视具体情况进行处理。其著名的格言是"Cut as it goes"。

（1）患者平卧，标画出乳房下皱襞。

（2）用左手示指自乳房下皱襞的中点 F 点，将巨乳的后面向上推顶，示指在乳房的体表投影为 A 点，为新乳头的大致位置（图 3-65）。初学者也可参照测量的方法，初步确定新乳头的位置。

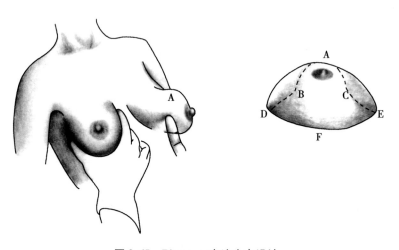

图 3-65 Pitanguy 方法定点设计

（3）用右手的示指和拇指捏紧巨乳的下半部，相互靠拢，以缝合后无过大张力为度，两指间所在处为 B 点和 C 点。B 点和 C 点的位置必须低于巨乳的乳晕下缘 2cm，AB、AC 的长度为 6～7cm。

（4）在乳房下皱襞的两端分别定为 D 点和 E 点，连接 ABDFEC。

2. 手术操作

（1）助手用双手将乳房的基底握紧,用乳晕模以乳头为中心标画出乳晕的直径大小。然后按新乳晕的大小切开表皮达真皮层,然后将乳晕周围以外 ABC 画线以内的表皮去除。去表皮的范围必须低于乳晕下 1~2cm。为了减少出血,切开皮肤时,可在乳房基底应用乳房止血夹托,也可用橡皮管环绕巨乳基底,用止血钳夹紧,便于手术操作。

（2）放松止血带,切除部分增生的腺体组织。腺体的切除包括两个部分:①是巨乳的下极,BCDE 部分的皮肤、皮下组织和腺体;②是乳晕下的部分腺体。

（3）用薇乔可吸收缝线缝合 B、C 和 F 点,缝合时下垂的乳头乳晕自然上方移动。

（4）修整多余的皮肤,分皮下和皮肤两层,首先将乳晕下方的垂直切口缝合,然后将乳房下皱襞的水平切口缝合,形成倒 T 形。如放置引流管,将引流管经切口外侧引出。

（5）在新形成乳房的顶部,按乳晕模型切除该处皮肤,将乳晕周围与周围皮肤用尼龙线缝合（图 3-66）。

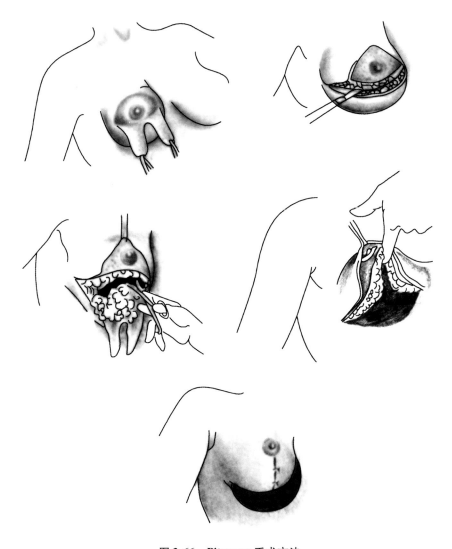

图 3-66 Pitanguy 手术方法

3. 术后处理 术后局部应用胸带适当加压包扎,帮助止血和避免死腔形成。引流管一般在48小时,引流量少于10ml时拔除。术后给予抗生素和镇痛药物。如一侧乳房有剧烈疼痛,多提示有血肿形成,需打开敷料检查,及时排除血肿,必要时再次止血。手术缝线一般在术后9~10天拆除,过早全部拆线易致伤口裂开。

(二)下方垂直蒂瓣巨乳缩小术(inferior pyramidal pedicle technique)

鲁宾斯(Robbins,1977)将垂直双蒂瓣的上方蒂切断,以下方真皮腺体瓣为蒂进行巨乳缩小术。Georgiade(1979)将下方蒂改为真皮—腺体锥体组织蒂。下方蒂巨乳缩小术适用范围广泛,可用于从轻度到严重增生,重度下垂的患者。该方法保持了乳头乳晕的良好的血液供应,蒂的移动范围大,保持了乳头的感觉,缺点是形成的新乳房易呈方形,而且随着时间延长,乳房下易于膨出(bottom-out deformity)。

1. 手术设计 与垂直双蒂瓣相同蒂的宽度为6~8cm,大于乳晕的直径,蒂部的两垂直线超过乳晕上方2cm,弧形相交,其他设计与垂直双蒂瓣相同(图3-67)。

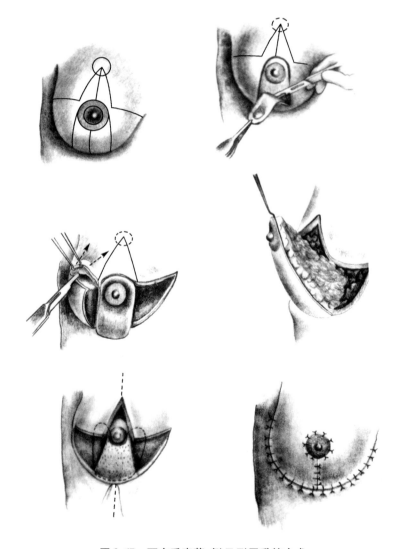

图3-67 下方垂直蒂:倒T形巨乳缩小术

2. 手术操作

（1）助手用双手将乳房的基底握紧,用乳晕模以乳头为中心标画出乳晕的直径大小。然后按新乳晕的大小切开表皮达真皮层,然后将乳晕周围以外蒂部表面的表皮去除。为了减少出血,切开皮肤时,可在乳房基底应用乳房止血夹托,也可用橡皮管环绕巨乳基底,用止血钳夹紧。

（2）切除部分增生的腺体组织。腺体的切除包括两个部分:①是蒂部两侧三角形的皮肤、皮下组织和腺体,以及蒂部与乳晕边缘之间的腺体组织。②是两翼瓣下的腺体组织,将两翼瓣修薄有助于术后乳房的锥形塑形。值得注意的是蒂部基底要有足够厚度的腺体组织,保持乳头乳晕的血液供应。

（3）用薇乔可吸收缝线缝合 B、C 和 F 点,缝合时下垂的乳头乳晕自然上方移动。

（4）修整多余的皮肤,分皮下和皮肤两层,首先将乳晕下方的垂直切口缝合,然后将乳房下皱襞的水平切口缝合,形成倒 T 形。放置引流管,将引流管经切口外侧引出。

（5）在新形成乳房的顶部,按乳晕模型切除该处皮肤,将乳晕周围与周围皮肤用尼龙线缝合。

九、其他手术方法

L 形或 J 形乳房缩小术

1971 年,Meyer 首先提出应用 L 形切口技术行乳房缩小术,后又有 Kesselring 等学者相继报告并予以改良。1974 年 Regnault 的 B 技术成为该类手术的经典(图 3-68)。在该术式中他应用了较宽的上方真皮腺体组织蒂,不进行皮肤与腺体、腺体与胸壁之间的剥离。这虽

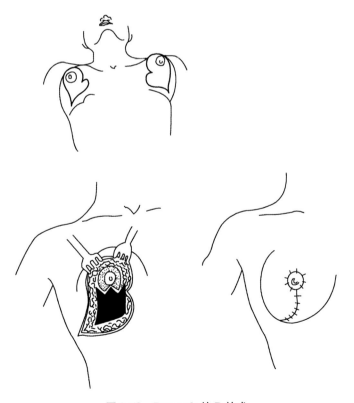

图 3-68　Regnault 的 B 技术

然保证了皮瓣及乳头乳晕的血供,但随着时间的延长不可避免会出现假性下垂,乳房的突出度往往不足,乳房外形略显扁平,最大优点是在乳房下皱襞处使用较短的弧形瘢痕,减少了倒 T 形手术的瘢痕。腺体切除应避免位于下外侧,保证第 4 肋间神经外侧皮支不受损伤。

十、乳头乳晕游离移植乳房缩小术

笔者从未进行过游离乳头乳晕复合体移植乳房缩小技术。精心保护乳房内部横膈和乳房相关的血管网,几乎所有的病人都可以进行乳头乳晕的带蒂移位,不需要游离移植这种操作。事实上乳头乳晕复合体游离移植在今天更多的是作为一种补救措施使用。如果术中发现乳头乳晕复合体缺血或淤血,拆除乳晕周围缝线,解除皮肤缝合时造成的张力,简单拉拢缝合后用盐水纱布覆盖伤口,观察一个小时左右。待局部麻醉剂中血管收缩药物作用消失后,如果乳头乳晕复合体仍存在血供障碍,则具有游离移植的适应证。值得注意的是此时采用游离移植的方式,手术成功的首要前提是保证移植床的血供良好,仅仅把乳头乳晕切下来再原位缝合上去,手术并不能取得成功。应该调整手术方式,将塑形好的腺体瓣重新打开,腺体瓣远端血供不良的部分切除,折叠到内部,血供良好的近端位于乳晕表面作为乳头乳晕游离移植的受区(图 3-69)。

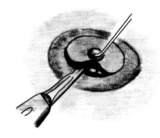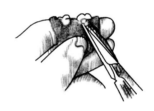

图 3-69　乳头乳晕游离移植

十一、小结

1. 巨乳缩小手术的变迁是以减少皮肤手术切口遗留的瘢痕为方向演化而来,从倒 T 形发展为垂直瘢痕或乳晕周围双环行切口,垂直瘢痕巨乳缩小术(vertical reduction mammoplasty)有取代经典倒 T 形手术之势。

2. 皮肤剥离范围适可而止,尽量不作大范围皮瓣剥离。

3. 腺体真皮蒂优于真皮蒂。

4. 腺体真皮蒂可以位于任何方向,可以是上方蒂、下方蒂、外侧蒂或内侧蒂,其中以上方蒂较为常用,效果良好。

5. 乳房的塑形依赖腺体的塑形,皮肤不承担或仅承担较小张力。

（亓发芝）

第六节　乳 房 下 垂

正常乳房位于第 2～6 肋间,乳头位于第 4 肋骨表面,成熟、丰满乳房的乳头可以位于第 5 肋间。随着年龄或其他原因的影响,乳房逐渐松垂,两侧乳房失去在胸壁前凸而耸立的形态,影响体态的完美,并因下垂的乳房向下牵坠,造成生活、工作的不便与精神上的痛苦。

乳房下垂的原因有:①哺乳或绝经后激素水平下降引起的腺体萎缩,腺体、脂肪以及支持组织均明显退化,皮肤相对过度,乳房表现为囊状下垂。②体重急剧增加后急剧减少,多见于减肥过度者,乳房内脂肪组织减少,皮肤和皮下组织松垂。③巨乳患者大多同时伴有乳房下垂。

一、乳房下垂的分度

1976 年 Regnault 根据乳头与乳房下皱襞的关系分为假性下垂和 3 种真性下垂(图 3-70)。

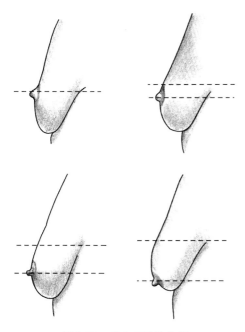

1. 假性下垂(pseudoptosis)　乳头位于乳房下皱襞水平或皱襞上方,乳房皮肤松垂,呈袋状下垂。假性下垂常见于哺乳后腺体轻度萎缩或体重急剧下降后。

2. Ⅰ度下垂　乳头低于乳房下皱襞 1cm 内,高于乳房体最低点。

3. Ⅱ度下垂　乳头低于乳房下皱襞 3cm 内,高于乳房体最低点。

4. Ⅲ度下垂　乳头下垂超过乳房下皱襞下 3cm,或位于乳房体最低点。

二、乳房下垂的治疗

术前应首先判明腺体是否需要同时切除,乳房增生伴有的下垂通过各种巨乳缩小手术的同时得以纠正。不需要腺体切除者,巨乳缩小手术仅切除皮肤或表皮,将腺体缝合固定,可以矫正乳房下垂畸形。

图 3-70　乳房下垂的分类

乳房固定术(mastopexy)以双环形切口、垂直瘢痕缩小术和 Pitanguy 上蒂瓣倒 T 形缩小术较为常用。

(亓发芝)

参 考 文 献

1. Rod JR,Jeffrey MK,William PA. Preventing capsular contracture in breast augmentation:in search of the holy grail. Plast Reconstr Surg,1999,103(6):1759-1760.

2. Thomas MB. Augmentation mammaplasty:a comparative analysis. Plast Reconstr Surg, 1999, 103(6): 1761-1762.

3. Hilton B,Rachelle S. Prevention of capsular contracture. Plast Reconstr Surg,1999,103(6):1766-1774.

4. Hammond DC,Hidalgo D,Slavin S,et al. Revising the unsatisfactory breast augmentation. Plast Reconstr Surg, 1999,104:277-283.

5. Brody GS. On the safety of breast implants. Plast Reconstr Surg,1997,100:1314-1321.

6. Brink RR. Evaluating breast parenchymal maldistribution with regard to mastopexy and augmentation mammaplasty. Plast Reconstr Surg,1990,86:715-721.

7. 亓发芝,徐剑炜,张远辉,等. 经腋窝横切口的隆乳术. 实用烧伤、整复外科杂志,1992,4:7-9.

8. Lassus C. Update on vertical mammaplasty. Plast Reconstr Surg,1999,104:2289-2304.

9. Lejour M. Vertical mammaplasty：early complications after 250 personal consecutive cases. Plast Reconstr Surg,1999,104:764-781.

10. Hammond DC. Short scar periareolar inferior pedicle reduction（SPAIR）mammaplasty. Plast Reconstr Surg,1999,103:890-902.

第四章

乳房恶性疾病

第一节　乳腺癌诊断和治疗进展

乳腺癌是严重影响妇女健康的主要癌症,在西方国家,已经占到女性恶性肿瘤的第一位。据统计,美国乳腺癌发病率高达12%,近10年来基本保持在这一水平,而死亡率出现缓慢下降。这主要得益于乳腺癌的早期诊断和有效治疗。亚洲总体上仍属于乳腺癌发病率较低的地区。但在相对发达的国家如日本和韩国乳腺癌的发病率相对较高,高达51/10万。中国乳腺癌总体上发病率较西方国家低,但发病率在逐年上升,且存在地区差别,城市高于农村,经济发达地区高于经济落后地区,东南沿海发病率高,而西南和西北地区发病率低。北京、上海、广州、深圳大城市发病率最高,达60/10万~70/10万。乳腺癌的死亡率在国内并未出现下降态势。其主要原因是早期诊断不足,治疗方法相对滞后。但在相对发达城市,乳腺癌的5年总生存已接近西方发达国家水平。因此提高乳腺癌的总生存率应当从早期诊断和规范化、个体化和精准化治疗的方向去努力。

一、早期诊断技术的进展

(一)乳腺癌筛查

在乳腺癌的病因尚未完全明了的情况下,降低死亡率的最好办法是早期发现、早期治疗。乳腺癌的筛查被认为是早期诊断的有效手段。其主要的方法是对超过40岁以上的妇女每1~2年进行乳腺X线检查。新型数字化的乳腺X线机分辨率更高,配合三维立体定向活检穿刺装置,可检出50%以上的<1cm的癌肿,比有经验的医生早两年发现早期癌,特别对于50~69岁年龄段普查更有价值。此外定期由有经验的乳腺专科医生进行体检和采取无创的彩超检查也是提高早期诊断率的有效手段。

(二)临床检查

对有临床症状的乳腺疾病患者除了体检外,可采取的辅助检查手段有多种,可以根据临床需要进行选择。

1. 超声检查　高频二维超声与彩色多普勒联合应用有助于乳房肿块的鉴别诊断。用高频二维超声探头直接检查乳房,发现肿块,观察大小、边界、内部回声,然后观察彩色多普勒血流动力学,记录血流速度、阻力指数及最大血流峰速。当图像显示:①肿块边界不规则;②无包膜;③内部回声不均匀;④后方回音衰减,四项中任何三项加上峰速>25cm/s,新生血管阻力指数RI>0.65,则提示恶性肿瘤可能。目前超声诊断仪器和技术又有新的发展,如超声造影、三维立体超声、弹性超声等,使诊断率进一步提高。

B超检查无损伤、简便易行、可重复性强,是临床辅助诊断的首选。

2. 乳房X线检查 这是除了乳房超声检查之外的第二项临床常用检查方法。数字化的乳房摄片机对乳腺组织的分辨率有很大提高,尤其是对乳房钙化性病灶更加敏感。检查时通常采取两种体位,一种是CC位,即头脚位,一种是MLO位,即内外斜位,要求乳房夹板有一定压力,病人保持固定姿势,以便拍出高质量图片,减少误诊率。对乳腺肿瘤的诊断准确率除了仪器和阅片经验的影像之外,乳房组织密度对诊断的影像较大,对致密性乳腺的诊断准确率下降。该项检查有一定的放射线影响,建议一年内选择一次。但如有临床诊疗需求检查频率也可相应提高。

3. 乳房专用伽马成像 乳房专用伽马成像(breast specific gamma image,BSGI)是一种新型的分子影像诊断技术,与传统的影像学检查技术如超声、乳房X线片、磁共振等从图像分析病灶的性质不同,其原理是先于体内注射^{99m}Tc-sestamibi,它是一种带有正电荷的脂溶性化合物,进入体内后90%可经被动弥散进入细胞内的线粒体,在体内衰变时可释放出伽马射线,然后通过特殊的伽马相机进行乳房拍摄,捕捉伽马信号强度。体外实验证明,恶性肿瘤细胞由于代谢活跃,线粒体比较丰富,且对^{99}Tc的摄取比正常细胞高50%以上,因此在图像上可以表现出信号浓聚现象,借此与良性病灶进行鉴别,因此该项检查能够弥补其他影像学检查的不足。如果联合BSGI、钼靶、彩超三项检查,对乳腺癌的诊断敏感度可达97%,诊断准确率可达90%,阴性预测值达95%。

4. 乳房磁共振检查 采用乳房专用线圈可以对乳房进行磁共振检查。该项检查的优点是能够发现较为微小的病灶,敏感性比较高,通过增强扫描和多系列扫描可以提高对乳腺病灶的诊断准确率。但由于其敏感性过高,因此乳腺癌假阳性报告率比较高。目前在临床诊断方面主要用于评价乳腺X线和B超检查不能确诊病灶,发现隐匿性乳腺癌,对不能接受乳房X线摄片检查者进行病灶评价,如假体植入者及对射线恐惧者。由于其价格较高、预约和检查时间较长、体内有金属植入物者列入禁忌等原因,其临床应用受到一些限制。

5. 纤维乳管镜检查 对有乳头溢液的患者除了采集溢液进行涂片细胞学检查外,纤维乳管镜检查对乳头溢液的鉴别诊断具有一定的价值。将纤维乳管镜插入溢液的乳管,经监视器观测乳管的病变,如乳管内新生物、管腔狭窄、积血或管壁周围炎症等。对是否需要手术干预提供参考。

（三）病理学检查

对临床可疑病灶进行穿刺获取细胞或组织进行病理检查是获得确定诊断的依据。目前多数医师均主张术前获得穿刺病理诊断结果,以便制订更为精准的治疗方案。穿刺标本有两种,一种是细针穿刺,获得的标本可以进行细胞学检查,但由于细胞量有限,其诊断准确率相对较低。另一种为空芯针穿刺,获得的标本为组织标本,由于组织量较大,其诊断准确率较高。对临床扪到的肿块可以直接进行穿刺,对临床上不能扪及的肿块可以在B超定位下进行穿刺,可以提高准确性。研究表明,空芯针穿刺标本的病理诊断结果与肿瘤切除后标本的结果符合率较高,可以达90%以上。此外对于临床上B超和体检都未发现的而钼靶摄片有多发性簇状钙化的病灶可以利用三维立体定位空芯针活检系统进行穿刺(stereotactic core needle biopsy)。该诊断技术已成为欧美国家乳腺癌早期诊断的基本技术之一,利用该技术可以发现40%~50%的原位癌。目前在我国部分医疗单位也已开展此项工作。

二、外科治疗进展

自 1894 年 Halsted 首创乳腺癌根治术以后 100 余年里,乳腺癌外科治疗经历了根治术、扩大根治术、改良根治术和保留乳房手术四个主要历程。而在腋窝淋巴结的处理方面,以前哨淋巴结活检代替腋窝淋巴结清扫也成为腋窝阴性患者的标准手术。手术方式的变迁与手术治疗效果及人们对肿瘤生物学特征的不断认识密切有关。1970 年代起,Fisher 提出,乳腺癌一开始就是全身性疾病,从 1 个单细胞至临床扪到 1cm 肿块,平均隐匿 12 年,给转移提供了足够的时间,临床可作出诊断时约有 15% 已发生血行转移。转移不都是按解剖模式由淋巴道向血道转移,腋淋巴结具有重要的生物学免疫作用,但不是癌细胞滤过的有效屏障,并无完全防御能力,血道扩散对疾病的转归更具有重要意义。清扫腋淋巴结的目的在于疾病分期、判断预后、指导辅助治疗,它不能提高腋淋巴结阴性患者的生存率。经典的 Halsted 理论受到前所未有的挑战。另一方面,普查、抗癌宣传、钼靶、B 超广泛应用,提高了早期乳腺癌检出率,辅助化疗、内分泌治疗在部分病人获得肯定的疗效。病人的观念也在改变,对生存质量的要求提高。综合各方面因素,乳腺癌手术的切除范围趋向缩小,目前各种手术方式并存,强调肿瘤治疗和美容效果兼顾的个体化模式。根据不同临床分期,乳腺癌分为可手术和不可手术两类,前者包括 0 期、Ⅰ期、Ⅱ期和ⅢA(T3N1M0)期,对ⅢB 和ⅢC 期经新辅助化疗(术前化疗)降期后仍可手术。Ⅳ期患者一般不主张手术。

(一)原位癌(0 期)外科治疗

原位癌包括导管原位癌(DCIS)和小叶原位癌(LCIS),是指肿瘤仅局限于乳腺导管或小叶内,未向周围组织浸润,病变呈隐匿性,临床上可长时间没有任何表现。随着乳房 X 线摄片检查的普遍开展,检出率逐渐增高。在 X 线片上 DCIS 可以表现为簇状钙化,沿导管走向分布。对 DCIS 的治疗目前仍以手术治疗为主。常采用的手术方式为局部切除和单纯乳房切除。局部切除术应保证所有钙化灶都被切除,并保证切缘阴性。按照 NCCN 指南的建议,DCIS 切缘与肿瘤的距离 1~10mm 都是合理的,但距离越大,复发的风险越小。2016 年综合 meta 分析结果,JCO 发表文章将 DCIS 手术切缘定为 2mm,被广泛认同。选择局部切除者通常术后需要进行放射治疗,以减少局部复发。DCIS 腋淋巴结转移率极低,可不必进行腋窝手术。但对病灶较大或组织较高者,可考虑行腋窝前哨淋巴结活检,阴性者不必进一步手术,阳性者可行腋窝淋巴结清扫。对 LCIS 是否手术目前仍有争论。有研究认为,LCIS 将有 17%~23%会进展为浸润性癌或 DCIS,因此建议手术。

(二)Ⅰ、Ⅱ期和ⅢA(T3N1M0)乳腺癌的治疗

这部分乳腺癌属于可手术类型。自 20 世纪 80 年代以来,国外已很少应用乳腺癌根治术,而选用改良根治术和保乳手术。改良根治术是指乳房切除加上腋窝的处理,而保留胸肌,分两种术式,一种是保留胸大肌和胸小肌的术式,又称为 Auchincloss 术式,另一种为保留胸大肌而切除胸小肌的术式,又称为 Patey 术式,该术式便于进行胸小肌内侧的淋巴结清扫,使腋窝淋巴结清扫更为彻底。与经典的 Halsted 乳腺癌根治术相比,由于保留了胸肌,手术创伤更小,外形更为美观,而局部复发率和长期生存率未有差别。但由于丧失了乳房,造成形体的破坏,对生活质量和心理都有较大的不良影响。70 年代后期,欧美国家先后开展了前瞻性随机对照临床研究,比较保留乳房手术和乳房切除术的优劣。所谓保留乳房的乳腺癌手术,是采取乳房肿瘤局部切除和腋窝淋巴结清扫,而将无肿瘤的大部分乳房予以保留。具有代表性的是美国 NSABP B06 研究和意大利的 Milan 研究。经过长期随访显示与乳房切

除手术相比,如果加做术后放疗,两种术式在局部复发率和总生存方面无差异。保乳手术适合大部分乳腺癌病人。目前欧美国家的保乳手术率在60%～70%,而国内的保乳率不足20%,有明显差距。其主要原因在于两方面,一是对局部复发的担忧,二是技术方面未能掌握。因此提高保乳率仍然任重而道远。保乳手术是大部分Ⅰ、Ⅱ期乳腺癌合适的手术方式,对于ⅢA期患者可以先做新辅助化疗,降期后也可行保乳手术。保乳手术要遵循病人自愿的原则,由于术后要加做放射治疗,因此应具备放疗的设备和技术,否则以改良根治术为宜。

（三）Ⅲ期乳腺癌外科治疗

Ⅲ期乳腺癌又称局部进展期乳腺癌。ⅢA期(T3N1M0)可以选择改良根治术,如果有保乳愿望可以新辅助化疗,待肿瘤降期后行保乳手术。如新辅助化疗无效,应积极进行改良根治手术,以免错过手术时间。对ⅢB和ⅢC期,由于肿瘤不能做到手术无残留,由此不能直接进行手术,二是应当新辅助化疗,待肿瘤降期后再手术,一般以改良根治术为妥,如达到保乳要求也可行保乳手术。术后应根据病理情况积极采取综合治疗手段,包括化疗、放疗、内分泌治疗和靶向治疗等,以提高生存率,减少复发和转移。

炎性乳腺癌是一类特殊类型乳腺癌,除了乳房有肿块以外,皮肤出现红肿及橘皮样变,范围超过乳房的1/3。由于恶性度高,病情进展迅速,预后较差,以往定为手术禁忌,属于不可手术状态。对此类患者可以进行新辅助化疗,待病灶缩小,满足切除后无肿瘤残留的条件后行手术治疗。手术方式以改良根治术为主。术后辅以其他综合治疗手段以减少复发,提高生存。

（四）Ⅳ期乳腺癌

无论原发病灶情况如何,乳腺癌一旦发生远处转移,即定为Ⅳ期,属于不可手术的情况。一般应行病灶空芯针穿刺以获得病理诊断,包括病理类型和分子分型,然后选择合适的治疗方法,包括化疗、放疗、内分泌治疗、靶向治疗等以缓解病情。Ⅳ期乳腺癌是不可治愈乳腺癌,治疗的目的是延长生存期、减轻临床症状、提高生活质量。针对Ⅳ期乳腺癌是否有必要手术目前仍有争论,MF07-01研究是一项来自土耳其的针对初治Ⅳ期乳腺癌患者的随机对照研究,结果显示,在先手术后续系统治疗组5年OS为41.6%,无手术仅系统治疗组为24.4%($P=0.005$),分层分析发现ER阳性、HER-2阴性、年龄<55岁以及单一骨转移者,先手术后续系统治疗组比系统治疗组具有生存优势,有多发肺或肝转移者,两组差异无统计学意义。TBCRC 013研究是来自美国乳腺癌转移研究协会(TBCRC)的一项多中心前瞻性研究,主要评价手术治疗对初治Ⅳ期乳腺癌患者总生存率影响。112例患者先行系统治疗,94例(85%)一线治疗获益,其中39例(43%)选择手术,51例(57%)继续系统治疗。随访30个月,结果显示手术组、非手术组、系统治疗无效组的OS分别是77%、76%、24%,中位OS分别是71、65和13个月。结论认为手术未能提高Ⅳ期乳腺癌生存期,无论何种亚型,如果选择原发灶手术,应仅限于临床研究。

（五）腋窝淋巴结的处理

腋淋巴结状态是影响乳腺癌病人生存的重要独立预后因素。传统的手术方式不论乳房切除还是保乳手术,都需要进行腋窝淋巴结清扫。腋窝清扫的目的主要是了解腋窝淋巴结的状态,评估分期,为后续治疗方式的选择提供依据,对腋窝明确转移的患者腋窝清扫可以达到局部控制的目的。Ⅰ、Ⅱ期早期乳腺癌腋淋巴结转移率较低,1994年Silverstein等分析1128例T_1～T_3乳腺癌腋淋巴结清扫,其中252例≤1cm浸润性乳腺癌发现T_1a和T_1b腋淋巴结转移率分别为3%和7%。如果都做清扫对腋窝未转移患者属于过度治疗,而且腋窝清扫会产生并发症,如上肢淋巴水肿、局部麻木、疼痛、肩关节运动功能障碍等。如果在术前能准确预测腋淋巴结状态,就可以避免淋巴结阴性的病人进行不必要的腋窝清扫。1994 年 Giuliano 等首创乳腺癌腋窝前哨淋巴结(sentinel lymph node,SLN)切除。SLN 是指腋窝淋巴引流的第一站淋巴结,也可能是最先转移的淋巴结,将 SLN 切除后送病理检查,如果有转移,进行腋窝清扫,未转移者可避免腋窝清扫。SLN 的示踪方法一直在不断研究,目前临床上采用的方法主要有同位素示踪法和蓝色染料示踪法,同位素法便于定位,蓝染的淋巴结便于识别,两种方法的联合应用可以提高检出率,减少假阴性率。由于国内缺乏相应的合格同位素产品,因此采用单一蓝色染料法进行 SLN 示踪被广泛应用。通过一定时间的培训和学习,多数医生都能掌握该技术,其检出率和假阴性率也能达到理想水平。常用的同位素是^{99m}Tc 锝标记的硫胶体,在手术前 4~6 小时注射到肿瘤周围,术中利用伽马探测进行定位。染料法采用的制剂国外多用淋巴蓝(lymphazurin)和专利蓝(isosulfan blue),而国内多用亚甲蓝代替。术前 5~10 分钟将 2~5ml 蓝色染料注入乳房肿瘤周围乳腺组织,染料被淋巴管摄取,并引流入 SLN,在腋毛区下缘做切口,找到蓝染的淋巴管,沿其分离即可找到这一淋巴结,然后取出送病理检查。可采用术中冷冻切片,以判断有无转移。术后仍需常规石蜡切片,HE 染色进一步诊断,如采用连续切片和角蛋白免疫组化染色,可以发现微转移。近年来由 Giuliano 领衔的 ACOSOG Z0011 研究结果被学界广泛关注,该研究将保乳手术+SLN 活检阳性的病人随机分为两组,一组行常规腋窝清扫,而另外一组不对腋窝进一步手术,两组术后都做放疗和全身系统治疗。随访近 10 年的结果显示,两组在局部和区域复发率方面无差别,分别为 6.2% 和 5.3%,P 值等于 0.36,与 5 年的随访结果相比,未腋窝清扫在随后的 5 年内仅增加 1 例腋窝复发。10 年的无病生存率和总生存率也无差别。该研究被随后的 NCCN 指南所采用,推荐符合 Z0011 标准的腋窝 SLN 阳性患者可免除腋窝清扫,标准共有五条:①原发肿瘤为 T1 或 T2;②SLN 阳性数小于/等于 2;③行保乳手术;④术后有全乳放疗计划;⑤无术前化疗。不符合任何一项标准,建议腋窝清扫。

(六) 乳房再造

对于不能保乳或无保乳愿望的乳腺癌患者,乳房切除手术是必要的选择,目前国内多数患者采取的是改良根治术或单纯乳房切除术。乳房切除的最大问题是造成体形破坏,影响女性形态完美,并给病人造成一定的心理压力。理想的治疗应该兼顾肿瘤学上的安全和美容学上的满意两个方面。因此乳房切除后的乳房再造是较为理想的方法。根据乳房再造的时机不同,乳房再造分为 I 期再造和 II 期再造,前者是指乳房切除后立刻再造,只需一次麻醉。后者是指乳房切除后间隔一段时间后再行乳房再造。乳房再造的方法有假体植入和自体组织移植两大类。选择假体植入时最好采取保留乳头乳晕和乳房皮肤的皮下乳腺切除手术,但要保证保留的皮肤和乳头后方无肿瘤残留。如果一定要切除乳头乳晕区,再造可以采取带有部分皮肤的背阔肌肌皮瓣转移+假体联合乳房再造。考虑到放疗可能对假体再造有不良影响,因此需要术后放疗的病人通常再造时采用临时的扩张器植入,待完成放疗后再置换为永久性的假体。自体组织移植乳房再造的方法常用的有带血管蒂的下腹壁横行腹直肌肌皮瓣(TRAM)、背阔肌肌皮瓣、臀大肌肌皮瓣再造等方法,还有游离的下腹壁横行腹直肌肌皮瓣乳房再造(DIEP),利用腹壁下动脉与内乳动脉吻合以获得血供。I 期再造在国内多家大医院相继开展,但总体来说应用并不广泛。技术原因是主要瓶颈,但患者的选择也是不容忽视的因素。因此加强患者教育及技术推广是解决这一问题的出路。

三、乳腺癌的分子分型和复发风险因素

现代乳腺癌的治疗措施选择与其分子分型和复发风险有关。根据免疫组化指标 ER、PR、HER2、Ki67 表达的结果不同,将乳腺癌分为以下几种类型:①管腔 A 型(Luminal A),ER(+)、PR(+)、HER2(−)、Ki67 小于或等于 14%;②管腔 B 型(Luminal B),分 3 种情况:ER(+)、PR(+)、HER2(+)、Ki67 任何表达;ER(+)、PR(+)、HER2(−)、Ki67 大于 14%;ER(+)、PR(−)、HER2 和 Ki67 任何水平;③HER2 过表达型,ER(−)、PR(−)、HER2(+)、Ki67 任何水平;④三阴性型,ER(−)、PR(−)、HER2(−)、Ki67 任何水平。管腔 A 型对化疗的敏感性较差,内分泌治疗效果较好,因此多选用内分泌治疗。管腔 B 型根据不同免疫组化状态治疗措施不尽相同,可以选择化疗+内分泌治疗,如果 HER2(+)一般需要加入抗 HER2 的靶向治疗。HER2 阳性型需要化疗+抗 HER2 靶向治疗。三阴性型需要化疗,而目前缺乏其他治疗方法。复发风险也是治疗方法的考量因素,这些风险因素包括患者年龄、肿瘤大小、肿瘤细胞的核分级、ER、PR、HER2、Ki67、肿瘤脉管侵犯、淋巴结有否转移。肿瘤较大、核分级较高、肿瘤脉管侵犯、淋巴结转移是选择化疗的独立因素。对患者的分子分型和复发风险因素进行综合分析,并根据各项乳腺癌治疗指南如 NCCN 指南、中国抗癌协会乳腺癌治疗指南等制订出针对性的个体化的术后辅助治疗方案是现代精准医学的要求。

四、辅助治疗

乳腺癌的辅助治疗是指术后所进行的治疗,其措施包括化疗、放疗、内分泌治疗、分子靶向治疗等。这些治疗方法的选择目前多基于乳腺癌的分子分型和复发风险因素的分析。

(一) 化疗

由于术后血行转移是导致乳腺癌治疗失败的重要原因,而化疗作为细胞毒药物,能直接杀灭癌细胞,消灭一些亚临床的微转移灶,尤其对腋淋巴结阳性的病例,效果肯定。由于化疗方法的采用使乳腺癌的无病生存期和总生存期都获得了延长。联合国乳腺癌研究组 1984 年伦敦会议上报道 1 万余例辅助化疗生存资料以及随访对照的结果表明:无论有无淋巴结转移,接受化疗的总生存时间较未接受化疗者有明显延长。化疗对 50 岁以上者受益较小,5 年死亡率由 30% 降到 27%。对 50 岁以下病例 5 年死亡率由 36% 降至 27%,并可使 71.6% 的绝经前病人永久性停经。虽然如此,但并非每个病人都需要化疗。一般认为有淋巴结转移的病人多数需要化疗,除非有年老体衰不能耐受化疗或有心、肺、脑血管、肝、肾等重要器官严重合并症者。对无淋巴结转移者需要考虑的因素包括年龄较轻,尤其是小于 40 岁、肿瘤较大,尤其 T3 以上、肿瘤核分级较高,尤其Ⅲ级及以上、肿瘤有淋巴管或脉管侵犯、ER 或 PR 阴性表达、HER2 阳性、Ki67 有高表达,尤其阳性率 30% 以上。对于 ER 强阳性尤其绝经后患者,还可以借助基因检测工具 Oncotype DX 进行肿瘤组织中 21 基因检测,根据其复发风险评分来决定是否需要化疗。根据评分该检测给出复发风险预测,18 分以下为低危复发风险,可免除化疗,仅需要内分泌治疗;19~35 分为中危复发风险,需考虑化疗;大于 35 分为高危复发风险,应当进行标准方案的化疗。

临床常用的辅助化疗药物有多种,包括蒽环类、紫杉类、氟尿嘧啶类以及环磷酰胺等。根据不同药物的联合可以有多种方案,如 AC 方案(多柔比星+环磷酰胺)、FAC 方案(5-氟尿嘧啶+多柔比星+环磷酰胺)AC+T 方案(多柔比星+环磷酰胺,3~4 个疗程后序贯应用紫杉类药物)、TAC 方案(多西他赛+多柔比星+环磷酰胺)、TC 方案(多西他赛+环磷酰胺)等。

由于多柔比星(阿霉素)的毒副作用尤其是心脏毒性较大,国内临床上常用毒性相对较小的表阿霉素来代替,其疗效也不受影响。

根据方案不同,每种药物都有其标准剂量,如果不与紫杉类同时联合应用,表柔比星(表阿霉素)的剂量为 $90 \sim 100mg/m^2$,如果与多西他赛同时联合应,其剂量为 $75mg/m^2$。蒽环类药物由于对心脏的毒性为不可逆性,因此有剂量限制性标准,多柔比星的累积剂量为 550mg,表柔比星的剂量为 1100mg,大于此剂量发生严重心脏器质性损伤的机会明显增加,病人可因此出现心衰或猝死。临床上常采用右丙亚胺来拮抗蒽环类药物的心脏毒性,其作用机制是该药物可以与血液中的三价铁离子结合以拮抗蒽环类药物与它的结合。蒽环类可与三价铁离子结合,从而刺激体内游离氧自由基的产生,而后者会直接造成心肌细胞线粒体的损伤。一般应当在应用蒽环类药物前 30 分钟以上静脉滴注右丙亚胺。

环磷酰胺剂量一般为 $500 \sim 600mg/m^2$。紫杉类药物常用的有两种,紫杉醇和多西他赛,近来研究表明,多西他赛 3 周方案较紫杉醇在疗效上有优势,而紫杉醇单周疗法与多西他赛 3 周方案相比在疗效上有优势,因此目前临床上多西他赛多采用 3 周方案,而紫杉醇多采用单周方案。剂量方面多西他赛为 $75mg/m^2$,紫杉醇单周为 $75mg/m^2$,3 周为 $175mg/m^2$。

在治疗周期方面,应根据患者复发风险的具体情况来选择。一般为 $4 \sim 8$ 个周期。每个周期间隔 3 周。如果有高复发风险,可以采取密集化疗方案,间隔时间为 2 周,其无病生存期和总生存期较 3 周为好,但毒副作用更大,需要应用集落细胞刺激因子刺激骨髓造血细胞的增生,以维持必要的红细胞、白细胞和血小板数量。

对化疗的病人应密切随访血常规,定期复查肝肾功能、心电图、心脏超声(左室射血分数),有明显异常者需要延长化疗间隔时间,待指标恢复至相对正常水平可继续化疗,必要时减少化疗药物剂量或停止化疗。白细胞下降是化疗常见的并发症,可以采用集落细胞刺激因子预防和治疗。目前有两种制剂,一种为长效制剂,一般为预防性应用,在化疗后 $24 \sim 48$ 小时应用,可使白细胞维持在正常水平;另一种为短效制剂,一般为治疗性应用,待白细胞下降时采用,可使白细胞在短期内恢复到正常状态。肝功能损害是化疗的另一种并发症,如果没有黄疸出现,仅转氨酶升高,低于正常两倍以下可继续化疗,两倍以上需停止化疗,并采取保肝治疗措施,待恢复至 2 倍以下时继续化疗,可考虑减量化疗,剂量不小于正常的 85%。头发脱落是化疗的另一常见毒副作用,研究显示,如果在化疗时头部佩戴专用的冰帽,可以减少脱发的发生,而疗效并不受影响。

(二) 放射治疗

放疗与手术同属局部治疗。放疗目的是通过放射线控制和杀灭手术区域以及淋巴引流区可能存在的转移灶,减少局部和区域性复发的可能性。放疗的指征包括保留乳房手术后、区域淋巴结转移(包括腋窝、内乳、锁骨上下区),按照 NCCN 指南的要求,对于腋窝淋巴结转移超过 4 枚的,放疗是必需的,$1 \sim 3$ 枚转移也推荐放疗;对于乳房肿瘤较大尤其是伴有皮肤侵犯或胸肌侵犯者,即使术者认为肿瘤切除无残留,但也需放疗,以减少局部复发。以往研究认为放疗仅作为术后补充治疗,可以减少局部和区域性复发,但多数学者认为放疗并不能提高生存率。2014 年来自于英国牛津大学早期乳腺癌协作小组的一项 meta 分析显示,对于接受术后放疗的总体人群来说与未放疗的对照组相比局部复发率、总复发和乳腺癌死亡率明显下降,分层分析的结果显示不论淋巴结转移 $1 \sim 3$ 枚还是 4 枚以上局部复发率、总复发率和乳腺癌死亡率均有获益。对于无阳性淋巴结的患者而言,放疗对局部复发率、总复发率和乳腺癌死亡率无显著影响。对于需要化疗的病人应当在完成所有预定化疗疗程之后再进行放疗。目前采取的放疗方法为适形放疗技术,是指在计算机测算、勾画肿瘤的具体形态、然后自动定位、立体照射,这样可以加大肿瘤区照射剂量,提高疗效,最小限度地影响周围正常组织。

（三）内分泌治疗

内分泌治疗是对雌激素受体(ER)和孕激素受体(PR)阳性乳腺癌的针对性治疗。正常乳腺细胞的胞核内含有一种能与雌激素相结合的糖蛋白称雌激素受体。当乳腺细胞恶变时这种受体可以保留或消失,如受体仍保留的叫激素依赖性肿瘤。否则称为非激素依赖性肿瘤。实验证明约有50%~70%病人的乳腺癌细胞内含有数量不等的ER。受体分布与年龄及月经有明显关系,高年龄及绝经后组ER阳性率高,Ⅰ~Ⅱ期乳腺癌阳性率也明显高于Ⅲ期乳腺癌。ER的生物效应是当循环中雌激素进入靶细胞后与细胞核内的ER结合形成激素-受体复合物,影响DNA的转录,从而合成新的RNA,另外激素受体复合物可以刺激G_0期细胞进入分裂期,促使肿瘤增殖。内分泌治疗的原理就是直接阻断或通过竞争抑制激素与受体的结合从而抑制肿瘤的生长。ER(+)、PR(+)者治疗有效率达77%,受体阳性者预后较阴性者好。

根据是否绝经,内分泌治疗的方法也不相同。

1. 绝经前内分泌治疗　包括卵巢去势和内分泌药物治疗两方面。

（1）卵巢去势:通过卵巢去势可以阻断雌激素的产生。对于无生育要求患者可采取双侧卵巢切除术,而对仍然有生育要求的患者可以采用药物去势。停止药物应用后患者的激素水平可以逐渐恢复。卵巢切除可以完全阻断卵巢的雌激素产生,手术方法可以采取开腹手术或腹腔镜手术,后者创伤小,恢复快,是目前较为常用的方法。药物去势所采用的药物为促性腺激素释放激素(GnRH)类似物,其作用机制为竞争性与垂体GnRH受体结合,抑制垂体促卵泡激素(FSH)和黄体生成素(LH)的产生,并进而抑制卵巢产生雌激素。GnRH类似物还可以通过负反馈机制抑制下丘脑产生GnRH,从而进一步抑制卵巢产生雌激素。临床常用药物有戈舍瑞林、曲普瑞林和亮丙瑞林。剂型上有两种,每28天注射一次和每3个月注射一次的剂型。根据临床药物试验的研究结果,去势药物应用时长目前为5年。

（2）内分泌治疗药物:内分泌治疗药物是指抗雌激素类药物。常用的药物是他莫昔芬(三苯氧胺),其分子结构与雌激素相似,其作用机制是与雌二醇在靶器官内争夺ER,减少胞质内ER含量,从而阻断雌激素进入癌细胞,也阻断了细胞核内雌激素生成基因的转录,延缓细胞分裂。该药物可以用于绝经前患者,也可用于绝经后患者,但目前主要用于绝经前患者。以往研究认他莫昔芬应用5年是标准方案,但近年Atlas研究报告结果显示,他莫昔芬应用10年较应用5年可以获得较高的无病生存率和较低的乳腺癌死亡率,尤其是淋巴结阳性患者受益更加明显。因此对高危复发人群如核分级为Ⅲ级、有淋巴管和脉管侵犯、淋巴结转移等推荐应用10年。他莫昔芬长期应用的不良反应为子宫内膜增厚和子宫内膜癌,血栓性并发症也会增加。因此应当定期监测子宫内膜和凝血功能。

（3）内分泌药物联合卵巢功能抑制:SOFT研究是近年来绝经前内分泌治疗的重大研究,该研究比较他莫昔芬联合卵巢功能抑制(T+OFS)、依西美坦联合卵巢功能抑制(E+OFS)与他莫昔芬单药(T)辅助治疗绝经前激素受体阳性乳腺癌的疗效,结果显示,5年DFS联合组(T+OFS)86.6%,单药组84.7%,有统计学差异。TEXT和SOFT研究共同分析结果显示与他莫昔芬单药相比,E+OFS的乳腺癌复发风险相对降低36%,而在绝经前化疗组和小于35岁组这种优势更加明显。因此对于发病年龄较小、存在高危复发风险的绝经前内分泌受体阳性乳腺癌患者,目前推荐卵巢功能抑制加依西美坦治疗。

2. 绝经后内分泌治疗　按照 NCCN 指南,绝经的标准为双侧卵巢切除;年龄大于等于 60 岁;年龄小于 60 岁者停经超过 12 个月,排除化疗、他莫昔芬、托瑞米芬、卵巢功能抑制等治疗,促卵泡激素(FSH)和雌二醇(E2)达绝经后状态。绝经后患者的雌激素水平较低,其体内的雌激素来源主要为雄激素在芳香化酶的作用下转化为雌激素,因此采用芳香化酶抑制剂可以抑制该酶的活性,使雌激素水平降低。目前常用的芳香化酶抑制剂有两类,非甾体类和甾体类,前者为来曲唑和阿那曲唑,后者为依西美坦。早年进行的 BIG19-8 研究、ATAC 研究和 IES 研究确立了芳香化酶抑制剂对绝经后激素受体阳性患者内分泌治疗的地位,与他莫昔芬相比 DFS 率更高。起始应用较序贯应用效果更好。芳香化酶抑制剂的主要副作用为骨质疏松和关节疼痛,也可引起高脂血症。对骨质疏松的预防可以采用维生素 D 和钙剂,较严重的骨质疏松可以采用双膦酸盐进行治疗。绝经后内分泌治疗的标准时间为 5 年。新近的研究结果提示更长时间的芳香化酶抑制剂治疗复发风险更低,无病生存期更长。

(四) 靶向治疗

靶向治疗是指在细胞分子水平针对明确的致癌位点,也就是靶点,设计相应的治疗药物,该药物进入体内能特异性的与致癌位点结合,阻断了致癌位点的生物学效应,引起细胞特异性死亡。

乳腺癌细胞中就存在这样的靶点。1987 年,Slamon 等首次报道了原癌基因 HER2(人类表皮生长因子受体 2)在乳腺癌癌细胞中的表达,指出 HER2 基因在乳腺癌的发生和发展过程中有重要作用。HER2 基因位于染色体 17q21,编码 185kDa 具有跨膜酪氨酸激酶活性的生长因子受体蛋白,即 HER2。目前认为 HER2 是乳腺癌的独立预后因素,其过度表达可以加速细胞增殖,患者肿瘤侵袭性强,预后较差。对于 HER2 的检测有两种方法,一是免疫组化方法检测 HER2 蛋白,二是荧光原位杂交(FISH)法检测 HER2 基因拷贝数。阳性判断标准为免疫组化(+++)或 FISH 阳性,免疫组化(++)为可疑阳性,需 FISH 检测确认。ER(−)、PR(−)、HER2(+)的乳腺癌在分子分型中为 HER2 过表达型乳腺癌,约占 20% ~ 30%。赫赛汀(曲妥珠单抗)是一种人源化单克隆抗体,它以 HER2 为靶点,阻碍 HER2 的功能,阻止癌细胞的生长,促使癌细胞凋亡,预防肿瘤复发和转移。临床研究结果表明,赫赛汀不论对早期乳腺癌还是晚期乳腺癌都有非常显著的治疗作用,可以延长患者的存活期。自从 1998 年美国 FDA 批准赫赛汀上市以来,该药物在全球范围内得到了广泛应用,挽救了数以万计的乳腺癌患者的生命,是乳腺癌治疗中最成功的靶向药物。赫赛汀目前在 HER2 过表达型乳腺癌的辅助治疗、新辅助化疗和晚期解救治疗中都有适应证。在辅助治疗中,标准的治疗周期为 1 年。一般常与化疗联合应用,待化疗完成后再单独应用至 1 年。

初次应用赫赛汀时可能会发生过敏反应,因此在应用前可以采用地塞米松和异丙嗪药物预防过敏反应的发生。由于赫赛汀有一定的心肌损伤作用,因此应用时应定期监测心电图和心脏超声,如果左室射血分数明显下降,应暂停应用。此外,最好避免与蒽环类药物同时应用,以免对心肌产生叠加损害。

除了赫赛汀之外,其他的抗 HER2 治疗药物还有拉帕替尼,TDM1(赫赛汀与化疗药物的共轭体)、帕妥珠单抗等,这些药物可用于对赫赛汀耐药的晚期乳腺癌或新辅助化疗中。在辅助治疗中上述药物还没有适应证,需做进一步观察和研究。

(张宏伟)

第二节　乳房再造的历史

和乳房美容手术相比,乳房再造手术的历史短暂而贫乏。1907 年霍普金斯(Johns Hopkins)大学的 Willian Halsted 首先创用乳腺癌根治术。长达半个多世纪以来,成为乳腺癌治疗的标准术式。Halsted 当时认为肿块小于 6cm 为早期肿瘤。由于当时缺乏辅助治疗的手段和局部复发率较高,Halsted 坚决反对任何方式的乳房再造手术。另一方面,当时对于少数要求再造的勇敢女性,也缺乏有效的再造方法,再造乳房形态效果也不十分理想。1932 年 Keinhard 将健侧乳房劈分成两半,转移到患侧再造乳房。1942 年 Gillies 等报道腹部皮管转移再造乳房。Cronin(1977)应用较长的胸腹部联合皮管乳房再造。皮管移植虽然安全可行,但需多次手术才能完成再造,增加很多的手术瘢痕,同时缺乏良好的塑形方法,形态效果欠佳,其结果反而成为反对乳房再造者的理由之一。

随着乳腺癌的早期发现、早期诊断、早期治疗“三早”的普及和术后化疗、靶向治疗及放射治疗的进展,乳腺癌的治疗效果逐步提高,治愈的患者日渐增多,痊愈后的女性深感乳房缺失的不便,特别是中青年妇女十分苦恼,身心健康受到严重影响,乳房再造的需要日益增多。进入 20 世纪 50 年代,肿瘤外科医师逐渐认识到对早期乳腺癌扩大局部切除范围并不能相应地提高治愈率,切除范围开始缩小,对再造后肿瘤学方面的担心有所缓解。与之同时,整形外科的不断发展,特别是 60 年代乳房假体的诞生,极大地提高了手术效果,成为乳房再造史上的里程碑。

应用乳房假体进行乳房再造始于 20 世纪 70 年代初期。1971 年 Snyderman 和 Guthrie 报道一例将乳房假体植入胸部皮下进行乳房再造。这种方法成为 70 年代中期主要的乳房再造方法,其特点是在紧张的胸部皮肤下植入硅凝胶乳房假体,形成乳房隆突。虽然该方法有许多优点,如操作简单,不增加新的手术瘢痕,充分利用局部皮肤,皮肤的质地与颜色与健侧相似,不破坏供区等。但也存在诸多缺点,如乳腺癌根治术中皮瓣较薄,覆盖假体的皮肤质量较差,难以植入较大的假体,不能表现适度下垂的乳房形态,不能纠正腋窝组织缺损和锁骨下区凹陷以及存在假体的外露、包膜挛缩,再造乳房形态不良等缺点。为克服以上缺点,70 年代后期,人们开始联合应用局部皮瓣和乳房假体进行再造。Lewis(1979)报道腹部上移推进皮瓣配合乳房假体进行乳房再造。Bohmert(1976)、Davis(1977)应用胸腹部横行局部皮瓣联合乳房假体进行再造。Drever(1977)应用胸壁外侧皮瓣和上腹部正中皮瓣联合乳房假体进行乳房再造。之后相继报道上臂内侧皮瓣、大网膜(Arnold,1976)等联合应用乳房假体进行乳房再造,以改善乳房假体覆盖物的质量。并逐步认识到将假体置于胸大肌下可以降低包膜挛缩的发生率(Gruber,1981)。另一方面,和隆胸术同步发展,不断改进乳房假体的制作工艺与质量,尝试过双层囊腔假体、毛面假体、泪滴形假体、聚乌拉坦假体、盐水假体等。其中聚乌拉坦假体已停止生产。1992 年美国 FDA 出于对假体安全性的疑虑,限制使用硅凝胶乳房假体进行隆胸术,但仍允许使用硅凝胶假体进行乳房再造。其后关于乳房假体的争论,促使自体组织移植成为主流。1982 年 Radovan 首先报道应用扩张器先期扩张胸部皮肤后,再植入永久乳房假体,主张尽量避免健侧乳房手术,调整再造乳房以达到与健侧乳房形态对称,避免增加患者的身心负担。这一原则至今仍被遵守。该方法历经几次改进沿用至今,如用肌肉瓣覆盖扩张器;脱细胞真皮基质的应用;保留皮肤和保留乳头的改良根治手术的开展;延长注水间隔以每 2 ~ 3 周一次减少扩张器外露;延长注水完成后的扩张器置放的时间至 3~6 周,减少包膜挛缩等,是目前最常用的乳房再造方法之一。

由于对再造乳房效果不满意、早期应用扩张器遇到的困难以及对乳房假体使用的担心和限制,很多学者开始应用自体组织移植进行乳房再造。Schneider(1977)和 Muhlbauer(1977)几乎同时报道应用背阔肌肌皮瓣进行乳房再造,并被 Bostwic、Vascones(1978)等推广应用。其优点是血供可靠,操作简便,针对不同的乳腺癌切除方法皮瓣可以灵活设计,缺点是增加供区手术瘢痕,对运动员等功能影响较大,需要联合应用乳房假体。长期随访资料表明(Mclraw,1988),应用背阔肌肌皮瓣乳房再造患者满意率高。随着内镜技术的推广应用,乳腺癌切除范围的缩小,乳房皮肤缺损较少的患者,可以在内镜辅助下切取背阔肌肌皮瓣,减少供区的手术瘢痕。另一方面,为了避免使用乳房假体,有学者设计应用扩大背阔肌肌皮瓣,在皮瓣的两侧加带较大的皮下脂肪和肌瓣翼,借以增加肌皮瓣的体积(宋儒耀等,1982;Hokin,1987),这种方法适合于中小体积的乳房再造者。扩大背阔肌肌皮瓣乳房再造已逐步得到推广应用,并衍生出不同的手术方法,如携带背阔肌周围脂肪组织的扩大背阔肌肌皮瓣、携带部分前锯肌的扩大背阔肌肌皮瓣等。目前背阔肌肌皮瓣仍是乳房再造的常用方法之一,特别对乳房部分切除术后畸形的矫正成为首选方法。亓发芝等(2008)比较了背阔肌不同切口手术后遗留的手术瘢痕,提出手术切口应尊重背部的皮肤松弛张力线,这样的瘢痕不明显,切口以弯向外侧的弧形瘢痕和横行瘢痕为宜。

1976 年 Millard 报道了应用腹部皮管进行乳房再造,将腹部皮瓣卷成皮管后,带蒂移植到腕部,通过腕部移位到胸部,然后断蒂乳房塑形。1979 年 Robbins 首先应用垂直腹直肌肌皮瓣进行乳房再造(vertical rectus abdominis myocutaneous flap,VRAM),将位于腹直肌表面的组织带蒂移植到胸部。之后 Scheflan、Drever、Dinner 等相继报道了应用垂直腹直肌肌皮瓣进行乳房再造。1982 年 Hartrampf 率先报道下腹部横行腹直肌肌皮瓣(Transverse Rectus Abdominis Myocutaneous flap,TRAM),创造性地将超出腹直肌表面以外的脂肪组织通过腹直肌蒂移植到胸部乳房缺损处,其携带的组织量大大超出了垂直腹直肌肌皮瓣,为再造较大体积的乳房提供了可能。同时,由于 TRAM 腹部瘢痕位于阴阜上,从美容观点考虑更胜一筹,很快TRAM 成为乳房再造的标准方法。Scheflan 和 Dinner(1983)详细研究了 TRAM 的血供分布,根据其血供的优劣,将 TRAM 分为四个分区,为 TRAM 乳房再造提供了科学依据。TRAM 乳房再造常见的严重并发症是肌皮瓣静脉回流不良导致的部分坏死和腹壁疝形成。Hartrampf(1991)指出单蒂 TRAM 皮瓣的安全血供范围约占皮瓣的 60%,超出此范围有坏死的可能,建议使用双蒂 TRAM 皮瓣。为增强 TRAM 的血液供应,Haraslina(1987)在单蒂 TRAM 的基础上,应用显微外科技术,将对侧腹壁浅血管与腋部血管吻合。之后 Haraslina(1991)又将对侧腹壁下动静脉与腋部血管吻合,首先提出"超级血供 TRAM"的概念(super-charged TRAM)。进入 20 世纪 90 年代,应用显微外科技术 TRAM 游离移植被广泛采用,认为游离移植可以避免带蒂移植的缺点,移植皮瓣血供更佳,减少对腹直肌的破坏。Carson(1999)比较两种方法,认为两种方法的并发症基本相同,而带蒂移植手术时间短,经济负担轻,不要求显微外科技术,较游离移植操作方便。最近不同学者的研究资料得出相同得结论,TRAM 带蒂移植重新受到重视。为了减少腹壁疝的形成,Hartrampf(1984)率先保留腹直肌的外侧 1/3,提出肌肉内分离技术,双层缝合腹直肌前鞘,既保持 TRAM 的血供,又维持一定的腹壁张力。1989 年 Koshima 提出腹壁下血管穿支皮瓣(deep inferior epigastric perforator flap,DIEP flap)概念,完全保留腹直肌,进一步减少腹部并发症的发生概率,1992 年 Slezak 首先报道 3 例吻合肋间神经的 TRAM 乳房再造,开始探讨再造乳房的感觉恢复。

Fujino(1976)、Shaw(1983)应用臀大肌肌皮瓣进行乳房再造,其外形良好,供区瘢痕隐蔽,可能是由于术中变换体位等原因,该方法未得以推广应用,但对于合适的患者仍是理想的手术方法之一。同时,臀大肌肌皮瓣乳房再造为在腹直肌和背阔肌以外的肌肉组织寻找新的手术方法打开了思路,最近有报道使用股薄肌肌皮瓣进行乳房再造。

随着乳腺癌的治疗进展,保留皮肤的乳腺癌改良根治术于20世纪90年代中期首先在美国开始推广应用,极大的改进了即时乳房再造的形态效果和感觉恢复,成为乳房再造历史上重要进展之一。Jensen(1999)将保留皮肤的乳腺癌改良根治术即时自体组织乳房再造,称为乳房"腺体置换疗法(glandular replacement therapy)",认为该方法将成为早期乳腺癌治疗的首选方法。

随着对乳腺癌生物特性认识的不断提高,以象限切除和乳腺部分切除后放疗为代表的保乳手术得以推广应用,对部分乳房体积较小或切除范围相对较大的保乳患者治疗造成部分乳房缺损,针对这部分患者的修复要求,部分乳房再造应运而生。再造的方法有局部皮下组织瓣、局部肌瓣和背阔肌肌皮瓣等。

随着组织工程技术的进展,伦敦有学者尝试在体外培养组织工程乳房,在裸鼠身上培育出人的乳房的形状。

在国内宋儒耀(1982)首先应用背阔肌肌皮瓣进行后期乳房再造,之后陆续报道应用硅凝胶乳房假体乳房再造。1984年黄建梅尝试应用背阔肌肌皮瓣即时乳房再造手术。关于国内首先进行TRAM乳房再造者文献上无一致意见,左文述在其所著的《乳房肿瘤外科学》中称1984年开始TRAM乳房再造,中文文献联机检索直到1994年杨志贤才报道1例乳腺癌切除术后应用TRAM皮瓣即时乳房再造,之后很长一段时间内应用TRAM乳房再造仅见散在报道。复旦大学附属中山医院整形外科1994年尝试开展TRAM乳房再造,1999年亓发芝等在国内进行了大宗病例报道,取得良好的再造效果,2001年出版了《乳房再造整形外科》(人民卫生出版社)专著,2002年亓发芝等在国内报道了保留皮肤的改良根治手术后扩大背阔肌肌皮瓣乳房再造,之后乳房再造手术迅速得以推广应用,并得到肿瘤外科医师得认同。近十几年来亓发芝、栾杰、董佳生、孙家明、吴炯、尹健等学者为国内乳房再造的开展与推广做出了重要贡献,目前我国乳房再造手术在乳腺外科和整形外科领域已得到广泛开展。

第三节　乳房再造术

乳房是女性身体的重要部分,是女性第二性征的标志性器官。它不仅有泌乳哺育功能,还是体现女性体态完美、曲线魅力所必不可少的,也是绘画、诗歌等多种艺术形式表现和赞美的对象,是女性的象征,具有泌乳、美容、艺术、心理等多方面的特性。乳房缺失影响女性的体态完美(图4-1),对患者的身心造成严重的影响,甚至影响到周围的人际关系和家庭的稳定,给社交、工作和生活带来许多不便。随着乳腺癌治疗的进展,对乳房以及胸部组织的手术切除呈缩小趋势,在欧美等国家已逐渐推广保乳治疗,在我国保乳治疗也以得到推广应用,但仍有部分患者仍然接受乳房改良根治手术或根治手术。对于因肿瘤切除后的变形,放射线照射后的萎缩以及先天性畸形等,从解除患者的精神痛苦,提高生存质量出发,以整容为目的,需要进行乳房再造手术。

乳房再造术(breast reconstruction)是指利用自体组织移植或乳房假体重建因患乳房疾病或乳房切除术后引起的胸壁畸形和乳房缺损。最常见的乳房缺损见于乳腺癌切除术后。

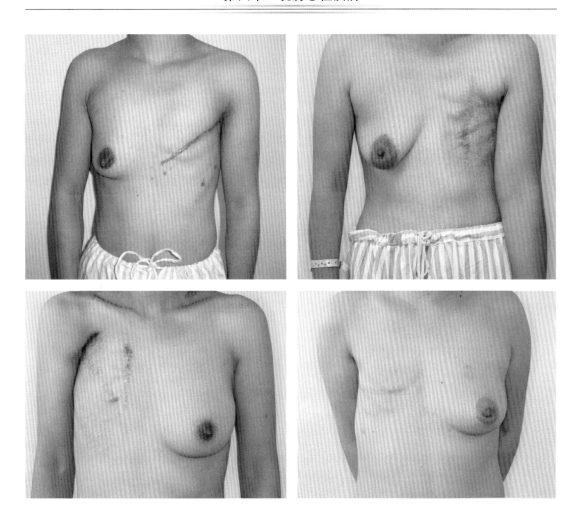

图 4-1　乳房切除带来的乳房缺损畸形

目前,乳房再造的手术方法有乳房假体植入和自体组织移植两大类。在乳房再造史上有几个具有广泛影响的事件,一是保留皮肤的改良根治手术的开展;二是 1992 年美国食品和药品管理局(FDA)限制临床使用硅凝胶乳房假体进行隆乳手术;三是保乳治疗的推广应用。保留皮肤的改良根治手术保留了乳房的大部分皮肤,由于保留的是胸部原有的皮肤,皮肤的质地、颜色、感觉等得以极大的提高,改善了乳房再造的效果,促进了即时乳房再造的开展。1992 年美国食品和药品管理局(FDA)限制使用硅凝胶乳房假体进行隆胸手术,虽然可以用于乳房再造,但已引起大众对硅凝胶乳房假体的普遍担忧,后来美国已经部分解除了硅凝胶乳房假体进行隆胸手术的限制,欧盟、中国等则没有对硅凝胶乳房假体进行限制,这一事件促进了应用自体组织移植再造乳房一段时间内成为主流。保乳治疗的开展并不意味着乳房再造术的消失。保乳治疗是指肿块切除或乳房象限切除辅助以放疗或化疗,治疗的前提是按时定期随访,保乳失败时能够及时手术根治,适用的患者是及时发现的早期乳腺癌,在欧美等国家保乳治疗占到乳腺癌治疗的 30% ~ 50% 。对于肿瘤多发性、中晚期的患者以及由于路途等原因不能定期随访、对肿瘤不能完全切除严重恐惧的患者,改良根治手术仍是主要的治疗手段。对于象限切除后导致两侧乳房不对称、部分患者放疗后乳腺组织萎缩以及肿瘤切除后的乳房局部变形,部分乳房再造手术应运而生。

一、乳房再造时机

乳房再造时机分为即时乳房再造和后期乳房再造。传统上认为应在乳腺癌手术切除 1～2 年后,对无复发迹象者进行乳房再造。随着研究的深入,证明在乳腺癌根治手术同时进行乳房再造,手术安全可行,在并发症、癌复发率及死亡率等方面与单纯乳腺癌根治术相比并无差异,Ⅰ、Ⅱ期乳腺癌乳房再造后的局部复发率低于 5%。目前在欧美等国家,约 60% 的患者在切除乳腺癌的同时进行乳房再造。因此,乳房再造的时机已不是影响乳房再造的主要因素,近年来即时乳房再造呈现增加的趋势。另一方面,任何手术后都有一恢复过程,临床实践中很少在乳腺癌根治术后 3 个月内要求再造者。一般认为Ⅰ、Ⅱ期乳腺癌患者在切除乳腺癌的同时可以进行乳房再造,或根治术后半年进行后期再造。即时乳房再造的优点是患者只需一次手术,而且术后没有乳房变形的体验,精神上遭受的痛苦少。后期再造的优点是患者对乳房缺损有着切身的体验,对是否要求乳房再造能够作出理性的判断,而且术后满意度较高。缺点是需要两次手术,所需费用也较即时再造高。

另外,年龄也不是影响乳房再造的主要因素。由于宗教因素,去世时要求身体完整,有报道为 96 岁高龄的女性施行乳房再造手术,相反有五十几岁的患者不愿接受手术者。

二、适应证

1. 因感染、烧伤、放射线、异物、肿瘤切除造成的一侧或两侧乳房缺失。
2. 患者有乳房再造要求,身体主要器官无严重器质性病变,如糖尿病、严重心肺功能不全、高血压及凝血功能不全等,可以耐受手术。
3. Ⅰ、Ⅱ期乳腺癌,要求即时再造乳房者。
4. 乳腺癌切除术后半年以上,要求乳房再造者。
5. 先天性乳房发育不良者。

与所有的手术一样,应尽量避开月经期,对于长期服用扩血管药物或避孕药物者,术前应停药 2～3 周。

三、乳房再造方法的选择

目前,乳房再造的手术方法有假体植入和自体组织移植两大类。应用自体组织移植再造乳房有下腹直肌肌皮瓣(TRAM、DIEP)、背阔肌肌皮瓣、臀大肌肌皮瓣和局部胸腹部皮瓣等方法。

乳房再造方法的选择应根据患侧和健侧乳房的情况决定。首先应检查患侧乳房切除后瘢痕的形态、方向与增生程度,皮肤的松紧度和质地,胸大肌是否保留,其质量如何,锁骨下区及腋窝部组织缺损情况,腋前襞形态是否保留等。同时应检查健侧乳房丰满和下垂程度,乳房的形态,以及患者的年龄,一般身体状况,腹部和背部以前的手术瘢痕。考虑患者对健侧乳房是否有增大、缩小、下垂矫正等要求。一般情况下大部分患者拒绝对健侧乳房进行任何的手术操作。

假体乳房再造是目前国际上乳房再造的主流方法,有先行扩张后假体置换的Ⅱ期手术方法,和一次假体植入的Ⅰ期手术方法。脱细胞真皮基质的应用扩大了假体乳房再造的适应证,提高了乳房再造的效果。最大的优点是手术创伤较小。

TRAM、DIEP 乳房再造手术可以满足几乎所有类型的乳房再造要求,其组织量大,再造乳房的形态自然,有一定的丰满和下垂程度,可以达到和健侧完全对称,特别对乳腺癌根治术后或扩大根治术后,组织缺损量大,胸部仅留一层皮肤,不能应用假体等其他再造方法者TRAM尤为适用。缺点是手术创伤较大,有时会造成严重的手术并发症。

对健侧乳房体积中等或较小,无明显下垂,患侧胸大肌保留,皮肤覆盖条件良好者,特别是不愿接受较大手术创伤,寻求简便的手术操作时,可以应用乳房假体或先行皮肤扩张后再植入乳房假体进行再造。

背阔肌肌皮瓣或扩大背阔肌肌皮瓣适合于乳房良性肿瘤、保乳治疗手术后乳房部分缺损、保留胸大肌的改良根治术后以及健侧乳房中等大小的患者。只有当以上方法不能使用者,才采用背阔肌肌皮瓣和人工乳房假体联合应用进行乳房再造。

Bostwick(1990)采用一种简单的方法来判断胸部组织缺损程度,以判定是否需要先进行皮肤扩张治疗(图4-2)。其方法是测量健侧和患侧乳房垂直方向和水平方向的长度,如果两者相差5cm以上时,

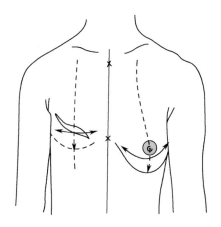

图4-2　Bostwick乳房缺损程度评估方法

则缺损组织较大,不宜单纯植入乳房假体,应先行皮肤扩张或采用自体组织移植进行再造手术。

乳房再造前应进行一次全面的肿瘤学方面的检查。乳房再造手术不应妨碍肿瘤学治疗原则。如发现有全身转移或局部复发,则不宜进行乳房再造手术。

第四节　后期乳房再造

一、TRAM乳房再造术

Hartrampf报告应用TRAM皮瓣再造乳房以来,已有近20年的历史,是目前乳房再造最常用的一种手术方式,曾被称为乳房再造的"标准术式"。

（一）应用解剖

腹直肌位于腹部正中线两侧,上宽下窄,上端起于剑突及第5~7肋软骨处,下端止于耻骨联合及耻骨嵴。腹直肌位于腹直肌鞘内,有3~4个腱划,左右两鞘间为腹白线。腹直肌前鞘完整,后鞘在脐下5.8cm处形成半环线,此线以下无后鞘。

腹直肌肌皮瓣的血液供应主要来自腹壁上、下动脉与伴行静脉。腹直肌的上1/3主要由腹壁上血管,中、下部由腹壁下血管供血,腹壁上、下血管吻合的个体差异很大,一般认为两者间在肌肉内有直接吻合支存在(图4-3)。Milloy报道60%无直接吻合支,Satto研究20例尸体解剖结果,在显微镜下均观察到吻合支,Moon应用血管灌注法分别从腹壁上、下血管灌注,5/89无吻合支。Moon根据血管灌注的压力观察血管吻合开放的顺序,认为腹壁上、下动脉间迂曲的细小吻合支为闭塞吻合,平时不开放,以区别直接吻合血管。因此Satto认为肌肉内有直接吻合支的存在可能夸大了实际情况。

单蒂TRAM皮瓣根据血供的优劣分为4个区域:Ⅰ区位于腹直肌蒂表面,血液供应最

好；Ⅱ区位于蒂部对侧腹直肌表面，血供次之；Ⅲ区位于腹直肌蒂的外侧，与肌肉蒂同侧，血供又次之；Ⅳ区位于蒂部对侧腹直肌的外方，位于肌肉蒂的对侧，与Ⅲ区对称，血供最差（图4-4）。

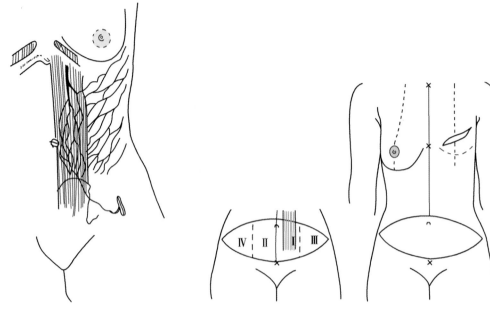

图 4-3　TRAM 皮瓣腹直肌内的血管吻合支　　　　　图 4-4　TRAM 带蒂皮瓣的血供分区

（二）正常女性乳房和腹部形态分析

女性乳房随着年龄的增长而变化。自少女时期开始，首先表现为乳头乳晕隆起，至青春期，乳房轻微隆突，底盘扩大，腋前襞增宽，乳房体进一步膨隆，乳晕的弧度逐渐变浅，最终与乳房体的弧度一致，乳腺进一步发育膨隆成为半球形，体现出女性的形态美，之后年年岁岁，完成哺乳的使命后，乳房逐渐萎缩。成熟女性乳房的美体现在质感和量感两方面。乳房位于第2～6肋，胸骨缘和腋前线之间，向外上延伸形成乳房尾叶。体现乳房形态的主要是乳间沟、乳房下皱襞、乳房外侧的弧度、乳头到胸大肌的高度和乳房的下垂程度，以及腋前襞的形态。乳房再造应遵循两侧对称的原则，只有在健侧乳房严重下垂或萎缩等情况下，需要对健侧进行操作。

年轻女性的腹部表现为轻微的凹陷与膨隆，呈现立体美感。在脐上腹部正中，两侧腹直肌之间有一浅的凹沟，脐部凹陷较深，脐下小腹轻微膨隆，两侧肋腹部有一浅浅的凹陷，进一步突出腹直肌的形态（图4-5）。

应用TRAM再造乳房，兼有乳房塑形和腹部整形的双重效果，应力求再造出两侧对称，有一定膨隆和下垂，弧线优美的乳房，以及和腹部整形一样表现出上腹正中凹陷，腹直肌形态清晰，下腹轻微膨隆的年轻女性腹部形态。

（三）病例选择

一侧腹壁上血管为蒂的TRAM皮瓣的安全供血范围约为皮瓣的60%，即第Ⅰ、Ⅱ区和部分Ⅲ区。有下腹部正中瘢痕的患者，蒂部对侧的血液供应受到影响，阑尾切口瘢痕不影响皮瓣血供，腹直肌横断切口瘢痕则不能行带蒂转移。因此，保留胸大肌的乳腺癌改良根治术

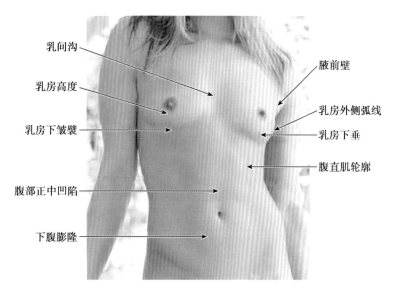

乳间沟

乳房高度

乳房下皱襞

腹部正中凹陷

下腹膨隆

腋前壁

乳房外侧弧线

乳房下垂

腹直肌轮廓

图 4-5　年轻女性腹部的形态,上腹部正中有浅的凹陷

后、除阑尾切口外,无其他腹部瘢痕的患者是单蒂 TRAM 皮瓣的良好适应证。

乳腺癌根治术后或扩大根治术后,组织需要量大,单蒂 TRAM 皮瓣组织量不足;以及有下腹部正中瘢痕的病例,单蒂 TRAM 对侧的血供受到影响,应选择双蒂 TRAM、垂直腹直肌肌皮瓣(VRAM)或附加血管吻合(super-charge)、游离移植(free TRAM)等术式。以附加血管吻合的手术方式为首选。

(四)手术设计

术前站立位作出标记线:①前胸部组织缺损的范围,大范围的组织缺损需要从锁骨下开始充填;②与健侧对称的乳房下皱襞;③剑突正中点;④阴毛上部正中点。TRAM 皮瓣的设计首先确定皮瓣的上缘,由于脐部周围的血管穿支最为粗大和丰富,TRAM 皮瓣的上缘位于脐上0.5～1cm;下缘通过阴阜的稍上方,要考虑到供区能够直接缝合,特别是对年轻患者,腹部皮肤本来紧张,缺少松垂,皮瓣的下缘要适度上移,防止供区伤口裂开或皮肤部分坏死,阴毛内的切口容易导致上腹部围裙样皮瓣正中部分坏死。皮瓣呈纺锤形,范围限制在两侧髂前上棘(内,即限制在腹壁下血管和腹壁浅血管供血的范围内,超出该范围,会将旋髂浅血管的供血区域带进皮瓣,成为皮瓣部分坏死的原因。皮瓣转移时为了减少蒂部的扭曲,一般选择重建侧的对侧腹直肌作为肌肉蒂。最近也有利用同侧腹直肌作为肌肉蒂的报道(图 4-6)。

(五)手术操作

手术在全麻下进行,术前插导尿管。首先切除胸部瘢痕,分离前胸部皮瓣,上至锁骨下,外到腋中线,内为胸骨旁,向下分离至乳房下皱襞。于胸部正中向腹部作皮下隧道。制作皮下隧道时,应防止患侧乳房下皱襞过多分离和破坏乳间沟形态。

切开肚脐周围,将脐部从皮瓣分离。然后切开 TRAM 皮瓣上缘,脂肪层切开时向头部斜形进入,利于皮瓣多带入脂肪组织和脐周主要穿支血管。于腹直肌鞘膜表面向头侧分离围裙样皮瓣,越过肋弓边缘,与胸部创面皮下隧道相通。分离腹部皮瓣时,腹直肌鞘膜表面保留部分脂肪组织,利于淋巴回流。切开 TRAM 皮瓣下缘,于蒂部对侧自外侧开始在筋膜表面剥离至腹部正中,然后在蒂部同侧从外向内剥离至显露腹直肌外侧皮肤穿支为止。腹直肌外侧缘有肋间动脉的穿支发出,予以切断。

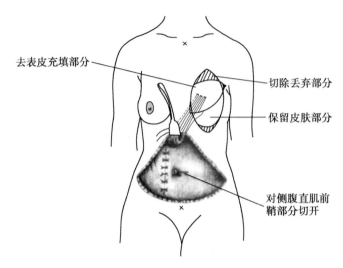

图 4-6　TRAM 乳房再造示意图

　　于皮瓣中下 1/3 交界处,皮肤穿支的外侧切开腹直肌鞘膜,分开腹直肌找到腹壁下动静脉,确认血管的走行,最小限度的将肌肉带进皮瓣。为了准备必要时血管吻合,腹壁下血管分离至股动静脉,尽可能长的采取备用。由于腹壁疝多发生在下腹部,为了防止术后腹壁疝的形成,该部位尽量多保留腹直肌及其鞘膜。即脐下部分切取中央约 3cm 宽的腹直肌及其鞘膜,保留内外两侧的部分腹直肌及其鞘膜。脐上部分则优先保证皮瓣的血液供应,仅保留腹直肌的外侧 1/3,内侧 2/3 作为肌肉蒂。切取中间 1~2cm 宽的腹直肌前鞘,将内侧约 2/3 的肌肉带进腹直肌蒂(图 4-7)。保留中间 1~2cm 宽的腹直肌前鞘,可以防止剥离腹直肌前鞘时损伤腱划部位的血管。向上分离肌肉蒂至肋弓缘,确认自肋软骨下进入肌体的腹壁上动静脉,将皮瓣旋转移植到胸部,暂时固定。仅切取部分腹直肌,腹部尽可能多的保留部分腹直肌及其鞘膜是防止腹部软弱和腹壁疝等腹部并发症的重要措施。

　　腹直肌前鞘的闭合自上而下进行,用 2 号丝线 8 字双层缝合。对侧腹直肌前鞘同样部分折叠缝合,维持腹壁紧张性的对称,将脐部与腹直肌前鞘固定,使脐部位于正中位置。或切开部分对侧腹直肌前鞘,将脐部固定于正中位置(图 4-8)。

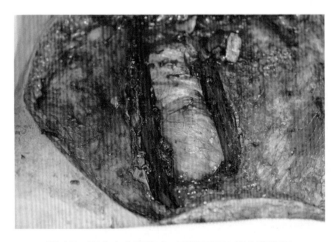

图 4-7　肌肉内分离技术,保留两侧的部分腹直肌

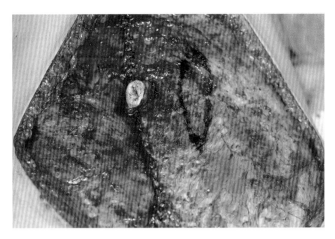

图 4-8　对侧腹直肌前鞘部分缝合，维持腹壁的对称性

调整患者于半坐位，于皮肤正中开洞，剪除皮肤内面洞穴周围的脂肪组织，使新形成的肚脐有较深的凹陷。于脐上腹部正中脂肪层作一纵行切口，反转皮瓣，剪除纵行切口边缘部分脂肪组织，形成一皮下凹陷。皮瓣复位，于腹部正中凹陷处和两侧肋腹部与前鞘固定数针，模拟年轻女性腹部的形态。放入引流管，耻骨上创口自外向内调整缝合，避免两侧形成猫耳朵，最后缝合脐周。对腹壁缝合不够确实者可以使用疝气补片，防止腹壁软弱或腹壁疝的发生。

应用 TRAM 皮瓣进行乳房再造的同时，对腹部供区也起到腹壁整形的作用，对中年女性尤为明显，因此腹部供区的处理原则和腹壁整形一致。闭合腹直肌前鞘时，对侧腹直肌前鞘同样部分缝合，维持腹壁紧张性的对称，使脐部位于正中位置。手术中将脐部与腹直肌前鞘固定，于皮肤正中线脐部 Y 形开洞，剪除皮肤内面洞穴周围的脂肪组织，使新形成的肚脐有较深的凹陷。术中剪除上腹部正中部分脂肪，形成一皮下凹陷，于腹部正中凹陷处和两侧肋腹部与前鞘适当固定，模拟出年轻女性腹部的形态。

根据乳腺癌切除式的不同，乳房的塑形方法有所差异。皮瓣的设置有横形和纵形之分，单蒂 TRAM 多为纵形设置。首先切除皮瓣的上外侧 1/4，即皮瓣的Ⅳ区。将皮瓣的上端缝合固定于前胸部腔隙的上缘，模拟乳房尾叶和腋前襞，然后固定乳房内侧，下方和外侧，切除多余的皮肤，折叠塑形，缝合创缘。注意作出乳间沟，以及与健侧对称，适当下垂和隆突的乳房形态。改良根治术的患者，胸大肌胸小肌保留，腋前襞的形态完整，皮瓣内上外下设置，重点突出再造乳房的外侧弧线。根治术或扩大根治术后的患者，胸大肌被切除，胸部组织缺损严重，胸部的重建需要充填锁骨下和腋窝部的凹陷和塑造乳房球形体，皮瓣外上内下设置，重点突出腋前襞和乳房的弧线。胸部组织严重缺损的患者，需要将皮瓣固定于上臂内侧，模拟胸大肌的止点和形态。

术后用腹带包扎腹部，使供区皮瓣与基底贴附，同时加强腹壁，防止腹壁疝的形成。剑突部位有蒂部通过，应注意防止局部受压，影响皮瓣血液供应。

麻醉技术尤为重要，应在麻醉清醒前吸痰，清醒后及时拔除气管内插管，拔管时助手按压腹部，防止拔管时呛咳，导致腹壁缝线崩裂。新近开展的喉罩全身麻醉技术，将喉罩罩在会厌喉部，气管内不插管，可以防止拔管时呛咳和手术后气管内不适。为了防止腹部呛咳崩裂，也可以同时行腹部硬膜外麻醉和气管插管麻醉，拔出气管插管时通过硬膜外麻醉保持腹壁肌肉的松弛。术后搬运患者时保持患者折刀位，防止缝线崩裂，为了减少患者搬动过程中的意外,可以将病床调整折刀位后直接从手术床搬到病床上。

术后防止便秘和咳嗽,4~5天根据引流量的多寡拔除引流管,开始步行,10天左右拆线,无特殊情况病人可以出院。

术后3个月,皮瓣肿胀消退稳定后,应用局部星状皮瓣门诊手术进行乳头乳晕再造,以后文身着色,完成乳房再造的整个过程(图4-9)。

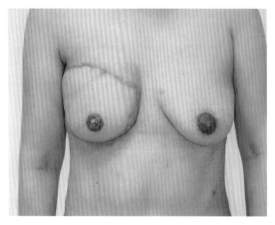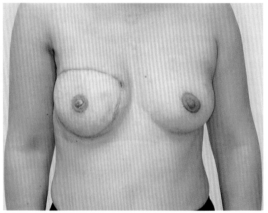

图4-9 TRAM乳房再造术后

(六) 双蒂 TRAM 皮瓣

双蒂 TRAM 对腹部有正中瘢痕和乳腺癌根治术后需要应用整个 TRAM 皮瓣再造的患者是一种切实可行的治疗方法。由于双蒂 TRAM 皮瓣切取两侧腹直肌,对腹壁功能影响较大,术中切取部分腹直肌鞘膜,采用肌肉内分离技术(intra-muscular dissection)显得格外重要。注意操作方法,一般情况下不需要人工合成补片加强腹壁。对腹直肌鞘膜和腹直肌切除过多者,术中应用自体筋膜、真皮组织或人工补片(涤纶网)等加强腹壁。

术前设计和手术操作基本上和单蒂 TRAM 相同。自皮瓣两侧向内分离,至显露外侧血管为止。然后在脐部和皮瓣下缘正中腹白线处作深筋膜上隧道,注意防止损伤腹直肌内侧的穿支血管。于穿支血管外侧切开腹直肌前鞘,首先找到腹壁下动静脉,确认血管走行后,劈分外侧腹直

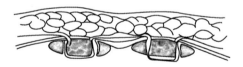

图4-10 保留部分腹直肌,防止腹壁软弱

肌和内侧腹直肌,剪开腹直肌内侧鞘膜,逐步向头侧分离,和单蒂皮瓣一样,脐上部分仅切取中间1~2cm宽的腹直肌前鞘和内侧2/3腹直肌,保留外侧1/3,脐下部分仅切取中间部分腹直肌,保留内外两侧部分鞘膜和肌肉(图4-10)。

皮瓣转移到胸部后多为横形设计,去除多余表皮,充填锁骨下凹陷,塑造腋前襞形态和乳房外形(图4-11)。

(七) 吻合血管的 TRAM 皮瓣(Super-charged TRAM,Turbo-charged TRAM,Super-drainage TRAM)

正常状态下腹直肌及其表面皮肤由腹壁上血管和腹壁下血管双重供血,腹壁下血管占有优势。单蒂 TRAM 皮瓣形成后,皮瓣血供由腹壁上血管供给,其结果造成以下三个方面:①腹直肌肌皮瓣由正常状态的双重供血变成腹壁上血管单一供血,和生理状态下的血供方

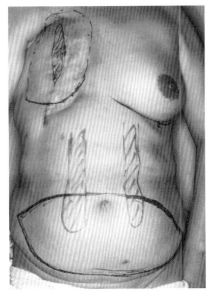
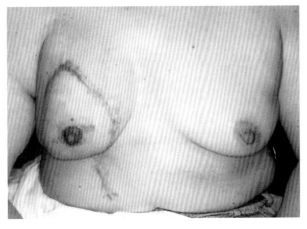

图 4-11 双蒂 TRAM 乳房再造前后

式不符。②单蒂 TRAM 皮瓣的安全使用范围为整个肌皮瓣的 60%,超出此范围,皮瓣会有部分坏死的可能。③皮瓣易发生静脉回流不畅,皮瓣淤血,皮下脂肪发生变性,形成局部硬结。为了改善血液循环不足,恢复生理状态下的血供方式,在单蒂皮瓣的基础上附加血管吻合,可提高皮瓣的安全性,减少皮瓣坏死和皮下组织变性。可吻合的血管有蒂部同侧腹壁下血管、蒂部对侧腹壁下血管、蒂部同侧或对侧腹壁浅静脉等。Hartrampf 最早将附加吻合血管的皮瓣统称为 Super-charged TRAM。Yamamoto 等为了区分不同的手术方式,将附加吻合血管的皮瓣分为 Super-charged 和 Turbo-charged 皮瓣。

Super-charged TRAM:将蒂部对侧腹壁下动静脉和胸背动静脉或腋动静脉的分支吻合。适用于胸部缺损量大伴有锁骨下区凹陷和腋窝组织缺损,需要整个皮瓣组织进行再造者,或有腹部正中瘢痕,蒂部对侧受影响的患者(图 4-12)。

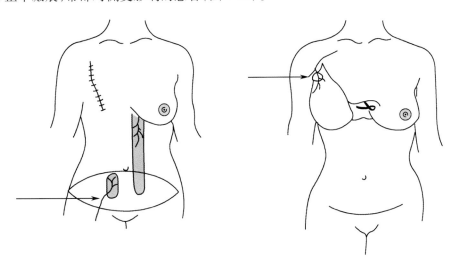

图 4-12 Super-charged TRAM,蒂部对侧腹壁下血管和胸背动静脉的分支吻合

139

Turbo-charged TRAM:将蒂部同侧的腹壁下动静脉和胸背血管吻合。适应证和单蒂TRAM相同(图 4-13)。

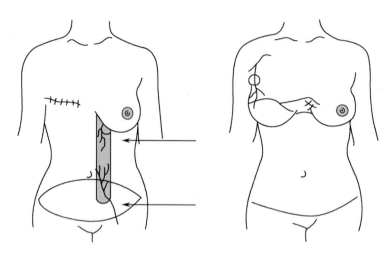

图 4-13 Turbo-charged TRAM,蒂部同侧的腹壁下动静脉和胸背血管吻合

Super-drainage TRAM:TRAM 皮瓣移植后最主要的问题是静脉回流不畅,皮瓣淤血。为此单纯将腹壁浅静脉或腹壁下静脉与胸背静脉吻合,不吻合动脉。尽管包括我们在内的很多临床医生都曾应用过该方法,Yanago(1999)首次将其称为加强引流的 TRAM(Super-drainage TRAM)。

(八) TRAM 游离移植(free TRAM transfer,free-TRAM)

以腹壁下动静脉为蒂 TRAM 皮瓣游离移植,保持了腹壁下血管为下腹部皮肤皮下组织的主要供血血管,TRAM 皮瓣血供良好,和带蒂移植相比较少发生脂肪变性硬结;皮瓣仅切取部分腹直肌,减少了腹壁肌肉的损伤。在掌握熟练显微外科技术技巧者,皮瓣坏死发生率为 1%~3%,在 20 世纪 90 年代 TRAM 皮瓣游离移植乳房再造有增加的趋势,不足之处是和带蒂移植相比,手术时间延长 1~2 小时,要求有熟练的显微外科操作技术,皮瓣成活与否是全或无的结果。

手术操作和带蒂移植基本相同,保留穿支血管周围少量肌肉组织,以保护血管。分离皮瓣是要求尽可能长的保留腹壁下血管。受区血管一般选用胸背血管、胸廓内血管和腋动静脉的分支血管等(图 4-14)。值得注意的是,选择胸廓内血管吻合时,虽然所需腹壁下血管长度有限,但仍建议尽可能长的分离腹壁下血管,保留备用,以便发生吻合口阻塞,患侧胸廓内血管不能使用时,改为与健侧胸廓内血管或胸背血管吻合。胸廓内血管位于胸骨旁 1cm,紧贴软骨下。一般选用第二、或第三肋间,越往下血管越细。显露胸廓内血管时,首先用骨膜剥离子剥离肋软骨前面的软骨膜,用咬骨钳咬除肋软骨,然后用眼科小剪刀剪开肋软骨底面的肋软骨膜。如果按一般

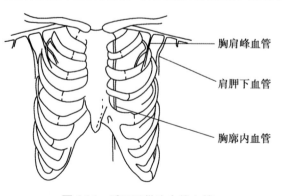

图 4-14 受区可供吻合的血管

胸肩峰血管

肩胛下血管

胸廓内血管

方法剥离肋软骨四周软骨膜后再切除肋软骨,易于损伤胸廓内动静脉。胸廓内静脉过细不能使用时,需要取下肢隐静脉移植与胸背静脉桥接,或将上肢头静脉逆转移位与皮瓣静脉吻合。

术后 1 周内密切观察皮瓣血液循环情况,怀疑有吻合口血栓形成时,应及时手术探查,切除栓塞部分,重新吻合。

(九) 腹壁下血管穿支皮瓣(deep inferior epigastric perforator,DIEP flap)

Koshima 和 Soeda(1989)首先报道完全不带腹直肌的腹壁下血管穿通支皮瓣。Allen 和 Treece(1994)率先将 DIEP 应用到乳房再造。DIEP 皮瓣是以腹壁下血管为血管蒂,以其在脐周的主要血管分支为滋养血管的下腹部皮瓣。皮瓣形状与设计与 TRAM 皮瓣相同。手术首先在蒂部一侧寻找腹壁浅血管,注意腹壁浅静脉的粗细,当腹壁浅静脉直径大于 1.5cm 时应保留吻合该静脉,一般情况下腹壁浅静脉粗大时往往腹壁下静脉较细。然后在腹直肌前鞘表面找到腹壁下血管的外侧和内侧穿支,确认直径大于 1mm 的主要营养穿支血管,有时没有明显的主要穿支时需要带入 2 个或 3 个穿支血管。在穿支周围切开前鞘,向上、下延长前鞘切口,用橡皮带套入穿支用作轻轻牵拉用,提起周围的腹直肌,沿其走行分开腹直肌,追踪到腹直肌后腹壁下血管主干。分离过程中为了保护血管,可以借助放大镜完成。必要时为了保护供血穿支血管,可以在血管周围保留少许肌肉组织。蒂部完成后,再进行对侧皮瓣的分离,这样当穿支血管有疑问时,可以改用对侧带蒂转移。皮瓣形成后与胸部受区血管在显微镜下吻合。

该方法的优点是最大限度的保留了腹直肌的形态与功能,将腹壁的损伤程度降到最低水平。缺点是手术操作相对烦琐,手术时间延长,分离血管时易损伤穿支血管,特别是完全不带腹直肌时,增加了皮瓣失败的概率。与带部分肌肉组织的 TRAM 相比,皮瓣发生硬结等缺血现象的概率增加。

临床实际操作过程中首先寻找一侧腹壁的穿支血管,如果穿支血管不理想,则建议采用对侧的带蒂 TRAM 移植,以保障手术的成功。

术前检测定位 DIEP 的穿支血管可以提高手术的可靠性。常用的方法有超声定位、CTA,或术中使用吲哚菁绿近红外成像实时导航技术。

(十) 腹壁浅血管下腹部游离皮瓣(superfecial inferior eprgastric arterial flap,SIEA)

腹壁浅血管为蒂的下腹壁皮瓣是指以腹壁浅血管为蒂进行转移,皮瓣位于腹直肌表面,完全不破坏腹直肌,腹壁的功能得以最大程度的保留。但是,腹壁浅血管的变异较多,大约只有20% 左右的患者可以采用该方法。

皮瓣设计与 TRAM 皮瓣相同。首先切开皮瓣的下缘,仔细寻找腹壁浅血管,如果血管直径大于 1.5mm,则可以进行 SIEA 皮瓣手术,如果没有合适大小的腹壁浅血管,则改用 DIEP 皮瓣,如果也没有主要的穿支血管则建议改行保留部分腹直肌的 TRAM 皮瓣转移,如果一侧皮瓣分离时蒂部受损,多数情况下为了安全起见,建议改行对侧的带蒂移植。

(十一) 吻合神经的 TRAM 皮瓣

TRAM 乳房再造术后感觉的恢复在形态问题解决后开始引起人们的注意。TRAM 乳房再造,术后 10 个月至 1 年触痛觉渐渐恢复,但感觉恢复不恒定,一部分患者恢复较好,一部分较差。Slezak(1992)首先报道吻合肋间神经的 TRAM 乳房再造,随访 3～6 个月,认为感觉恢复好于不吻合神经者。之后 Shaw(1997),Yauo(1998)得出相同的结论。

1. 神经解剖　腹直肌由 T_6 ~ T_{12} 脊神经支配,含有运动神经和感觉神经纤维,从后上到前下方走行于腹内斜肌和腹横肌之间,于腹直肌中外 1/3,离肌肉外侧缘约 2 ~ 4cm 自肌肉深面进入腹直肌,部分神经穿出腹直肌,进入皮下,支配腹部皮肤感觉。

乳房的感觉神经除乳房上方部分由锁骨上神经分布外,主要由肋间神经支配。乳房外侧由第 2 ~ 6 肋间神经外侧皮支支配,自深筋膜表面进入乳房,走行于乳腺体内,呈扇形扩展分布于乳房表面皮肤。乳房内侧由肋间神经前皮支支配,和外侧皮支相比神经相对细小。乳头乳晕区域由第 3 ~ 5 肋间神经外侧皮支和第 2 ~ 5 前皮支支配,其中第 4 肋间神经的外侧皮支和前皮支尤为重要。

2. 手术操作　即时乳房再造者,乳房切除时保留第四肋间外侧皮支,如第 4 肋间神经不能保留时,应解剖保留第 3 或第 5 间神经外侧皮支。如果外侧皮支不能保留时,应用肋间神经前皮支。

肋间神经和肋间血管伴行,分离 TRAM 皮瓣时,遇有肋间血管分支时应予保留,经小切口分开肌肉,追踪肋间神经,可切取 10cm 长。一般选用第 11 肋间神经,也可选用第 10 肋间神经。在显微镜下用锐性刀片切除第 4 肋间神经外侧皮支断端和第 11 肋间神经断端,用 9-0 尼龙线作神经鞘膜和束膜缝合。

乳房作为性器官之一,除一般触痛、温觉和震动觉外,还具有性感觉。目前的神经修复方法只能修复一般感觉,不能恢复性感觉。有人建议局部刺激通过大脑想象,训练建立条件反射,有助于再造乳房的性感觉恢复。所幸的是乳房仅是女性性感官的一部分,并非全部,刺激其他感觉器官和亲昵的伴侣关系,同样会唤起性兴奋。

(十二) 低位 DIEP 皮瓣

经典的 TRAM 或 DIEP 皮瓣主要依赖脐周围的穿支血管,虽然血供得到保障,但供区的瘢痕往往位于下腹部的正中,患者对供区瘢痕颇有微词,为此有学者开始探讨低位的 DIEP 皮瓣。低位 DIEP 的前提是下腹部有合适的穿支血管,术前需要用 CTA 对穿支血管加以定位,并测量穿支血管的直径。对合适的患者选用低位 DIEP 皮瓣乳房再造(图 4-15)。

(十三) TRAM 切取后腹部张力的变化

TRAM 是目前乳房再造最常用的方法之一。采用 TRAM 皮瓣再造乳房,切取部分腹直肌及其前鞘,腹直肌遭到破坏,术后是否造成腹直肌肌力和腹壁张力下降,影响体育运动、日常生活以及将来的生育,是大家关心的问题之一。为了准确测量 TRAM 术后腹壁功能,Hartrampf 等将腹直肌肌力与腹壁张力作为两个概念区分开来。腹直肌肌力指腹直肌的运动收缩力,通过仰卧起坐等运动进行检测;腹壁张力指腹壁的静态张力,是腹部所有肌肉、筋膜与皮肤张力的综合体现,也是能否防止腹部软弱和腹壁疝形成的关键。

1. 腹壁张力的调查方法

(1) 调查表问卷:了解有无术后腹背疼痛;日常生活及运动能力是否受影响;人体姿态的改变等。

(2) 体格检查:检查患者的身高和体重,腹部外形以及有无腹壁松弛,腹壁疝形成及上腹部隆突等。

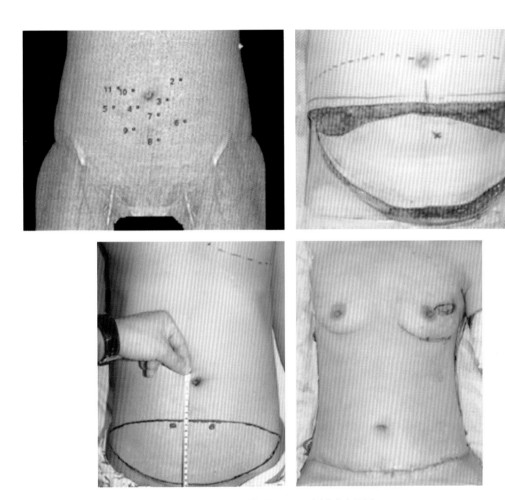

图 4-15 低位 DIEP 皮瓣乳房再造

（3）肌力测定（图 4-16）：上腹直肌肌力测定：患者取平卧位,双下肢伸直固定,双上肢抱臂置于胸前,抬起上身,以抬至不同的高度而分为 1～5 级,5 级为正常肌力。

下腹直肌肌力测定：患者取平卧位,双上肢置于身体两侧,双下肢伸直向上至 90°,逐渐下降角度,分别于 60°、45、10°而分为 3、4、5 级。

右腹外斜肌肌力的测定：患者取平卧位,双上肢交叉抱臂置于胸前,左下肢屈曲,右肩和右肩胛骨抬起以接触左膝部,分为 3、4、5 级。

（4）腹直肌形态的观察：对腹直肌形态术前及术后 2 周、3 个月分别 CT 扫描,以脐为中点,观察脐上、脐下腹直肌形态的变化,做手术前后的对照（图 4-17）。

2. 腹壁张力的改变 TRAM 术后 95% 患者对腹部外形恢复满意,体重无明显改变,无腹背疼痛,术后早期（1～6 周）部分患者（约 60%）自觉胸部正中有压迫感,腹部存在收紧感等不适症状,尤其以双蒂皮瓣乳房再造者为明显。随着时间的推移,一般术后 3 个月后自觉不适症状消失。运动测试显示术后上腹直肌、下腹直肌及腹外斜肌的肌力大多不及术前,但日常生活起居不受任何影响。CT 扫描显示术后腹直肌形态保持良好。关于单蒂和双蒂TRAM 皮瓣的区别,手术初期双蒂皮瓣肌力明显不如单蒂者,但随着时间的推移,差别逐渐缩小。

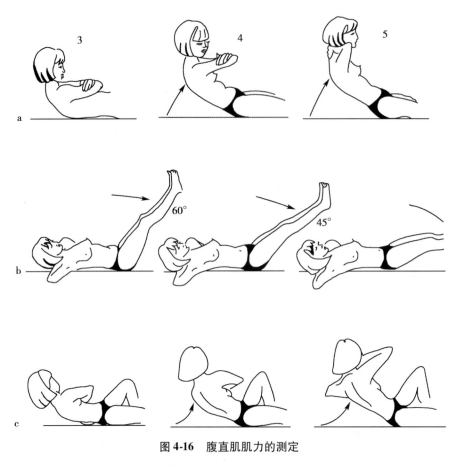

图 4-16 腹直肌肌力的测定

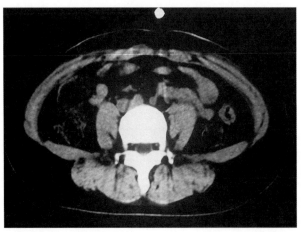

图 4-17 TRAM 乳房再造术后 3 个月,CT 显示腹直肌形态保持良好

　　Hartrampf 等报道 TRAM 皮瓣乳房再造后有 7 例患者自然分娩生育,其中 1 例双蒂 TRAM 皮瓣者为双胞胎。临床调查研究表明 TRAM 皮瓣术后一定时间内腹直肌肌力有所下降,双蒂 TRAM 皮瓣的下降程度大于单蒂皮瓣,但都能够维持足够的腹壁张力。采用肌肉内分离技术,正确的手术操作方法,比带蒂转移或游离移植之争更为重要。

3. 腹壁软弱的预防方法　采用 TRAM 皮瓣再造乳房,为尽可能维持腹壁张力,应采用肌肉内分离血管蒂的方法,即切取腹直肌内含有血管蒂的中间部分,尽可能多地保留腹直肌内外侧的肌肉部分,一般脐部以下腹直肌两侧各保留 1/3;脐部以上为了防止皮瓣血管蒂及血管网的破坏,则将腹直肌的中内侧的大部分肌肉组织和其前鞘膜约 1cm 宽带走,只保留外侧之 1/3 的肌肉。Duchateau 等认为肋间神经自腹直肌的中部进入肌肉,即使保留腹直肌两侧的肌肉,肌肉仍不可避免陷入失神经萎缩。随后的解剖学研究和临床经验表明腹直肌外部也有神经支配,保留部分腹直肌有利于加强腹壁的紧张性。肌肉内分离的技术是防止腹壁张力下降的重要措施。

关闭腹直肌前鞘采用双层双侧缝合的方法,即先用 7 号丝线 8 字缝合,外面再加固一层,对侧也同样缝合,以确保腹壁张力和腹部外形对称。必要时使用自体真皮、筋膜或人工补片(Prolene mesh,Gortex mesh)等加强腹壁。术后局部弹力腹带加压包扎 3 个月。

麻醉技术也与腹壁张力有一定的关系。全麻苏醒吸痰时,病员呛咳致腹压增高,引起腹直肌前鞘缝合处崩裂,需要重新打开分层缝合关闭伤口。手术可采用全麻加连硬外麻醉,在麻醉未清醒之前吸痰,拔管前不再吸痰直接拔除,防止吸痰刺激引起呛咳,腹压突然增加导致伤口裂开。

术后应保持折刀位,防止咳嗽和便秘导致腹压增高而引起缝线裂开。1 周后逐渐下床活动,2 周后可挺直行走。术后 3 个月内弹力腹带加压包扎加强腹壁张力。事实证明采用肌肉内分离的技术、正确的手术操作方法以及术后恰当的处理是维持腹壁张力的关键。

(十四) VRAM 乳房再造术

垂直腹直肌肌皮瓣位于腹直肌蒂部表面,相当于 TRAM 分区中 I、II 区,没有 III 和 IV 区,整个皮瓣的血供良好。但术后腹部遗留纵形、长的瘢痕,部分患者发生瘢痕增生,从美容观点考虑,较 TRAM 略逊一筹。有资料表明下腹部纵形瘢痕增生的概率明显高于横行瘢痕。

目前 VRAM 皮瓣仅限于胸部组织缺损严重的患者,其操作方法与 TRAM 基本相同(图 4-18)。

(十五) 并发症

TRAM 乳房再造术后的最主要并发症是皮瓣坏死以及供区腹壁疝形成。和应用乳房假体再造手术不同,手术并发症取决于假体本身的组织生物学特性,TRAM 乳房再造术后的并发症主要取决于适当的病例选择和手术者的操作方法和经验。应该充分认识到,绝大多数 TRAM 术后并发症是可以避免的。

TRAM 皮瓣应用早期,手术并发症的发生率在 20% ~ 30% 之间(Scheflan,1983;Hartrampf,1987)。Waterson(1990)分析了 346 例 TRAM 乳房再造的并发症,1981—1984 年单纯腹部并发症发生率为 16%,而随着手术经验的积累,1985—1990 年腹部并发症发生率降到 4%。Hartrampf(1987)报道 300 余例手术并发症发生率,皮瓣部分坏死为 6%,完全坏死为 0.3%,腹壁疝为 0.3%。到了 1991 年,其报道

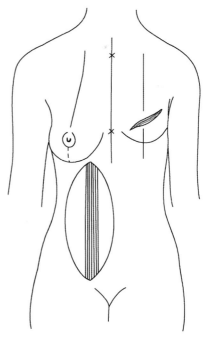

图 4-18　VRAM 的设计,皮瓣位于腹直肌表面

皮瓣部分坏死发生率为 3.0%,完全坏死为 0%。并发症的减少归功于手术经验的积累和对危险因素的充分认识。据欧美国家的资料,和并发症有关的危险因素有肥胖、吸烟、以前接受过放疗、高血压及严重的全身性疾患等,并特别强调肥胖因素。Kroll(1989)按肥胖程度分为四个等级:消瘦、标准、肥胖、重度肥胖,其 TRAM 皮瓣并发症的发生率分别为 15.4%、22.7%、31.4% 和 41.7%。

1. 皮瓣坏死　处理皮瓣坏死的最佳方法是避免发生。临床实践证明单蒂 TRAM 所能安全携带的面积约占整个皮瓣的 60%,选用单蒂 TRAM 时,应将皮瓣的 4 区和部分 3 区切除。术中预计会发生皮瓣坏死时应将腹壁下血管与腋部血管吻合。TRAM 皮瓣血运障碍早期仅表现为静脉回流不畅,皮瓣淤血花斑,术中应显微吻合血管,如果术后第二天发现静脉淤血时,应再次在手术室打开切口,将腹壁下血管与腋窝部血管吻合。

皮瓣坏死发生后,待坏死界限明显,彻底清创,去除坏死组织,重新塑形。值得注意的是清创时应将皮瓣重新舒展,切除坏死组织后,重新乳房塑形。如果在塑形状态下切除坏死组织,常因顾忌损伤蒂部而往往清创不够彻底,伤口较长时间不能愈合(图 4-19)。

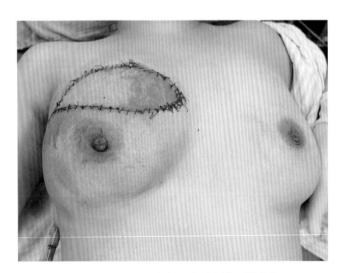

图 4-19　TRAM 乳房再造后皮瓣血供障碍

清创塑形后,再造乳房体积有所缩小,大部分患者能接受,对坏死组织范围较大,塑形后再造乳房体积过小的患者,可以二期皮瓣下植入乳房假体。

在坏死界限尚不确定时,应等待坏死界限清楚后,再作清创,期间局部涂敷抗生素软膏,如金霉素软膏、SD-Ag 霜等,防止因继发感染或痂下积液加重组织坏死。

2. 腹壁软弱和腹壁疝　腹壁软弱表现为腹壁整体膨隆,腹壁疝则因腹壁局部张力过低,腹内组织经此部位疝出。TRAM 皮瓣应用早期,强调注意皮瓣的血供,过多将肌肉和鞘膜组织带入皮瓣,腹壁疝的发生率较高,随着皮瓣血供的研究和操作技术的改进,发生率已显著降低。在我们一组 34 例 TRAM 乳房再造病例中,仅最初一例发生腹壁疝。注意采用肌肉内分离技术(intra-muscular dissection),保留较多的腹直肌前鞘,鞘膜双重缝合,清醒前吸痰,及时拔除气管内插管,防止因呛咳造成肌肉缝合口崩裂,术后防止便秘、咳嗽等腹内压急剧增高,腹部加压包扎,以及术后 3 个月至半年内穿戴弹性绷裤等措施有助于防止腹壁软弱和腹壁疝的发生。

为了防止腹壁疝的发生,有作者主张应用人工补片(有涤纶网、尼龙网等)、自体筋膜、真皮组织等加强腹壁(图 4-20)。Hein(1998)将皮瓣塑形时切除的皮肤组织,去表皮后移植到腹直肌前鞘,加强腹壁,废物利用,取得了良好的效果。再造方法的选择方面,应选用单蒂 TRAM 皮瓣或游离移植,尽量避免双蒂 TRAM 皮瓣。

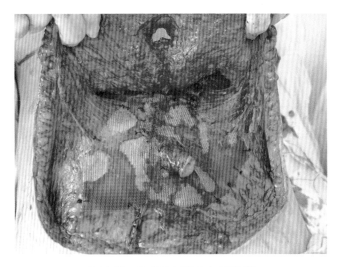

图 4-20　应用人工补片加强腹壁

腹壁软弱或腹壁疝发生后,患者应佩戴加强型弹力绷裤,直到二期手术矫正。腹壁疝修补术可以和其他局部调整手术一起进行,经腹部原手术切口,分离腹壁软弱或疝出部位,回纳疝出组织,应用组织补片,固定在周围健康的腹直肌前鞘和肌肉上,或固定在两侧髂嵴上。术后 3 个月内严格佩戴弹力绷裤,避免腹部剧烈运动。

3. 脂肪硬结液化　TRAM 皮瓣携带大量的脂肪组织,而脂肪组织脆弱,血供较差,因血供不良或组织挫伤,易于发生缺血变性或坏死液化。多量脂肪液化时可扪及波动感,需要用注射器将其抽出,加压包扎,常需多次进行。少量的脂肪液化可自行吸收。脂肪变性硬结大部分随时间的延长被吸收,个别情况下形成孤立性脂肪硬性结节,可在其他修整手术的同时予以切除。

孤立的脂肪硬结有时易与肿瘤复发相混淆,局部穿刺病理检查有助于鉴别诊断。

4. 切口裂开　切口裂开的部位多位于受区皮瓣边缘和缝合时张力过大的供区。在设计供区皮瓣时,应考虑供区能够直接拉拢缝合为度。受区的瘢痕组织边缘应尽量切除。边缘有部分坏死时,应保留缝线,避免过早拆除,起到拉拢伤口的作用,防止创面扩大。切口裂开后伤口换药,二期愈合;较大的创面,肉芽组织长出后,创面植皮修复,也可根据情况,切除瘢痕组织,制造新鲜创面直接缝合。

5. 供区瘢痕位置偏高　在适应证选择不当,腹壁没有明显下垂的情况下选用 TRAM 皮瓣进行乳房再造,手术后遗留的瘢痕往往位置偏高,瘢痕位于下腹部正中。为了避免此并发症,可以选用其他方法,也可以在确认穿支血管位置的基础上,将皮瓣位置设计下移,称为下移的 TRAM 皮瓣。

6. 其他并发症　其他少见的并发症有:①皮瓣下局部积液,可穿刺抽吸或局部引流。②供区瘢痕增生常见于 VRAM,TRAM 较少发生,处理同瘢痕的治疗,二期瘢痕切除,皮质激素瘢痕内注射,硅凝胶贴剂外敷等。③再造乳房形态不良,主要由于皮瓣塑形方法不当造成,二期针对不同的畸形,适当调整。

二、扩大背阔肌肌皮瓣乳房再造

传统的背阔肌肌皮瓣不携带周围脂肪组织,组织量小,多需要联合应用乳房假体进行乳房再造,达到与健侧乳房对称。乳房假体作为异物,有假体渗漏破裂,包膜挛缩等并发症,成为人们关注议论的焦点之一。为了避免使用乳房假体,Bohme(1982)和 Hockin(1983)提出单纯应用背阔肌肌皮瓣,不使用乳房假体进行乳房再造。经不断改进,被越来越多的人采用。扩大背阔肌肌皮瓣乳房再造传统上是指携带背阔肌周围的脂肪组织一并转移进行再造,最近有学者在此基础上携带部分前锯肌,以增加乳房再造的组织量。扩大背阔肌肌皮瓣乳房再造对中等大小的乳房是一种良好的手术方法,尤其适用于东方女性。

(一) 背阔肌周围脂肪分区

Delay(1998)将背阔肌周围可利用的脂肪组织分为五个区。Ⅰ区是位于皮瓣的皮肤部分与背阔肌之间的组织(fatty zone under the skin paddle)。任何形式的背阔肌肌皮瓣都包含这部分脂肪组织,由肌皮穿支血管供血。Ⅱ区是去除皮肤部分,背阔肌肌瓣表面的脂肪组织(fatty zone on the LD surface)。和Ⅰ区一样由肌皮、肌脂肪穿支血管供应。该部分面积大,可利用的脂肪组织看似菲薄,累积组织量也很可观。假定一侧背阔肌的面积为 $450cm^2$,肌肉表面有 0.5cm 厚的脂肪,脂肪总量可达 225ml。Ⅲ区为肩胛脂肪区(scapular fatty zone)。位于背阔肌的上内侧缘,作为肌瓣的延续,可以折叠使用,增加肌皮瓣的体积。该部分沿背阔肌内上缘向头侧走行,由发自背阔肌的小穿支血管供应。Ⅳ区为背阔肌前缘的脂肪区(anterior fatty zone)。位于背阔肌外侧缘的前方 3~4cm,由背阔肌发出的小穿支血管供血。Ⅴ区为髂骨上脂肪区(supra-iliac fatty zone)。位于髂嵴上方,也被称作 love-handle,是背阔肌下缘的延续,由背阔肌的肌脂肪穿支血管供血。该部分位于皮瓣最远端,背阔肌在此移行为腱膜部分,因此该区血供最为脆弱(图 4-21)。

(二) 术前检查与皮瓣设计

除去常规进行有关肿瘤全身复发的检查外,重点检查健侧乳房和供区的情况。①背部夹捏试验,估测供区可以利用的组织。将示指和拇指置于背阔肌前缘,将皮肤捏起,估测可以利用的脂肪厚度。注意观察髂嵴上方脂肪厚度与范围。背部瘦削者仅能再造体积较小的乳房,体态中等者可以用来再造中等大小的乳房,脂肪肥厚者可以再造较大的乳房(图 4-22)。②上肢夹收试验,测量背阔肌的功能。患肢外展,检查者用手托起患肢,嘱其内收,观察背阔肌肌腹收缩情况,背阔肌收缩功能丧失表明胸背神经受损,同时也意味着胸背血管遭到损伤。乳腺癌根治手术时,损伤胸背神经,背阔肌失神经萎缩,背阔肌肌皮瓣的组织量缩小,应采用 TRAM 皮瓣等其他方法进行乳房再造。背阔肌功能良好者意味着胸

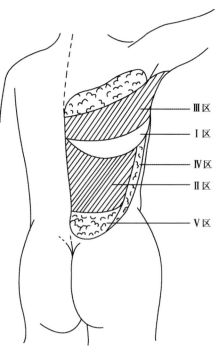

图 4-21　背阔肌周围脂肪分区

Ⅲ区
Ⅰ区
Ⅳ区
Ⅱ区
Ⅴ区

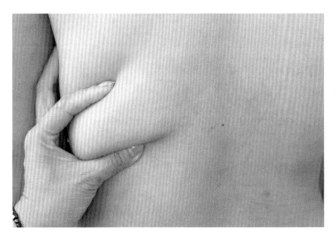

图 4-22　术前估测背部可以用的组织量,以及背部的皮纹方向

背血管神经保持完整,未被损伤。

　　皮瓣部分的设计有三种方法,为横形、外上内下的斜形以及内上外下的斜形(图 4-23)。

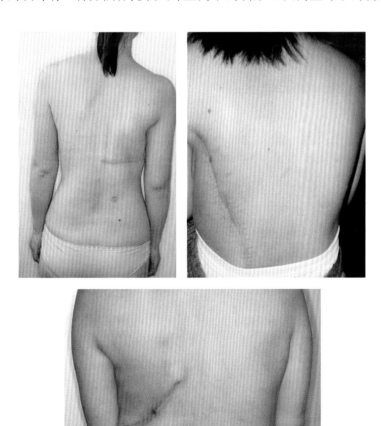

图 4-23　背部皮瓣不同设计方式的遗留的瘢痕,以横形和内上外下的瘢痕为佳

由于横形的瘢痕为胸罩所遮盖,瘢痕不明显,较为常用。外上内下的斜形皮瓣造成背部纵形瘢痕,有碍美观,但方便手术操作,特别是易于五区脂肪的切取。内上外下的皮瓣设计符合背部的皮纹方向,既便于皮瓣的切取又有助于术后瘢痕的美观。

患者站立位或坐位标画出胸部分离范围腔隙和背部脂肪皮瓣的切取范围(图4-24)。皮瓣部分呈新月形,向头侧弯曲,新月形皮瓣内侧离背部正中线3cm,外侧到腋前线皮瓣宽度7cm余,以能直接拉拢缝合为度。皮瓣过宽增加的脂肪组织量有限,反而会造成供区严重并发症。

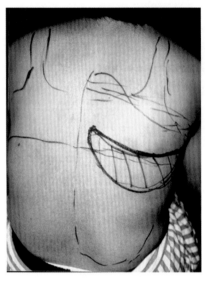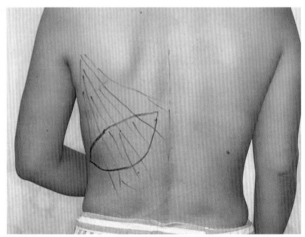

图4-24　患者站立位或坐位标画出胸部分离范围腔隙和背部脂肪皮瓣的切取范围,皮瓣的两种设计方法

患者取坐位或站立位,做手术前标记线。

(1) 与健侧对称的乳房下皱襞。

(2) 手术侧的背阔肌轮廓。

(3) 肌皮瓣设计:首先在背部大致标出胸罩轮廓,在胸罩下缘设计椭圆形皮瓣。皮瓣位于背阔肌上缘肌质部位,呈横形或斜形。皮瓣大小要求既满足乳房再造要求,供区又能直接拉拢缝合。如果采用保留皮肤的乳腺癌根治术,则只需要很少的皮肤。

(三) 手术操作

取患侧在上的侧卧位。胸部瘢痕切除和皮瓣游离均可在此体位下进行。术区消毒铺巾后,患侧上肢用无菌单包扎,便于术中移动。

切除胸部瘢痕,在皮瓣下胸大肌表面分离腔隙至术前的表划范围,止血后盐水纱布填塞备用。

沿背部标记线作皮瓣切口,切开皮肤后,保留皮下0.5cm厚的脂肪,其余脂肪保留在肌肉表面,潜行剥离肌肉、脂肪瓣的切取范围。潜行剥离时,应保持一定的皮下脂肪厚度,保护真皮下血管网,防止供区皮肤部分坏死。于皮瓣前缘在肌筋膜表面分离,显露背阔肌前缘。在背阔肌前缘底面确认血管走行。按所需肌肉的多少切断背阔肌的起点,采用由远及近的皮瓣切取方法,在肌肉深层分离包括胸背血管,将肌皮瓣掀起,向腋窝方向分离。胸背血管在进入背阔肌以前,发出分支进入前锯肌。特殊情况下,肩胛下血管遭到破坏时,背阔肌肌皮瓣依靠该分支可以维持血供。因此,应尽可能保留前锯肌的血管分支,一般情况下保留该分支不影响影响背阔肌肌皮瓣的转移,必要时可以适度游离血管分支的周围组织,增加该分支的长度;另一方面,即便肩胛下血管良好,保留前锯肌的分支,也有助于背阔肌的血供。背阔肌的止点可以保持完整、部分切断或切断后重建腋前襞,一般情况下背阔肌的止点全部切断,这样可以防止再造乳房由于肌肉收缩引起的变形。

在胸前、后两切口间,靠近腋窝做皮下隧道,将背阔肌肌皮瓣经此皮下隧道转移到胸前,暂时固定。供区创缘两侧游离后,放置负压引流,直接拉拢依次缝合皮下、皮内及皮肤。

调整患者于仰卧半坐位,进行皮瓣塑形。将背阔肌置于分离的胸前腔隙,皮瓣折叠,将脂肪瓣置于皮瓣下。首先将肌皮瓣尽量靠下与胸部肌肉、肋软骨膜和乳房下皱襞皮瓣固定,然后将背阔肌止点分别与锁骨内侧、胸骨旁线缝合固定。在腋前线处肌瓣与侧胸壁固定,缝合在前锯肌筋膜上。胸大肌部分缺如时,将肌瓣与胸大肌缝合固定。调整与健侧对称,去除多余的表皮,沿乳房下皱襞放置引流管,缝合皮肤切口。术后当时再造乳房体积应稍大于健侧,术中保护胸背神经,减少以后肌肉失神经萎缩。伤口包扎时防止蒂部受压术后上肢局部制动 72~96 小时(图 4-25)。

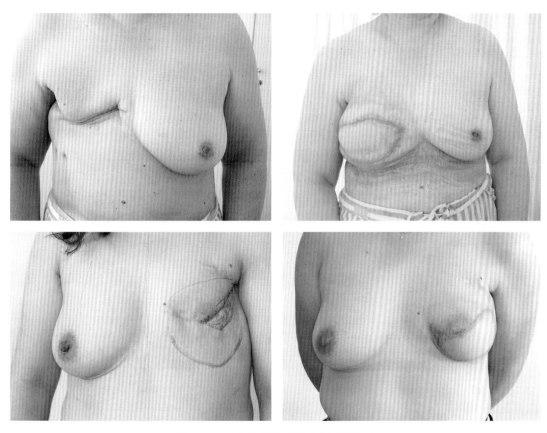

图 4-25 扩大背阔肌后期乳房再造前后

(四)腋窝凹陷修复

乳腺癌的保乳和改良根治手术治疗常常伴有腋窝淋巴结的清扫,造成腋窝凹陷畸形,严重者甚至导致上肢淋巴水肿。经典的 TRAM 和背阔肌乳房再造仅仅再造了乳房的锥体形状,不能同时修复腋窝畸形。传统的背阔肌乳房再造方法,在胸背血管进入背阔肌后,保留入肌点,在入肌点的上方离断肌肉,注重了血管的血供,没有修复腋窝畸形,同时由于肌皮瓣旋转到胸前,在侧胸壁处形成肌肉的隆凸。为了修复腋窝畸形,我们将背阔肌的离断部位提高到肌肉的止点,胸背血管入肌点以上的肌肉组织转移修复腋窝,同时覆盖腋窝的血管神经等重要结构(图4-26)。

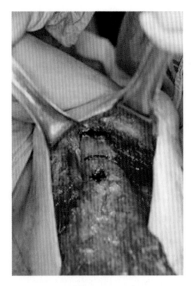

图4-26　保留胸背血管入肌点以上的肌肉组织转移修复腋窝

(五) 其他扩大背阔肌肌皮瓣方法

McCraw和Papp(1991,1994)应用四周扩展背阔肌肌皮瓣(fleurdelis flap),也称枫叶状皮瓣,不使用乳房假体进行乳房再造。该方法适用于健侧乳房体积较小和中等大小的患者。在传统背阔肌肌皮瓣的基础上,分别在皮瓣四周延伸呈翼状,携带部分皮肤组织,供区直接缝合。翼状皮肤去除表皮,折叠塑形,增加再造乳房的体积,缺点是背部瘢痕明显。

(六) 并发症

1. 主要的并发症是供区血肿和血清肿,发生率高达30%～50%。术中仔细止血,于最低点引出负压引流管,维持引流通畅是预防的关键。其他并发症有供区皮瓣部分坏死,胸部剥离皮瓣边缘愈合不良,部分坏死等。和传统的背阔肌肌皮瓣联合乳房假体进行乳房再造相比,减少了人工乳房假体有关的并发症。因供区分离范围较广,相对增加了供区血肿血清肿以及供区部分坏死的可能性。

顽固性的血清肿持续时间长,反复处理不愈,个别患者术后1～2年不愈,给患者造成巨大的心理压力。血清肿发生的早期需要反复多次穿刺抽吸,必要时于最低位戳洞重新放置负压引流管,加压包扎。持续时间长的血清肿,周围已经形成假膜,需要对假膜进行处理方能愈合。①放出血清液后,用无水酒精10～15ml冲洗囊腔,腐蚀假膜造成新鲜创面后,放入负压引流管,加压包扎,必要时可以重复操作。②重新打开切口,切除囊壁,形成新鲜创面,放置负压引流管重新缝合切口。该方法需要重新麻醉,创伤加大(图4-27)。③局麻下打开皮肤切口,用刮匙搔刮囊壁,填塞碘仿纱条,伤口开放引流,二期愈合;或待创面缩小,肉芽组

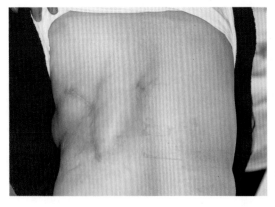
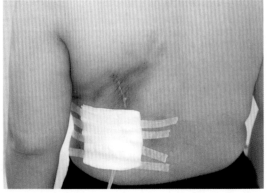

图4-27　背部血清肿2年转入我院,清创后置入负压引流管

织长出后清创缝合。

2. 再造乳房萎缩　扩大背阔肌乳房再造的适应证是背部可以利用的脂肪组织量较大，如果以肌肉成分为主，则建议采用背阔肌加假体的形式再造。背部肌肉成分较多的情况下，随着时间的迁延，再造乳房部分萎缩，体积变小（图 4-28）。

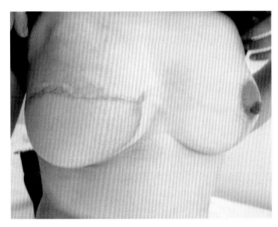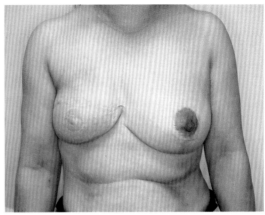

图 4-28　扩大背阔肌乳房再造术后 5 年随访，再造乳房部分萎缩

三、臀大肌肌皮瓣乳房再造

臀大肌肌皮瓣乳房再造有两种方法。一是以臀上血管为蒂，携带部分上部臀大肌肌肉和脂肪皮肤组织游离移植进行乳房再造；二是以臀下血管为蒂携带下部臀大肌部分肌肉和脂肪皮肤组织游离移植进行乳房再造。该复合组织瓣组织量大，不需要乳房假体，供区瘢痕较腹直肌肌皮瓣和背阔肌肌皮瓣的隐蔽，是一种切实可行的乳房再造方法。但可能是由于术中变换体位等原因，不如 TRAM 和背阔肌肌皮瓣应用广泛。

（一）臀上血管臀大肌肌皮瓣乳房再造

患者取站立位，标画出两侧乳房下皱襞和胸部分离范围。取同侧臀大肌肌皮瓣进行移植。用多普勒血流探测仪测定臀上血管走行，以臀上血管走行为轴心标画出上部臀大肌肌皮瓣。肌皮瓣呈梭形，长轴位于骶骨上缘和髂嵴的连线。用实线标出皮瓣范围，用点线标出皮下脂肪切取范围（图 4-29），皮下脂肪切取范围大于皮肤范围，以利于充填胸部皮下组织缺损。

患者取侧卧位，患侧向上。先切开皮瓣上缘和外侧缘，于臀大肌外侧股骨大转子上方，钝性分开臀大肌，在臀大肌和臀中肌之间向骶骨方向钝性分离，于臀中肌和梨状肌之间确认臀上血管的走行，然后全部切开皮肤游离肌皮瓣。通常有一条动脉，两条静脉。切取肌皮瓣，缝合供区，调整体位平卧，将皮瓣转移到胸部受区，在显微镜下吻合动静脉。皮瓣塑形，去除多余的表皮。

受区用于吻合的血管有胸廓内血管、胸肩峰血管和其他腋血管的分支，以胸廓内动静脉最为常用。胸廓内血管离胸骨旁线约 1cm，紧贴肋软骨膜。显露血管时应先用骨

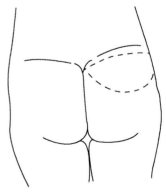

图 4-29　臀上血管臀大肌肌皮瓣乳房再造设计示意图

膜剥离器剥开第五肋软骨前面的肋软骨,用咬骨钳咬去肋软骨,然后用小剪刀剪开后面的肋软骨膜,显露胸廓内动静脉,不应和一般切除肋软骨一样,先剥开四周的肋软骨膜,再整段切取肋软骨,否则易损伤血管。有时胸廓内静脉较细,不宜做血管吻合时,应取下肢隐静脉移植到腋静脉,或取上肢头静脉移位与皮瓣血管吻合。

（二）臀下血管臀大肌肌皮瓣乳房再造

如图示标画出臀大肌肌皮瓣范围,皮瓣下缘位于臀沟处,上缘位于臀大肌表面,皮瓣宽约 10cm,呈纺锤形或新月形,皮瓣下缘长于上缘,以便供区缝合时瘢痕呈弧形与臀沟一致。

患者俯卧位切开皮瓣下缘,切取部分臀大肌,防止臀大肌切取过多引起功能长障碍,自远及近分离皮瓣,注意防止损伤坐骨神经。皮瓣切取后,供区拉拢缝合,调整体位于仰卧,重新消毒铺巾。将肌皮瓣移植到胸部受区,在显微镜下吻合动静脉。受区血管可以选择胸肩峰血管、胸背血管和胸廓内血管,必要时上肢头静脉移位到胸部与皮瓣静脉吻合（图 4-30）。

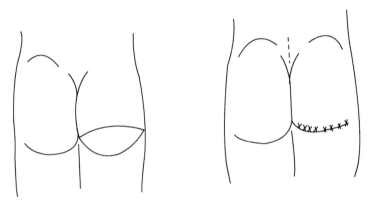

图 4-30　臀下血管臀大肌肌皮瓣乳房再造设计示意图

（三）术后处理

密切观察皮瓣血运。发生血运障碍时及时处理。处理方法同一般显微外科手术,必要时清除吻合口血栓,重新吻合。

患者术后取平卧位,压迫臀部供区。术后根据引流量多少 48～72 小时拔除引流管。术后 5 天在包扎完好的情况下可采用坐位。臀部垫软座垫,术后 1 周可自由活动,不受限制。

（四）并发症

游离移植手术的最严重并发症是动静脉吻合口血栓形成,造成皮瓣血运障碍。如不及时处理会导致整个皮瓣坏死。虽然其发生率较低,后果却会导致再造手术失败。正确的皮瓣设计,熟练的显微镜下吻合技术是手术成功的关键。

臀大肌肌皮瓣移植后,个别患者术后早期有下肢活动障碍,经功能锻炼后,大多会消失。

四、股薄肌肌皮瓣乳房再造

股薄肌肌皮瓣乳房再造是近年来报道的一种新的方法,其应用日益广泛。股薄肌位于大腿内侧皮下,是一条扁长带状肌,主要营养血管是股深动脉的分支,约在耻骨结节下 8cm,肌肉的中上 1/3 交界处,由深面入肌。股深血管变异较少,恒定出现,便于切取。股薄肌肌皮瓣乳房再造有横行设计和纵行设计两种方式,从瘢痕的优劣出发,目前多采用大腿内侧上方的横形设计,位置隐蔽,切取后瘢痕不明显,对功能的影响小。股薄肌的切取可以和胸部手术同一个体位分组同时进行,不需要变换体位,缩短手术时间。

（一）横行股薄肌肌皮瓣乳房再造

该方法适用于大腿内侧上方脂肪组织较多的患者,特别是年长者,或体重增加后减肥者。术前患者站立位,用捏提法估测可以使用的组织量,以及皮瓣可以切取的宽度,皮瓣的宽度以供区直接缝合为度。

站立位画线,①首先用记号笔标出耻骨结节与膝内侧半腱肌之间的连线,该连线为股薄肌的前缘,股薄肌在连线的后方;②在耻骨结节下8cm处标出皮瓣血管蒂的位置;③标出皮瓣的切取范围,皮瓣上界位于大腿与会阴部臀部的交界处,下界位于大腿内侧上方,皮瓣宽约7~10cm,长约12cm,后方不超过大腿后方中线,以站立时瘢痕看不到为限。

手术上下同时进行,胸部组分离胸部皮瓣,和受区吻合的血管。患者取截石位,常规消毒铺巾,切开皮瓣边缘,自前向后沿肌肉表面分离,显露股薄肌前缘,牵拉肌肉,找到营养血管,逆行追踪血管,尽量增加血管蒂的长度。皮瓣切取后供区直接拉拢缝合。

（二）纵行股薄肌肌皮瓣乳房再造

横行股薄肌肌皮瓣的优点是瘢痕隐蔽,但存在外阴受牵拉,大阴唇扩张不能闭合的缺点,同时组织量受限。为了克服这些缺点,最近有学者重新评价纵行股薄肌肌皮瓣,认为是乳房再造的理想方法,可以切取的组织量大,患者的满意度更高。设计方法如图所示（图4-31）。

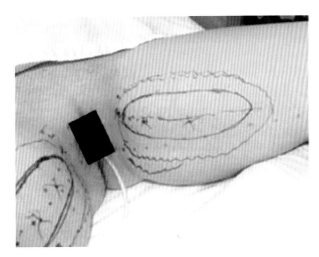

图4-31　纵行股薄肌肌皮瓣的设计

受区血管一般选用胸廓内血管,用咬骨钳咬出第三肋软骨,用小剪刀剪出除肋软骨后侧软骨膜,显露受区血管,在显微镜下吻合血管。受区血管尽量不用肩胛下血管,虽然也有学者使用,肩胛下血管是背阔肌肌皮瓣的营养血管,我们一般把背阔肌肌皮瓣作为显微外科再造失败后的补救措施,作为我们的"救命皮瓣"使用。

股薄肌肌皮瓣乳房再造的优点是瘢痕隐蔽,对供区功能的影响小;缺点是部分患者皮肤颜色较深,与受区与一定的色差,个别患者大腿上方有毛发生长,可以在皮瓣成活后激光脱毛治疗。年轻瘦削的患者大腿上方可利用的组织量受限,可以联合假体再造。

五、应用乳房假体的乳房再造

乳房再造术(breast reconstruction)是指利用自体组织移植或乳房假体重建因患乳房疾病行乳房切除术后的胸壁畸形和乳房缺损。最常见的乳房缺损见于乳腺癌切除术后。目前,乳房再造的手术方法有乳房假体植入和自体组织移植两大类。乳房假体可以用于即时乳房再造或后期乳房再造,可以直接植入,也可以组织扩张后植入。应用乳房假体的乳房再造,其创伤小,手术操作简便,特别适用于全身状况不适合复杂手术的患者。缺点是再造乳房缺乏一定的乳房下垂,特别对中老年妇女,健侧乳房下垂明显者不作必要的调整,很难两侧完全对称。

应用乳房假体再造乳房适用于胸大肌保留的改良根治术后,胸部覆盖组织良好,健侧乳房轻中度下垂的患者。否则,需要与背阔肌肌皮瓣联合应用,提供额外的覆盖组织。一般情况下,由于乳房再造患者的胸部皮肤较隆乳患者贫乏,使用的假体以泪滴形毛面硅凝胶乳房假体为首选,也可以使用圆形毛面假体。假体的大小一般为300~450ml,较隆胸的乳房假体要大。应用乳房假体再造时根据患者胸部组织的状况有三种手术方式加以选择,①由于乳腺癌手术后局部皮肤缺损,一般需要先行扩张器皮肤扩张后植入乳房假体;②对于保留皮肤的改良根治术后或皮下乳腺切除后,由于胸部皮肤完全或大部分保留,可以直接植入乳房假体;③对于锁骨下组织缺损或不愿意接受组织扩张的患者,可以联合背阔肌肌皮瓣转移假体植入乳房再造。

应用假体乳房再造时,需要明确手术后可能出现的并发症及其处理方法。应用假体最难预料和处理的是假体周围的包膜挛缩。对于严重的包膜挛缩患者,经过多次手术切除或切开,假体置换后有时仍不能避免挛缩的发生,最后不得不再次实行自体组织移植乳房再造手术。术前应告知患者这种可能性,防止不必要的纠纷。

对于胸部接受过放疗,以及再造术后需要放疗的患者,是假体乳房再造的相对禁忌证。虽然有文献报道使用假体成功进行乳房再造,仍应慎重选择。采用自体组织乳房再造对这类患者更为恰当。

任何人工组织代用品植入体内都需要一定的健康组织覆盖,植入的层次越深越安全,越不容易发生并发症,相反,植入的层次过浅,覆盖的组织菲薄则容易出现假体外露等并发症。为了增加假体覆盖的组织,新近有学者将脱细胞人工真皮覆盖在假体表面,弥补肌肉组织不能完全覆盖的缺点,提高手术的安全性和在再造的效果,成为假体乳房再造的主要进展之一。

(一)假体直接置入乳房再造

不经过皮肤软组织扩张,假体直接置入乳房再造手术的适应证要来考虑两个因素:一是胸部覆盖组织的质量和组织量,主要是皮肤的量;二是对侧乳房的大小与形态,对侧乳房属于中小程度大小,下垂不明显的患者是手术的良好适应证,或者对侧乳房接受乳房缩小等改形手术者。

假体直接植入乳房再造适用于皮肤切除量相对较少,胸部皮肤质地和组织量充足的改良根治术或保留皮肤的乳腺癌改良根治术后(skin-sparing mastectomy),以及预防性乳房皮下切除术后(subcutaneous mastectomy)的即时再造者,极少数后期乳房再造的患者,如果胸部皮肤的量足够的话也可以直接假体植入乳房再造。对于大部分改良根治手术的患者往往需要先行皮肤扩张,二期更换乳房假体。另一方面,对原来乳房巨大、增生下垂者,皮下乳房切除后常伴有乳房皮肤过多,假体与过多的乳房皮肤不相称,需要在切除乳房腺体的同时,对多余的皮肤进行缩小。

假体直接植入乳房再造手术的优点是手术时间短,操作简单,不需要第二次手术,不另外增加新的手术瘢痕,胸部皮肤的色泽良好,没有皮瓣移植供区的损伤等。

乳腺癌切除手术完成后,应首先检查皮瓣的血供情况。皮瓣边缘任何怀疑有血供不良的部分,都应彻底切除,必要时改变手术方式采用扩张器/假体植入的方法。假体植入的层次有两个位置,一是完全肌肉下层次植入假体,在胸大肌下以及前锯肌下分离腔隙,假体完全被肌肉覆盖(complete muscular coverage)。优点是防止术后因皮瓣边缘部分坏死或切口愈合不良导致假体外露,以及假体放置在肌肉下可以减少包膜挛缩的概率;缺点是一定程度上限制假体的隆凸。二是将假体植入胸大肌下,胸大肌的内下起点离断,对假体不能完全被肌肉覆盖的部分用脱细胞真皮覆盖。

1. 完全肌肉覆盖　适合于建侧乳房较小,肌肉下假体植入后经过扩张,肌肉的长度与皮肤的长度相近,否则,需要将肌肉离断,用脱细胞真皮加以弥补。手术方法是经胸大肌外侧在胸大肌后剥离,用拉钩将胸大肌向内牵拉,自胸小肌连同部分前锯肌向外侧剥离,腔隙止血后植入合适大小的乳房假体。可以选用解剖形或圆形毛面假体。将胸大肌与胸小肌、前锯肌裂缘缝合,放置引流管,加压包扎。缺点是再造的乳房缺乏下垂的形态,因此只适合较小的乳房(图4-32)。

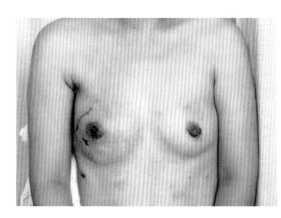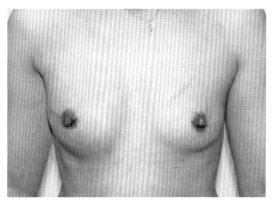

图4-32　完全肌肉下假体覆盖适合体积较小,不下垂的乳房

2. 应用脱细胞真皮联合假体乳房再造　如果乳房体积较大,皮肤与胸大肌的长度相差较多,为了再造乳房有一定下垂形态,需要在胸大肌的下极与外侧将胸大肌离断,缺损的部分用脱细胞真皮覆盖(图4-33)。常用的有 ALLODERM,目前国内已经有生物补片供临床使用。除去异体脱细胞真皮外,有异种的猪皮和牛皮等,还可以用去表皮的自体真皮(autoderm,图4-34)。值得注意的是异体脱细胞真皮和自体真皮两者的生物本性不同,愈合方式不一样。异体脱细胞真皮是以爬行替代的方式愈合,而自体真皮以真皮成活的方式愈合。应用自体真皮术后需要和植皮一样处理。操作时将真皮层与皮瓣侧贴合。

应用脱细胞真皮的目的是为了增加对假体的组织覆盖,乳腺癌的患者一般采用薄皮瓣的方式切除腺体,因此需要用补片,但不是所有的患者都需要。对预防性切除或某些良性病变,可以采用厚皮瓣方式切除腺体,此时可以不用补片,将假体部分放置在皮下。

假体大小的选择有多种方法,①可以对切除的组织称重,②进行体积置换试验,将切除

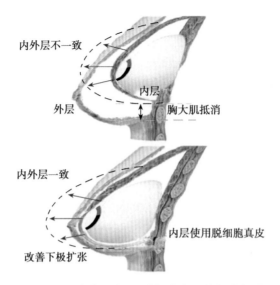

图 4-33　乳房体积大,皮肤与胸大肌的长度相差较多,胸大肌的下极离断,用脱细胞真皮覆盖

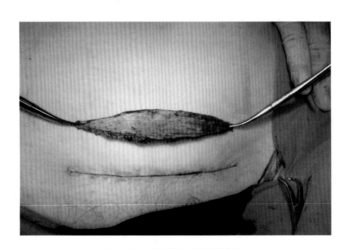

图 4-34　去表皮的自体真皮

的组织放到水中,查看溢出的水量。我们多采用③术中扩张器注水试验,放入临时的扩张器,根据注水的量选择合适大小的假体(图 4-35)。

　　预防性乳腺切除后直接假体植入再造,根据原来乳房的大小、是否需要进行皮肤缩小有两种方法。

　　3. 皮下腺体切除后假体直接植入　采用乳晕边缘或乳房皮肤切口(图 4-36),皮下乳房腺体切除后,在胸大肌下分离至标志范围,剥离层次在肌肉深面,即胸大肌、前锯肌、腹外斜肌和腹直肌前鞘的深面。剥离范围上至第二肋间,内达胸骨旁线,外至腋前线,下至乳房下皱襞。胸大肌的内下起点往往需要切断或剥离,检查腔内无遗漏的纤维条索后,仔细止血,用生理盐水冲洗伤口,植入乳房假体。调整体位于半坐位,检查两侧对称后,放置引流,缝合分离的肌纤维和切口皮肤。也可以将胸大肌不能覆盖的部分假体用脱细胞真皮或去表皮的自体真皮覆盖。值得注意的是乳房下皱襞在乳腺癌切除时如果被游离,需要重新将乳房下皱襞缝合固定在胸壁,重塑乳房下皱襞。

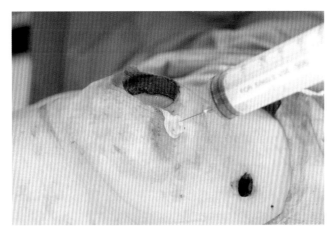

图 4-35　术中用扩张器估测假体的大小

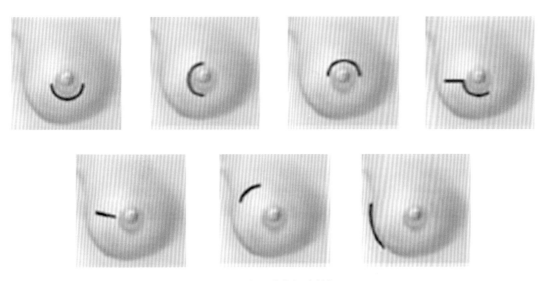

图 4-36　皮下乳房切除的切口

4. 乳房皮肤缩小，腺体切除后假体直接植入　依据垂直瘢痕巨乳缩小的原则，选用乳头乳晕下方梭形切口，在皮下切除腺体的同时纵形切除多余的皮肤（图 4-37）。如果 3 个月后乳房下皱襞有横形多余的皮肤，可以二期通过小的乳房下皱襞切口予以切除。有作者采用 Wise 切口同时去除横形和纵形多余的乳房皮肤，术后遗留倒 T 形的手术瘢痕，在垂直瘢痕巨乳缩小手术得以推广后，这种方法已较少使用。

皮下乳房腺体切除后，在胸大肌下分离至标志范围，剥离层次在肌肉深面，即胸大肌、前锯肌、腹外斜肌和腹直肌前鞘的深面。剥离范围上至第 2 肋间，内达胸骨旁线，外至腋前线，下至乳房下皱襞。胸大肌的内下起点往往需要切断，在肌肉后植入乳房假体（图 4-38）。

假体直接植入乳房再造手术的并发症除活动性出血、血清肿、感染等一般外科并发症以外，主要是假体外露和严重的包膜挛缩。

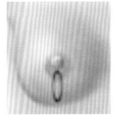

图 4-37　在皮下切除腺体的同时纵形切除多余的皮肤

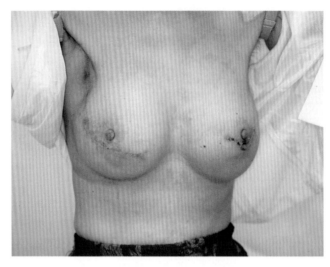

图 4-38　保留乳头乳晕的腺体切除后假体直接植入乳房再造

假体外露的原因是由于切口裂开,除去感染的因素外,多由于切口皮瓣的血供不良,或假体过大导致切口承受较高的张力。为了防止假体外露,放置假体前要检查皮瓣的血供,切除可疑血供不良的部分,避免假体过大,术中放置引流。

假体直接放置在皮下时容易发生严重的包膜挛缩,表现为质地变硬,乳房变形,皮肤皱褶明显。包膜挛缩的分级采用隆胸术后的 Becker 分级。值得注意的是根据我们的经验当皮下腔隙过大,而假体过小时,特别容易发生严重包膜挛缩。当组织腔隙与假体不能很好匹配时,放置扩张器是很好的方法。扩张器可以作为临时性的器具为假体表面的皮肤起到适应、塑形的作用,同时可以调节切口承受的张力,减轻严重包膜挛缩和假体外露的并发症。

应用乳房假体另一个常见的并发症是出现假体皱褶,严重者肉眼通过皮肤看到,并可以用手触及。发生的原因是由于假体周围包膜挛缩和假体与皮肤乳罩形成的囊腔不相匹配所致。可以通过松解包膜挛缩,缩小囊腔,更换高黏度内容物的假体,用脱细胞真皮增加组织厚度等方法纠正,严重者需要应用自体组织乳房再造。

（二）组织扩张术后假体植入乳房再造

再造过程分两期进行。第一期是植入软组织扩张器,经一定时间扩张,组织量充足后,二期手术取出扩张器,植入永久乳房假体。手术创伤小,患者恢复快,手术可在局部浸润麻醉或全麻下进行,乳房再造可以在乳房切除手术时即时再造,也可后期再造。在乳房切除手术同时植入扩张器可以调节胸部皮瓣的张力,增加皮瓣的适应性,便于两侧乳房对称,减少包膜挛缩的概率。

随着扩张器的发展,可调节的扩张器与永久假体结合在一起,当扩张完成后,可以调整扩张囊到一定体积,在远处做小的皮肤切口,直接拔去扩张器的注射壶,扩张囊作为永久假体植入体内,完成再造。但这种扩张器适用于盐水型的假体,随着对硅凝胶假体的重新认识,传统意义上的扩张技术仍占主流。

以往使用扩张器放置在胸大肌后,由于胸大肌的内下方起点的限制,该处肌肉的张力较大,扩张时容易导致扩张器上移（图 4-39）,导致胸部上方的皮肤扩张过度,而内下方扩张不足,需要扩张的部位没有扩到。为了防止这种畸形的发生,有两项重要的进展,一是扩张器的表面由光面改为毛面设计,减少扩张过程中的移位;二是将胸大肌内下方的起点部分切断,减少此处肌肉的张力(图4-40),缺乏肌肉覆盖的部位用人工真皮覆盖。另一方面,如果没有毛面的扩张器可供选择,必须使用光面的扩张器时,放置位置应适当降低,乳房下方剥离的范围应较健侧乳房下皱襞低1～2cm。

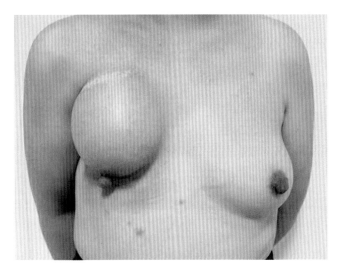

图4-39　扩张器位置上移

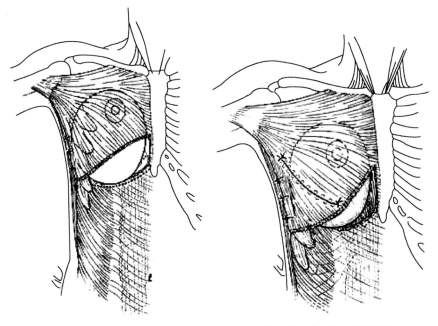

图4-40　切断胸大肌的内下方起点可以防止扩张器上移,增加扩张的效率

扩张器形状选用圆形。扩张器的容量根据健侧乳房体积选定,应大于永久乳房假体150cm以上。术前标记胸部分离腔隙的范围,上至第2肋间,内至胸骨旁线,外至腋前线,下至乳房下皱襞下方2cm。扩张器应植入胸部肌肉深面,减少假体外露等并发症,并利于后期乳头乳晕再造。

1. 手术操作　手术在局麻、硬膜外或全身麻醉下进行。患者平卧,双上肢固定在身体两侧,外展90°固定在托板上会导致胸大肌紧张,不利于扩张器的放置,体位端正,不要扭曲,否则易导致两侧不对称。手术入路选择乳房切除时原有胸部瘢痕切口,只需切开外侧4~5cm即可,不需切开瘢痕全长。瘢痕较宽者,在不影响切口张力的前提下,可以将原有瘢痕一并切除。

切开皮肤,在切口内向深层分离,显露胸大肌,经胸大肌外侧缘在胸大肌下方分离腔隙,至术前标志出的分离范围,至乳房下皱襞下方2cm。分离腔隙完成后,冲洗伤口,仔细止血,植入扩张器,扩张囊与注射壶应分开,保持一定的距离,防止注水扩张时损伤扩张囊。放置扩张囊时应舒展,避免成角畸形,防止扩张过程中皮肤裂开。扩张壶的放置要浅,放于皮下,便于术后摸得到。放置负压引流管,缝合真皮层和皮肤。局部加压包扎。

扩张器植入当时注入一定量的生理盐水,约100~150ml。保留皮肤的乳腺癌改良根治术(skin-sparing mastectomy)即时扩张器植入后,应扩张到健侧乳房体积的60%左右。术后2~4周首次注水扩张,每次注水量视皮肤扩张程度而定,为30~50ml,最终扩张容量应大于乳房假体30%~50%(over-expansion)。注水时用左手扪及注水壶,上下左右触及注水壶的边缘,确定注水壶的中心位置,用细针头垂直刺入壶内至壶底的金属片,稍稍后退针头,开始注水。每周1~2次注水扩张。扩张到最终容量后尽可能长的维持扩张一段时间,维持扩张时间越长,术后包膜挛缩的概率越低。一般情况下注水扩张完成后4~6周进行第二次手术,取出假体后植入永久乳房假体。

2. 调整扩张囊　二期手术取出扩张器,植入永久乳房假体。患者站立位标出乳房下皱襞,沿原手术瘢痕作切口,取出扩张器,扩张囊周围的包膜一般不需要去除,扩张良好的囊腔大多不需要大的调整。值得注意的是如果扩张后的皮肤下缘与乳房下皱襞不一致,植入永久乳房假体前,需要重新塑造乳房下皱襞。扩张时间短暂,一般不超过3个月的患者,重塑乳房下皱襞在相应的位置可以用埋置缝线直接缝合固定。但对时间较长的患者,需要将乳房下皱襞下方的包膜切除,在与健侧乳房下皱襞的对称部位,将皮肤与胸壁缝合固定,形成新的乳房下皱襞,否则形成的假膜不易愈合。扩张不到的部位切开包膜,肌肉下分离,经切口植入假体,放置负压引流管,加压包扎(图4-41)。

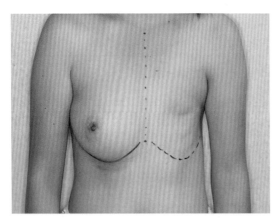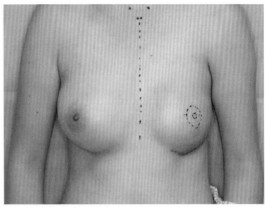

图4-41　扩张器假体植入先天性乳房缺损乳房再造

3. 3个月后行乳头乳晕再造　为了克服单纯假体植入再造乳房下皱襞过浅,缺乏下垂形态的缺点,以及增加胸前组织量,弥补组织量的不足,可以将胸腹部皮瓣滑行上移后再植入乳房假体。这些方法只有在特殊的情况下适用,目前已经不常使用。

方法一:腹部滑行皮瓣(sliding abdominal flap)

切除胸部手术瘢痕,切口上方在胸大肌下分离皮瓣至第二肋间,内侧至胸骨旁线,外侧至腋前线,切口下方在皮下向腹部剥离,剥离范围达脐部,防止将脐部剥起,内侧过中线,防止腹部的不对称。创面止血后,将皮瓣上推,在与健侧乳房下皱襞对称处,缝合皮下与肌膜固定,形成新的乳房下皱襞。患者于半坐位将乳房假体植入分离腔隙,调整高低两侧形态对称后,缝合切口,局部加压包扎。对两侧乳房缺如者,也可用此方法进行乳房再造。

方法二:胸腹皮瓣(thoracoepigastric flap)

该方法常用于加深乳房下皱襞,Pennisi(1977)首先使用,Kyan(1982)加以推广,Versaci(1987)将其应用到组织扩张器方法。

首先于站立位标出健侧乳房下皱襞,与其对称部位标出再造乳房的乳房下皱襞,在其皱襞下方2~4cm(依皮肤上行推移范围而定)标出推移后的乳房下皱襞。以新皱襞为中心标志宽度2cm的半月形区域,然后标出假体植入的腔隙范围。原来瘢痕不切除,或仅限于皮下瘢痕修整。

切开新皱襞线中间2/3长约7cm,切口过长易致切口与原乳房切口瘢痕间组织坏死,切除新月形标志区内的皮肤表皮。在切口下缘,胸腹皮瓣沿深筋膜浅层向下潜行分离,分离范围达上腹部,一般12~14cm,有时可达脐上,使切口下缘充分上移达健侧乳房下皱襞水平,分离区域内止血、压迫。于切口上缘深筋膜浅层向上剥离达胸大肌下缘时,切开深筋膜,进入胸大肌下,自胸大肌下向上分离至术前标志范围,必要时离断胸大肌在胸骨下部及肋骨的附着点。将胸腹皮瓣向上推移,将切口下缘去表皮部分的真皮,在与健侧乳房下皱襞的对称部位弧形缝合在肋骨及肋软骨骨膜上及肋间组织上,形成再造乳房的下皱襞。用拉钩牵拉胸大肌,显露分离腔,植入乳房假体。调整患者于半坐位,观察两侧对称后,将切口上缘去表皮皮肤与下缘去表皮皮肤贴合作真皮间固定,间断缝合切口(图4-42)。术后局部加压包扎,适当6向上托起,减轻切口张力(图4-43)。

(三)背阔肌肌皮瓣联合乳房假体乳房再造

乳房切除术后胸大肌部分或全部缺如,胸部瘢痕增生,皮肤过紧过薄,锁骨下区凹陷,腋前襞形态消失者,植入乳房假体前,需要弥补胸前组织缺损。背阔肌肌皮瓣可以携带扇形肌肉组织,提供良好的胸部覆盖组织。但背阔肌肌皮瓣本身面积大、体积小,除乳腺组织部分

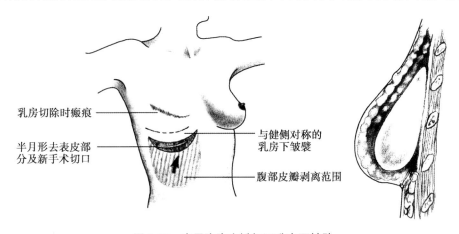

乳房切除时瘢痕

半月形去表皮部
分及新手术切口

与健侧对称的
乳房下皱襞

腹部皮瓣剥离范围

图4-42 应用胸腹皮瓣加深乳房下皱襞

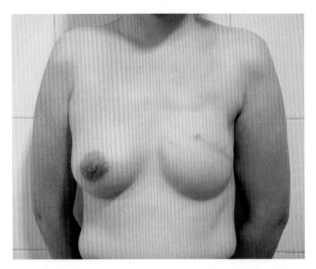

图 4-43　胸部组织扩张后假体植入后期乳房再造病例

缺如,或健侧乳房中小者外,单纯应用背阔肌肌皮瓣进行乳房再造,组织量不足,难以两侧对称,需要在肌皮瓣下植入乳房假体,补充再造乳房的体积。

1. 适应证　适用于胸部皮肤过紧,瘢痕挛缩严重,缺乏良好的组织覆盖,不能直接放置乳房假体或扩张器,不适合或患者不愿采用 TRAM 皮瓣乳房再造者。术前应检测背阔肌功能。患肢外展,检查者用手托起患肢,嘱其内收,观察背阔肌肌腹收缩情况。个别情况下,乳腺癌根治手术时,损伤胸背神经和胸背血管,背阔肌失神经萎缩,此时背阔肌皮瓣的组织量会进一步缩小,血液供应受到影响,应尽量采用其他方法进行乳房再造。

2. 术前设计　患者取站立位,做术前标记线。

（1）与健侧对称的乳房下皱襞。

（2）手术侧的背阔肌轮廓。

（3）肌皮瓣设计:首先在背部大致标出胸罩轮廓,在胸罩下缘设计椭圆形皮瓣。皮瓣位于背阔肌上缘肌质部位,呈横形或月牙形。皮瓣大小要求既满足乳房再造要求,供区又能直接拉拢缝合。如果采用保留皮肤的乳腺癌根治术,则只需要很少的皮肤。

3. 手术操作　取患侧在上的侧卧位。乳房切除和皮瓣游离均可在此体位下进行。术区消毒铺巾后,患侧上肢用无菌单包扎,便于术中移动。

切除胸部瘢痕,在胸大肌下分离腔隙备用。沿标记线做皮瓣切口,于皮瓣前缘在背阔肌筋膜表面向前分离,显露背阔肌前缘。在背阔肌前缘底面确认血管走行,由背阔肌前缘向下切断该肌部分起点。在背阔肌筋膜表面,潜行分离皮瓣上方和后方,按所需肌肉的多少切断背阔肌的起点。在所需肌肉范围的上缘劈开肌纤维,采用由远及近的皮瓣切取方法,在肌肉深层分离,将肌皮瓣掀起,向腋窝方向分离。胸背血管在进入背阔肌以前,发出分支进入前锯肌。找到该分支后,先暂时阻断,确认不影响胸背血管血供时,再结扎切断。背阔肌的起点可以保持完整、切断或切断后重建腋前襞。

在胸前、后两切口间,靠近腋窝作皮下隧道,将背阔肌肌皮瓣经此皮下隧道转移到胸前,暂时固定(图 4-44)。背部供区放置负压引流,直接拉拢缝合。

调整患者体位于平卧位,重新消毒铺巾。将背阔肌置于分离的胸前腔隙,首先将肌皮瓣尽量靠下与胸部肌肉、肋软骨膜和乳房下皱襞皮瓣固定,然后将背阔肌起点分别与锁骨内侧、胸骨旁线缝合固定。在腋前线处肌瓣与侧胸壁固定，缝合于前锯肌筋膜上，防止肌瓣回缩和限制乳房假体外移。胸大肌部分缺如时，将肌瓣与胸大肌缝合固定。皮瓣大部分缝合后，留外侧切口，以便经此放入乳房假体。调整体位于半坐位，在肌瓣后植入乳房假体，调整两侧对称后，放置负压引流，关闭切口。术后上肢局部制动72~96小时（图4-45）。

联合应用背阔肌肌皮瓣和人工乳房假体具有自体组织移植和乳房假体异物两方面的缺点。有关乳房假体的并发症与隆乳术相同，主要为假体周围包膜挛缩。供区血肿和血清肿是最常见的并发症。术中仔细止血，于最低点放置负压引流，维持引流通畅是预防的关键。血清肿发生后，需要多次穿刺抽吸，加压包扎。个别情况下，需要在皮瓣最低点重新戳洞放置负压引流管。供区瘢痕位于胸罩下，可以被胸罩遮盖。个别情况下瘢痕可能增生。

（四）并发症

应用假体乳房再造常见的并发症有血肿形成、假体周围包膜挛缩以及皮瓣部分坏死导致假体外露等。

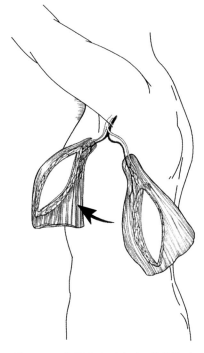

图4-44 背阔肌肌皮瓣经隧道转移到胸前

和假体有关的其他少见并发症有假体破裂、假体移位、感染、外露，以及对假体的过度担心等。

预防血肿形成，术中应尽可能彻底止血，放置负压引流管，保持通畅，术后适当加压包扎。术后发现有血肿形成，应及时清除积血，再次止血，放置引流管，加压包扎。

应用乳房假体再造硬化率高的原因有二：一是血肿发生率高，血肿机化后导致假体周围包膜挛缩；二是覆盖假体的组织量有限，胸前皮肤张力大，皮瓣薄，限制假体的活动，有助于假体周围包膜形成、增厚。预防或减轻包膜挛缩需要防止血肿形成；选择毛面乳房假体，有资料表明毛面假体的包膜挛缩程度明显低于光面乳房假体；增加胸前组织量，对组织量不足者，应联合肌皮瓣转移或软组织扩张后进行乳房再造。

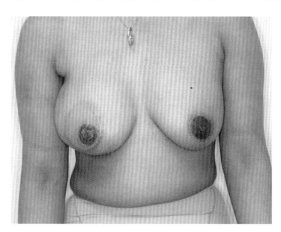
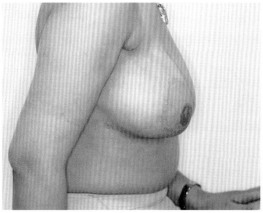

图4-45 背阔肌肌皮瓣联合假体乳房再造病例，正、侧位照片

为了防止因皮瓣边缘部分坏死导致假体外露,造成手术失败,假体应植入胸部肌肉组织后,特别对即时再造的患者,假体应争取完全植入肌肉组织后,至少切口部位应有肌肉组织覆盖。

应用乳房假体另一个常见的并发症是出现假体皱褶,严重者肉眼可以通过皮肤看到,并可以用手触及。发生的原因是由于假体周围包膜挛缩和假体与皮肤乳罩形成的囊腔不相匹配所致。可以通过松解包膜挛缩,缩小囊腔,更换高黏度内容物的假体,用脱细胞真皮增加组织厚度等方法纠正,严重者需要应用自体组织乳房再造。

假体乳房再造后假体的表现与自体组织不同,随着年龄的增长,假体不能和正常的乳房一样逐渐下垂,而健侧乳房会下垂加重。另一方面,周围环境温度过低时,而保暖措施不佳时,部分患者会感觉假体凉,但大部分患者不认为是问题。

六、显微外科技术乳房重建中的应用

显微外科技术已在临床上得到广泛开展,其在乳房重建中的应用范围很广,包括游离TRAM、DIEP、臀大肌肌皮瓣、股薄肌肌皮瓣等移植再造。TRAM 是目前乳房再造最常用的方法之一,被称为乳房再造的标准方法,本章节仅涉及 TRAM 游离移植。

采用带蒂 TRAM 皮瓣再造乳房,切取部分腹直肌及其前鞘,腹直肌遭到破坏,术后是否造成腹直肌肌力和腹壁张力下降,影响体育运动、日常生活以及将来的生育,是大家关心的问题之一。

(一) TRAM 游离移植 (free TRAM transfer, free-TRAM, muscle-sparing free-TRAM)

以腹壁下动静脉为蒂 TRAM 皮瓣游离移植,保持了腹壁下血管为下腹部皮肤皮下组织的主要供血血管,TRAM 皮瓣血供良好,和带蒂移植相比较少发生脂肪变性硬结;皮瓣仅切取部分腹直肌,减少了腹壁肌肉的损伤。在掌握熟练显微外科技术技巧者,皮瓣坏死发生率为 1%～3%,在 20 世纪 90 年代 TRAM 皮瓣游离移植乳房再造有增加的趋势,不足之处是和带蒂移植相比,手术时间延长 1～2 小时,要求有熟练的显微外科操作技术,皮瓣成活与否是全或无的结果。

手术操作和带蒂移植基本相同。不同的是首先分离蒂部一侧,确认蒂部安全后再行对侧分离。皮瓣从外侧向内分离,越过腹直肌至外侧穿支血管,在外侧穿支旁 5mm,切开腹直肌前鞘,用血管钳分开腹直肌,显露肌肉后方的腹壁下血管主干,追踪至股动脉的起始处,分离皮瓣是要求尽可能长的保留腹壁下血管。自肌肉后面辨认血管走行,连同腹直肌内侧穿支以及中间的部分腹直肌一并切取。观察 TRAM 血供良好,受区血管准备完成后断蒂血管吻合。受区血管一般选用胸背血管、胸廓内血管和腋动静脉的分支血管等(图 4-46)。值得注意的是,选择胸廓内血管吻合时,虽然所需腹壁下血管长度有限,但仍建议尽可能长的分离腹壁下血管,保留备用,以便发生吻合口阻塞,患侧胸廓内血管不能使用时,改为与健侧胸廓内血管或胸背血管吻合。胸廓内血管位于胸骨旁 1cm,紧贴软骨下。显露胸廓内血管时,一般选用切除第 3 或第 4 肋软骨,多选用第 3 肋软骨,首先用骨膜剥离子剥离肋软骨前面的软骨膜,用咬骨钳咬除肋软骨,然后用眼科小剪刀剪开肋软骨底面的肋软骨膜。如果按一般方法剥离肋软骨四周软骨膜后再切除肋软骨,易于损伤胸廓内动静脉。胸廓内静脉过细不能使用时,需要取下肢隐静脉移植与胸背静脉桥接,或将上肢头静脉逆转移位与皮瓣静脉吻合。

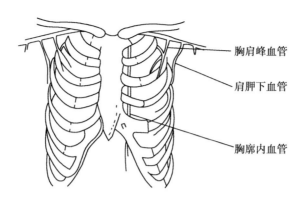

图 4-46　**TRAM 游离移植可供选择的受区血管**

（图中标注：胸肩峰血管、肩胛下血管、胸廓内血管）

随着对腹直肌血供方式认识的深入，为了进一步减少切取 TRAM 皮瓣对腹壁功能的影响，在切取皮瓣时仅切取血管周围的小部分肌肉组织，保留大部分的肌肉和腹直肌前鞘，被称为改良的保留部分腹直肌的 TRAM 皮瓣(muscle-sparing TRAM)和保留前鞘的 TRAM 皮瓣(fascia-sparing TRAM)。现在一般情况下游离 TRAM 皮瓣就是指保留部分腹直肌的 TRAM 皮瓣(muscle-sparing TRAM)。

术后 1 周内密切观察皮瓣血液循环情况，怀疑有吻合口血栓形成时，应及时手术探查，切除栓塞部分，重新吻合。

（二）腹壁下血管穿支皮瓣(deep inferior epigastric perforator flap,DIEP flap)

Koshima 和 Soeda(1989)首先报道完全不带腹直肌的腹壁下血管穿通支皮瓣。Allen 和 Treece(1994)率先将 DIEP 应用到乳房再造。DIEP 皮瓣是以腹壁下血管为血管蒂，以其在脐周的主要血管分支为滋养血管的下腹部皮瓣。皮瓣形状与设计与 TRAM 皮瓣相同。手术首先在蒂部一侧寻找腹壁浅血管，注意腹壁浅静脉的粗细，当腹壁浅静脉直径大于 1.5cm 时应保留吻合该静脉，一般情况下腹壁浅静脉粗大时往往腹壁下静脉较细。然后在腹直肌前鞘表面找到腹壁下血管的外侧和内侧穿支，确认直径大于 1cm 的主要营养穿支血管，有时没有明显的主要穿支时需要带入 2 或 3 个穿支血管。在穿支周围切开前鞘，向上、下延长前鞘切口，用橡皮带套入穿支用作轻轻牵拉用，提起周围的腹直肌，沿其走行分开腹直肌，追踪到腹直肌后腹壁下血管主干。分离过程中为了保护血管，可以借助放大镜完成。必要时为了保护供血穿支血管，可以在血管周围保留少许肌肉组织。蒂部完成后，再进行对侧皮瓣的分离，这样当穿支血管有疑问时，可以改用对侧带蒂转移。皮瓣形成后与胸部受区血管在显微镜下吻合。

DIEP 皮瓣是将腹壁下血管的肌皮穿支从腹直肌内分离出来，而不切取任何腹直肌及其前鞘组织所形成的皮瓣。该皮瓣是在游离 TRAM 肌皮瓣基础上发展而来的，其血供模式与游离 TRAM 肌皮瓣基本一致，由腹壁下血管系统供养。不同的是该皮瓣一般仅由 1~3 支腹壁下动脉穿支血管供养而不以腹直肌作为血管载体，而游离 TRAM 肌皮瓣中一般包括 3~6 支以上的穿支血管，并且以一侧腹直肌为血管载体。所以，从理论上说 DIEP 皮瓣的血供不如游离 TRAM 肌皮瓣充沛(图 4-47)。1992 年，Allen 和 Treece 首先将该皮瓣应用于乳房再造领域，由于其不携带腹直肌，供区并发症发生率大大减少。DIEP 皮瓣由于不携带腹直肌及前鞘组织，仅包括皮肤及皮下脂肪组织，切取过程中对供区的损害明显减小。腹壁疝、腹壁膨出、腹壁薄弱等并发症的发生率也明显降低。Blondeel 比较了游离 TRAM 皮瓣和 DIEP

皮瓣术后腹部并发症的发生情况,结果游离 TRAM 肌皮瓣术后腹壁疝、腹壁膨出的发病率分别为 5%、10%;而 DIEP 皮瓣术后未见腹壁疝、腹壁膨出的发生。Nahabedian 比较了带蒂 TRAM、游离 TRAM 和 DIEP 皮瓣的腹部并发症发生率,结果发现三者腹壁膨出发生率分别为 1.62%、6.8%、0。由此可见,DIEP 皮瓣腹壁供区并发症发生率明显低于其他术式的腹部皮瓣。此外,由于 DIEP 对供区的损伤较小,腹壁功能、腹肌肌力也在很大程度上得以保留。因此,DIEP 皮瓣现在是腹部皮瓣的第一选择,而且随着显微技术和辅助设备的完善,其应用前景也将越来越广阔。

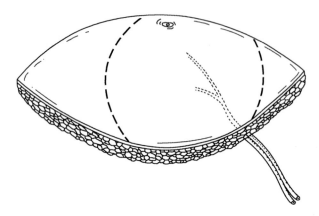

图 4-47　DIEP 的安全供血范围,术中去除两侧供血可疑区域,增加手术的安全性

1. 适应证　DIEP 皮瓣适应证广泛,主要适合于乳腺癌手术的同时,有乳房重建要求或者肿瘤切除创面较大,切口无法关闭的患者;其他方式乳房再造手术失败的患者;不愿意接受异体组织乳房再造的患者。

2. 禁忌证　由于 DIEP 皮瓣乳房再造手术需要进行血管吻合,因此,该方法不适合于有血管吻合高危因素不适合手术者(糖尿病,动脉粥样硬化,吸烟等);有基础疾病无法耐受手术者(重度营养不良,贫血,凝血异常等);乳腺癌复发患者(术后病理证实切缘不净或者复诊见乳腺癌复发或者再发者);腹部切口位置较高的剖宫产患者;有可能增加腹压的慢性病患者(长期咳嗽,腹水等)。

3. 术前设计　手术前设计应当在站立位或坐位下进行。皮瓣的设计应该在组织较为松弛的下腹部。根据胸部缺损的范围以及要达到和健侧乳房对称所需要的组织量多少,设计腹部皮瓣大小;皮瓣遗留的最终供区切口应尽量位于皮带以下,下装可以遮盖的隐蔽位置。通常皮瓣为梭形,宽度根据组织的松弛程度及胸部缺损的面积综合考虑,通常为 8~14cm,长度通常为 35~40cm。根据腹壁下动脉的走行、分支及其解剖和毗邻关系以及腹壁下动脉穿支血管在腹部的具体分布,术前在腹部描记出穿支血管的具体位置。

4. 手术操作　手术开始时患者取仰卧位,手术野分为胸部受区和腹部供区,两术野可同时进行手术。沿腹部切口线切开皮肤,深达皮下,沿深筋膜浅层由外向内侧剥离并显露术前选定的腹壁下动脉穿支血管。沿穿支血管外侧 1cm 切开腹直肌前鞘,分离并暴露腹壁下血管束,至其起始部。游离腹壁下血管主干,结扎、离断无关分支血管,直至腹壁下穿支血管周围。分离穿支血管周围前鞘及肌肉组织直至血管主干。注意保护穿支血管,沿深筋膜浅层将皮瓣掀起(图 4-48,图 4-49)。沿原手术瘢痕切开胸部皮肤,暴露和分离受区血管(胸廓

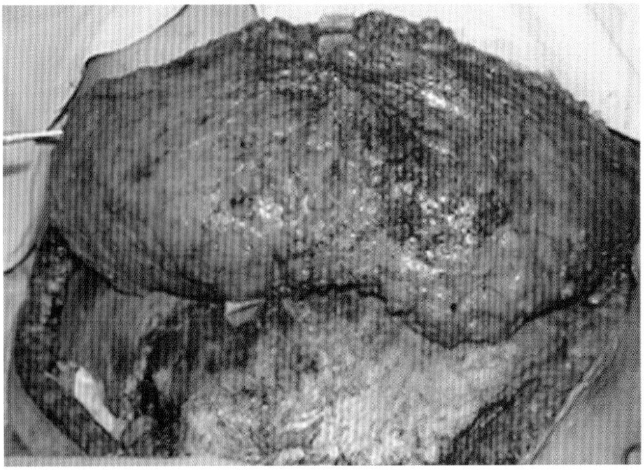

图 4-48　掀起的右侧 DIEP 皮瓣，血管蒂分离完成

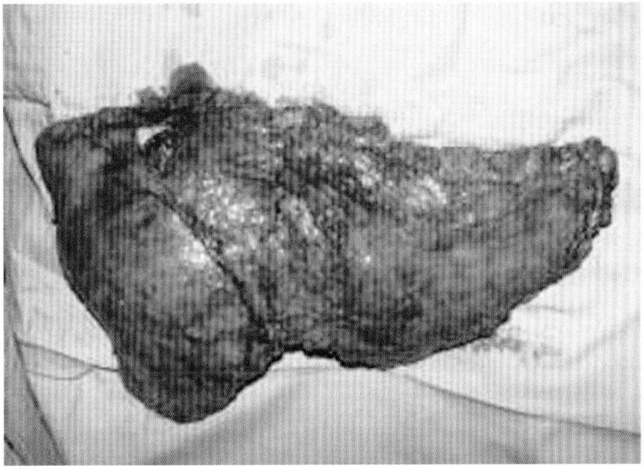

图 4-49　完全游离下来的单侧 DIEP 皮瓣，仅保留了一支主要穿支

内血管或胸背血管）。结扎、离断腹壁下血管主干，使皮瓣完全游离，转移至胸部受区并适当固定。修剪腹壁下血管以及受区血管断端以备吻合。将两组血管行端-端吻合或者端-侧吻合，查无阻塞，吻合结束。患者变更为屈膝屈髋位，进行皮瓣塑形、脐重建和腹部切口的关闭。

5. 术后并发症　DIEP 皮瓣血运充足，很少发生血供不足的情况，皮瓣的血运不良多为吻合口的阻塞，因此手术早期，需严密观察皮瓣的血运变化，一旦发现血运障碍，需马上进行手术探查，如果出现小范围的血运障碍，则可以在血运障碍界限完全确定以后，切除血运不良的皮瓣组织，直接拉拢缝合。本手术对腹直肌的损伤较小，几乎可以完整保留腹直肌功能，腹部供区腹壁疝，腹壁膨出等并发症的发生较之 TRAM 皮瓣明显减少，虽然如此，但是和其他腹部皮瓣一样，由于腹部供区组织量切除较多，切口张力较大，因此 DIEP 皮瓣移植术后出现腹部切口愈合不良的情况也时有发生。因此，DIEP 皮瓣移植后，患者也需采取屈膝屈髋仰卧位以减少切口张力，多数情况下该体位需保持约一周，并且辅助腹部切口的加压包扎，以及采取雾化吸入等促使防止慢性咳嗽等可能增加腹压的措施，以保证皮瓣移植后的供区切口的良好愈合。

6. 小结　从手术效果来讲,DIEP 皮瓣的血管蒂更长,平均长度可以达到 10. 3cm,几乎是游离 TRAM 肌皮瓣血管蒂长度的 2 倍,而且其延展性以及摆放角度更为随意,由此大大增加了皮瓣植入的灵活性、更利于乳房塑形。然而,DIEP 皮瓣与游离 TRAM 皮瓣都为游离皮瓣,需要一定的显微外科技巧。而对于 DIEP 皮瓣来说,对于显微外科技术的要求更高,而且术后也同样有可能因血管危象而导致整个皮瓣坏死;同时腹壁下动脉及其穿支血管解剖变异较大、手术时间较长、手术风险也相应较高。不过,随着经验的积累,术前血管定位技术的完善,DIEP 皮瓣切取的手术时间,手术风险以及术后皮瓣坏死发生率已经得到了明显的缩短和降低。其中腹壁下动脉穿支血管的定位一直是研究热点,从单向超声多普勒,彩超以及对比增强磁共振血管成像(MRA)直到 2006 年 J Masia 等提出的螺旋 CT(MDCT) 血管造影,DIEP 皮瓣的术前血管评估得到了巨大进步。辛敏强等比较了MDCT 血管造影应用前后 DIEP 皮瓣乳房再造术的手术时间和手术并发症发生率。在实验组,两者都有明显的降低,说明该技术的应用直接缩短了 DIEP 皮瓣乳房再造的手术时间,提高了手术

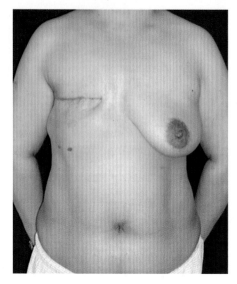

图 4-50　女,52 岁,右乳腺癌改良根治术后 2 年

的安全性。由于 DIEP 皮瓣技术对供区损害较小,术后疼痛较轻,恢复较快,住院时间缩短,与游离 TRAM 肌皮瓣相比,费用并无明显增加。因此,DIEP 皮瓣现在是腹部皮瓣的第一选择,而且随着显微技术和辅助设备的完善,其应用前景也将越来越广阔(图 4-50 ~ 图 4-54)。

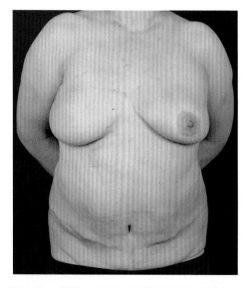

图 4-51　病例一,DIEP 皮瓣乳房再造术后 1 年

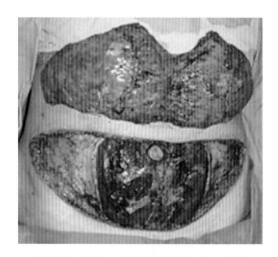

图 4-52　病例二,术中掀起双侧 DIEP 皮瓣

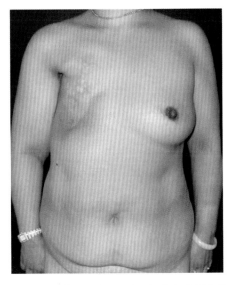

图 4-53 病例三,女,56 岁,右乳腺癌根治性切除术后 5 年

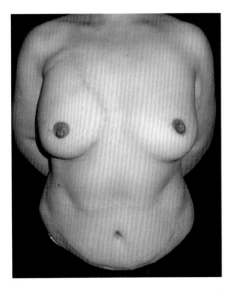

图 4-54 双侧 DIEP 皮瓣乳房再造术后 2 年

(三)腹壁浅血管下腹部游离皮瓣(superfecial inferior eprgastric arterial flap,SIEA)

腹壁浅血管为蒂的下腹壁皮瓣是指以腹壁浅血管为蒂进行转移,皮瓣位于腹直肌表面,完全不破坏腹直肌,腹壁的功能得以最大程度的保留。但是,腹壁浅血管的变异较多,大约只有 20% 左右的患者可以采用该方法。

皮瓣设计与 TRAM 皮瓣相同。首先切开皮瓣的下缘,仔细寻找腹壁浅血管,如果血管直径大于 1.5mm,则可以进行 SIEA 皮瓣手术,如果没有合适大小的腹壁浅血管,则改用 DIEP 皮瓣,如果也没有主要的穿支血管则建议改行保留部分腹直肌的 TRAM 皮瓣转移,如果一侧皮瓣分离时蒂部受损,多数情况下为了安全起见,建议改行对侧的带蒂移植(图 4-55)。

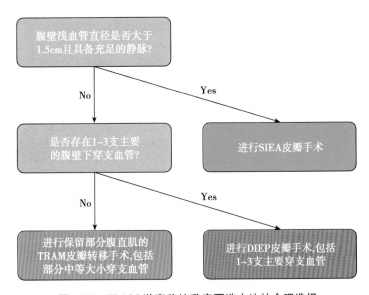

图 4-55 TRAM 游离移植乳房再造方法的合理选择

（四）其他形式增强血供的 TRAM 皮瓣（Super-charged TRAM，Turbo-charged TRAM，Super-drainage TRAM）

正常状态下腹直肌及其表面皮肤由腹壁上血管和腹壁下血管双重供血,腹壁下血管占有优势。单蒂 TRAM 皮瓣形成后,皮瓣血供由腹壁上血管供给,其结果造成以下三个方面:①腹直肌肌皮瓣由正常状态的双重供血变成腹壁上血管单一供血,和生理状态下的血供方式不符。②单蒂 TRAM 皮瓣的安全使用范围为整个肌皮瓣的 60%,超出此范围,皮瓣会有部分坏死的可能。③皮瓣易发生静脉回流不畅,皮瓣淤血,皮下脂肪发生变性,形成局部硬结。为了改善血液循环不足,恢复生理状态下的血供方式,在单蒂皮瓣的基础上附加血管吻合,可提高皮瓣的安全性,减少皮瓣坏死和皮下组织变性。可吻合的血管有蒂部同侧腹壁下血管、蒂部对侧腹壁下血管、蒂部同侧或对侧腹壁浅静脉等。Hartrampf 最早将附加吻合血管的皮瓣统称为 Super-charged TRAM。Yamamoto 等为了区分不同的手术方式,将附加吻合血管的皮瓣分为 Super-charged 和 Turbo-charged 皮瓣。

Super-charged TRAM:将蒂部对侧腹壁下动静脉和胸背动静脉或腋动静脉的分支吻合。适用于胸部缺损量大伴有锁骨下区凹陷和腋窝组织缺损,需要整个皮瓣组织进行再造者,或有腹部正中瘢痕,蒂部对侧受影响的患者(图 4-56)。

Turbo-charged TRAM:将蒂部同侧的腹壁下动静脉和胸背血管吻合。适应证和单蒂 TRAM 相同(图 4-56)。

Super-drainage TRAM:TRAM 皮瓣移植后最主要的问题是静脉回流不畅,皮瓣淤血。为此单纯将腹壁下静脉与胸背静脉吻合,不吻合动脉。尽管包括我们在内的很多临床医

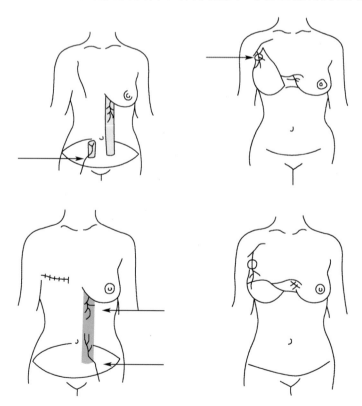

图 4-56　增强血供的 TRAM 皮瓣
上图为 Super-charged TRAM;下图为 Turbo-charged TRAM 示意图

生都曾应用过该方法,Yanago(1999)首次将其称为加强引流的 TRAM(Super-drainage TRAM)。

　　吻合神经的 TRAM 皮瓣:TRAM 乳房再造术后感觉的恢复在形态问题解决后开始引起人们的注意。TRAM 乳房再造,术后 10 个月至 1 年触痛觉渐渐恢复,但感觉恢复不恒定,一部分患者恢复较好,一部分较差。Slezak(1992)首先报道吻合肋间神经的 TRAM 乳房再造,随访 3~6 个月,认为感觉恢复好于不吻合神经者。之后 Shaw(1997),Yauo(1998)得出相同的结论。

七、再造乳房局部修整手术

　　乳房再造术后 3 个月内组织经过自我调整,再造乳房的形态发生微妙的变化。一般经过 3 个月形态基本稳定后,对一些局部畸形,根据患者的要求作局部调整。手术多在门诊手术室进行,不需住院。

　　1. 局部抽吸术　适用于再造乳房较健侧体积大、局部隆突、剑突下蒂部隆突等畸形。TRAM 皮瓣的蒂为肌肉蒂,3 个月内肌肉发生组织变性,蒂部隆突部位也可以用抽吸法矫正。抽吸时多用 20ml 或 60ml 注射器负压抽吸。抽吸前站立位,标画出抽吸范围,经原手术瘢痕插入抽吸管,此时感觉尚未恢复,一般不用注射局麻药或肿胀液,即采用干吸法。两侧对称后,挤压出残留积液,缝合切口,视具体情况放置引流,局部加压包扎。术后如发现畸形仍未完全矫正时,可以间隔一定时间再次抽吸(图 4-57)。

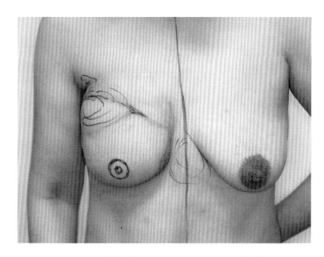

图 4-57　腋前壁和剑突下隆凸部位局部抽吸

　　2. 局部脂肪颗粒移植　再造乳房出去局部隆凸外,有些地方表现为局部凹陷,最常见于锁骨区域,多由于脂肪填充的不足造成。治疗采用局部脂肪颗粒注射移植的方法矫正(图 4-58)。

　　3. 腹部供区"猫耳朵"修整　TRAM 术后腹部供区两侧髂嵴处部分患者会留有"猫耳朵",乳房再造术后 3 个月乳头乳晕再造时需要植皮时,可以在局麻下切除"猫耳朵",移植到乳晕区域,也可以择期手术,延长手术切口,切除多余的皮肤,调整缝合。

　　4. 腋前襞形态矫正　乳腺癌根治术后乳房再造手术,皮瓣应充填锁骨下凹陷,固定于

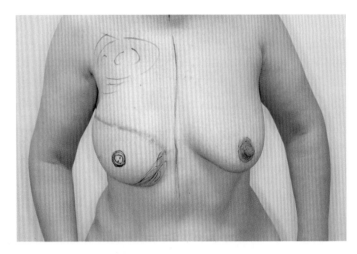

图 4-58 锁骨下局部凹陷区域自体脂肪移植修复

上臂内侧,塑造出腋前襞形态。由于种种原因,如皮瓣长度不足或远端脂肪吸收等,腋前襞形态欠佳,表现为肩关节与再造乳房之间凹陷,患者穿泳衣时仍感到不便。乳房再造 3 个月后,设计局部皮下组织瓣转移,衬垫在凹陷处,重新塑造腋前襞形态。

5. 变性脂肪硬结切除 脂肪硬结多见于 TRAM 乳房再造术后。TRAM 皮瓣携带的脂肪组织量大,在皮瓣边缘部位,脂肪组织因血供不佳或组织损伤发生变性,局部形成硬结。随着时间的推移,大部分被吸收,个别形成孤立性结节者,易与肿瘤复发相混淆,择期在局麻下予以切除,手术可以与其他修整手术一并进行。

6. 瘢痕修整及创缘修整 瘢痕增生可以发生在受区瘢痕组织边缘部分坏死,伤口二期愈合后,也可以发生在皮瓣供区(图 4-59)。供区瘢痕多发生在 VRAM,而 TRAM 皮瓣较少发生。个别患者,再造乳房脂肪部分吸收后,受区创缘与皮瓣创缘缝合处出现阶梯样落差,待皮瓣稳定后,切除修整缝合(图 4-60)。增生性瘢痕的治疗按瘢痕的治疗原则进行,需要瘢痕切除后皮下减张缝合。

7. 假体植入体积增大 TRAM 乳房再造术后体积不足,多发生于双侧乳房再造或皮

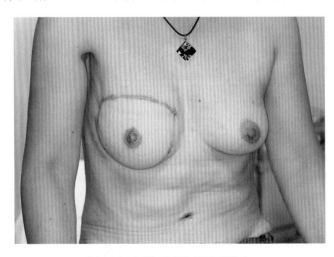

图 4-59 再造乳房边缘瘢痕增生

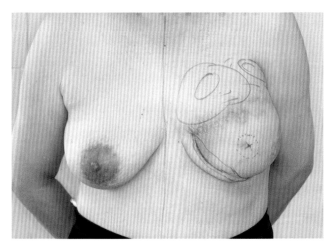

图 4-60 再造乳房边缘出现阶梯样落差,切除缝合修复

瓣部分坏死范围较大,清创术后。待皮瓣稳定后,可以皮瓣下假体植入,增加再造乳房的体积。

8. 对侧乳房修整手术 一般情况下,乳房再造应遵循与健侧对称的原则,尽量减少对健侧乳房的手术操作,特殊情况下,如健侧乳房明显下垂,健侧乳房体积过小等,酌情对健侧乳房按整形外科原则进行乳房缩小、增大或悬吊手术。

八、乳房部分缺损的修复

有很多原因如外伤、肿瘤、炎症等均可以造成乳房部分缺损。早期乳腺癌的保乳治疗目前已广泛开展。保乳治疗包括肿块切除、前哨淋巴结活检、腋窝淋巴结酌情清扫,以及术后放疗。保乳治疗常常造成乳房部分缺损,文献报道肿瘤切除放疗后约 20% ~ 30% 的乳房外形受到严重影响,约 71% 的患者保乳治疗后需要进行乳房部分缺损的修复。另一方面,越来越多的女性在青春期进行隆胸治疗,其中有部分患者隆胸后继发反复感染、血肿,以及严重的包膜挛缩等,往往最后需要利用自体组织进行部分缺损的修复。

乳房部分缺损的部位、程度差异很大,因此治疗方法因人而异。适当的分类对治疗方法的选择具有很大的帮助,目前尚没有统一的分类方法。Fitoussi 将部分乳房缺损分为五种类型:第一种类型是患侧轻微畸形,通过瘢痕修正、Z 成形或脂肪移植可以纠正;第二种类型为患侧乳房形态体积良好,而对侧乳房过大或下垂,两侧不对称,需要通过健侧乳房整形手术修复;第三种类型的乳房变形严重,需要通过腺体组织瓣重新调整或乳房假体植入进行修复;第四种类型的乳房严重变形,组织缺损明显,需要进行乳房皮肤和腺体缺损的修复,常用的肌皮瓣修复,如背阔肌肌皮瓣、腹直肌肌皮瓣等;第五种类型为乳房严重变形,需要进行乳房皮下切除乳房再造修复。

我们依据治疗方法将乳房部分缺损分为三种类型:第一类是乳房变形,但没有明显的皮肤和腺体缺损,通过皮肤或腺体的调整可以达到修复目的,不需要进行远位组织移植;第二类伴有乳房皮肤或腺体的部分缺损,需要进行皮肤和腺体的移植修复;第三类乳房组织严重缺损变形,原有的组织不足以适用,需要进行乳房再造手术。每一类型又根据健侧乳房的形态分为需要或不需要健侧乳房进行整形手术(表 4-1)。

表 4-1 乳房部分缺损的分类

分类		缺损程度	治疗方法
一类			
	1_a	乳房变形,以皮肤为主,无明显组织缺失,不需要组织移植	皮肤瘢痕修整或局部皮瓣修复
	1_b	皮肤、腺体变形	腺体组织调整
二类			
	2_a	腺体组织缺失,不伴有皮肤缺损	肌瓣或脂肪组织充填
	2_b	腺体及皮肤同时缺损	皮肤、腺体同时修复,肌皮瓣修复
三类	乳房严重缺损		乳房再造

乳房部分缺损的治疗方法依据缺损的程度适当选择,常用的方法有下面几种。

1. 皮肤瘢痕修正(图 4-61) 包括 Z 成形术、局部小皮瓣修正等。

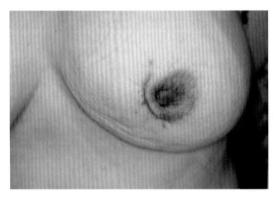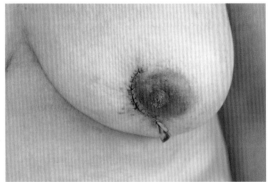

图 4-61 乳房瘢痕局部修复

2. 腺体瓣移位调整(breast re-distribution) 通过腺体瓣移位,将周围的腺体组织充填局部缺失,移位的方式大多以任意皮瓣的血供方式进行。

3. 自体脂肪颗粒移植 对不伴有皮肤缺失的局部凹陷,或整个乳房较小的情况下,可以抽取腹部或大腿脂肪颗粒,注射移植到乳房,修复局部缺损。在脂肪供区部位注射肿胀液,用 20ml 注射器抽取脂肪颗粒,静置沉淀或低速离心处理后,将脂肪颗粒注射到乳房凹陷部位,术后局部制动。

4. 背阔肌肌瓣/肌皮瓣 胸部瘢痕切除松解止血后盐水纱布填塞备用,确定皮肤和乳房腺体的缺损量,估计切取肌皮瓣的组织量,一般情况下只需要部分的背阔肌。沿背部标记线做皮瓣切口,潜行剥离肌肉、脂肪瓣的切取范围。在背阔肌前缘底面确认血管走行。按所需肌肉的多少切断背阔肌,采用由远及近的皮瓣切取方法在肌肉深层分离,保护胸背血管将肌皮瓣掀起,在胸前、后两切口间,靠近腋窝作皮下隧道,将背阔肌肌皮瓣经此皮下隧道转移到胸前,固定塑形。供区创缘两侧游离后,放置负压引流,直接拉拢缝合(图 4-62)。

5. 侧胸壁穿支皮瓣 该皮瓣位于腋下,可以被胸罩遮盖,尤其是年长的患者该部位可利用的组织丰富,是乳房部分缺损修复的良好方法。该皮瓣以胸背血管、侧胸壁血管或肋间

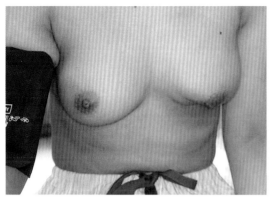
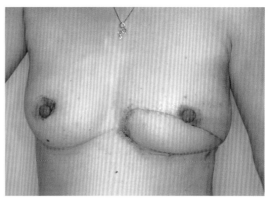

图 4-62　乳房部分缺损,背阔肌肌皮瓣转移修复

血管穿支为供养血管。皮瓣成三角形,底部位于腋前线,皮瓣底部的高度约 5～7cm,皮瓣位于第四或第五肋间。如果皮瓣需要利用皮肤修复乳房下部时,以第五肋间为蒂;如果皮瓣需要去表皮充填乳房后,则以第四肋间为蒂。皮瓣弯向上方,与肋骨走行一致,长可以达到15cm,从皮瓣外侧向腋前线在肌肉表面分离,首先遇到胸背血管穿支,如果血管合适则利用该血管为蒂,如果血管太细不能应用,则继续向前分离,找到侧胸壁血管分支,如果该血管穿支仍不能应用,则继续分离以肋间血管穿支为蒂(图 4-63)。

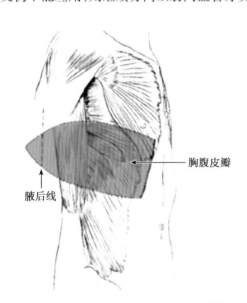
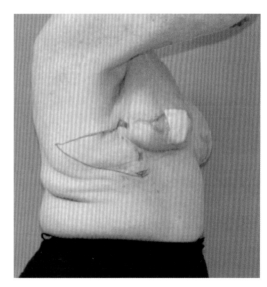

胸腹皮瓣

腋后线

图 4-63　侧胸壁穿支皮瓣修复乳房部分缺损

(引自参考文献 9)

　　6. 腹直肌肌皮瓣　胸部瘢痕切除松解后,确定皮肤和乳房腺体的缺损量,估计切取肌皮瓣的组织量,多需要部分的下腹部 TRAM 皮瓣。

(栾杰　辛敏强　亓发芝)

参 考 文 献

1. 亓发芝,陈君雪,顾建英,等.应用下腹直肌肌皮瓣进行乳房再造.中国临床医学.1999,6(4):390-391.

2. 亓发芝,顾建英,张学军,等.TRAM乳房再造术中的美学分析.中华医学美容杂志.2000,6(2):86-88.

3. 亓发芝,陈君雪,顾建英,等.保留皮肤的乳腺癌根治术后即时乳房及乳头再造.中华医学美容杂志,2000,6(5):234-236.

4. Jensen JA. Should improved mastectomy and reconstruction alter the primary management of breast cancer? Editorial. Plast Reconstr Surg,1999,103: 1308-1310.

5. Slavin SA,Schnitt SJ,Duda RB,et al. Skin-sparing mastectomy and immediate reconstruction:Oncologic risks and aesthetic results in patients with early-stage breast cancer. Plast Reconstr Surg,1998,102: 49-62.

6. Salgarello M,Visconti G,Barone-Adesi L. Nipple-sparing mastectomy with immediate implant reconstruction:cosmetic outcomes and technical refinements. Plast Reconstr Surg,2010,126: 1460-1471.

7. Nelson JA,Guo Y,Sonnad SS,et al. A comparison between DIEP and muscle-sparing free TRAM flaps in breast reconstruction:a single surgeon's recent experience. Plast Reconstr Surg,2010,126: 1428-1435.

8. Levine JL,Soueid NE,Allen RJ. Algorithm for autologous breast reconstruction for partial mastectomy defects. Plast Reconstr Surg,2005,116: 762-767.

9. Fitoussi AD,Berry MG,Couturaud B,et al. Management of the post-breast-conserving therapy defect:extended follow-up and reclassification. Plast Reconstr Surg,2010,125(3): 783-791.

10. 亓发芝,乳房再造.//沈镇宙、邵志敏.乳腺肿瘤学.上海:上海科技出版社,2004.

11. 亓发芝,乳房美容外科.//左文述.现代乳腺肿瘤学.济南:山东科学技术出版社,2006.

附:TRAM 乳房再造 Q&A

复旦大学附属中山医院整形外科主任、教授　亓发芝

每周一、四上午门诊

乳房是女性身体上的重要器官,它不仅有哺乳功能,还是表现女性第二性征及女性美感魅力的必备器官,我们在后期再造的基础上,于1998年开展乳腺癌切除术后即时乳房再造,先后有近10家报纸,2家电视台作了报道,是国内开展该项手术时间较早,效果最好的单位之一。

Q1:哪些人适合乳房再造?

A:现在随着医疗水平的提高,不管乳房切除的手术方式如何,胸部肌肉是否保留,有些人可以看到肋骨,都能分别对待进行乳房再造,患者的年龄没有特别的限制。关于乳房切除后再造的时间,以前多主张切除后一年以上,现在认为随时可以进行再造修复,切除后几十年可以,切除的当时也可以。由于手术后有一恢复的过程,除了即时再造外,现实中乳房切除后3个月内要求修复的患者很少。在美日欧等发达国家除了少数肿瘤晚期或严重全身性疾病外,几乎所有乳房切除患者都进行乳房再造。

Q2:高龄患者能否进行乳房再造?

A:年龄不是影响乳房再造的重要因素,个人的一般健康状态更重要。现实中有60多岁再造后,现在跳舞,游泳,积极乐观的面对人生,活泼健康的生活在人世中。由于宗教原因,有文献报道为90多岁的患者进行乳房再造者,也有50多岁不愿手术者。

Q3:哪些人不适合乳房再造?

A:自己不愿手术以及全身一般状况差,不能耐受手术者如糖尿病,严重的呼吸病等不宜进行乳房再造。

Q4:乳房再造后肿瘤复发不容易发现吗?

A:利用腹部组织包括皮肤、脂肪、一部分肌肉等乳房再造后,由于有较厚组织覆盖,部分患者可能会不容易发现复发的肿瘤,部分患者由于术后短时间内移植的脂肪发硬,不了解情况的医生可能会认为肿瘤复发。但随着X线检查的进步,以及定期随访会及时发现肿瘤,减少这种担心。

Q5:乳腺癌手术胸部肌肉切除后,有些人锁骨下和腋窝部严重组织缺损,乳房再造后能否改善?

A:现在的技术完全可以根据缺损的形状和大小进行修复。由于腹部可以利用的组织量大,应用下腹部组织可以修复锁骨下和腋窝部的严重组织凹陷。

Q6:为了和再造的乳房对称,健侧乳房需要修整吗?

A:几乎所有的情况,再造的乳房可以与健侧乳房对称。极个别的情况下如健侧乳房非常下垂,乳房发育不良,乳房过小或异常肥大等,根据患者的要求对健侧乳房进行重新塑形。

Q7:乳头乳晕再造吗?

A:乳头乳晕当然可以再造。现在有比较好的方法,在门诊手术,不需要住院。一般在乳房再造后3个月左右进行。

Q8:乳房再造后会留下新的瘢痕吗?

A:应用下腹部肌皮瓣进行再造的情况下,手术后腹部的下方留有一横行的瘢痕。可以被内衣短裤遮盖。如果应用背阔肌乳房再造则在背部留有一横行的瘢痕,可以为胸衣遮盖。

Q9:整形手术后,以前的瘢痕会消失吗?

A:以前的瘢痕不会完全消失,但是可以整形为细小不明显的瘢痕。即使这样,手术后3~6个月内瘢痕也会发红,以后慢慢地变为不明显。个别瘢痕体质的人,术后可能会瘢痕增生,参照以前的瘢痕,可以大致判断出手术后瘢痕增生的情况。

Q10:整形手术后可以穿低领的衣服吗?

A:瘢痕能够被胸罩遮盖的患者,手术后可以穿戴V性低领的衣服。胸部肌肉被切除的患者,手术后局部组织缺损造成的凹陷被充填,畸形得以矫正,穿戴低领的衣服时,根据以前瘢痕的位置,有时可能看到瘢痕,可以穿戴普通的衣服。

Q11:乳房再造后会随着体重的变化而变化吗?

A:乳房再造后会随着体重的变化而变化的情况每个人不一样。一般认为和正常的乳房一样随着肥胖或消瘦等体重的变化而变化。实际临床实践中,手术后体重增加6kg的患者,再造乳房有所增大。

Q12:乳房再造后会和正常的乳房一样吗? 应该抱有怎样的期待?

A:最近乳房再造的技术有了长足的进步,可以再造出形态逼真的乳房。但不能认为再造的乳房和正常的乳房完全一样,如果这样认为的话,手术后可能会让你失望。参照以前手术后的照片有助于你作出正确的判断。首先,再造的乳房表面根据乳房切除的方式不同会遗留不同程度和形状的瘢痕。应用自体组织进行乳房再造,手术后皮肤的感觉慢慢地恢复,但不能完全恢复到正常,再造乳头也没有正常的性感觉。特别是以满足丈夫或恋人为动机而寻求手术,不是贤明的举措。应该自己有恢复形态完整的要求,在充分理解手术过程及可能发生并发症的基础上作出自己的选择。

Q13:乳房再造后会在精神上有什么影响?

A:其影响每个人有所不同。有的人为恢复原来的体态感到高兴;有的人为不需要佩戴假体,穿戴衣服方便高兴;有的人感到终于战胜了癌症,消除了对癌的恐惧感。

Q14：乳房再造后会影响到婚姻家庭、恋爱和朋友的关系吗？

A：乳房再造不会直接影响到婚姻家庭、恋爱和朋友的关系。但手术后多数人感到形态得以改善，对自己的信心有所增加，和周围人的关系比较容易和谐的相处。

Q15：手术后会后悔吗？

A：手术后当时由于麻醉用药，手术后的疼痛，以及静脉补液、卧床休息、行动受限等，有些人会一时心情不好，抱了很大的期望，下了很大的决心，手术后又痛又难受，何必遭这罪。但术后2～3天，手术的不适慢慢过去，形态得以改善，心情又好转起来。

Q16：手术后的疼痛和恢复过程是怎么样的？

A：应用腹部组织再造乳房时，胸部和腹部会有疼痛。手术后使用止痛药物或应用硬膜外止痛方法，可以有效地缓解手术后的疼痛。手术后为了防止腹部张力过大，需要保持腰部屈曲（折刀位），有些人会不习惯，感到有些难受，一般情况下手术后第3天可以下地，去厕所等。

Q17：手术的并发症有哪些？

A：乳房再造的并发症除去所有手术都可能发生的并发症如麻醉意外、感染或血肿等以外，可能出现的并发症主要是皮瓣的血液循环障碍。乳房再造手术是将下腹部的组织在保持血液供应的条件下转移到胸部塑造成为乳房的形状，如果转移的组织血液供应不良，组织就会坏死。一般不会完全坏死，但可能会一部分坏死。较常见的是脂肪的一部分液化或短时间内形成硬结，随着时间延长会慢慢消失。一般情况下，患有糖尿病、吸烟或接受大剂量放射线的患者容易出现并发症。

Q18：乳房再造的方法有哪些？是什么样的手术过程？

A：乳房再造的方法大致上分为两大类，应用人工乳房假体和自体组织移植。自1992年美国限制使用硅凝胶乳房假体以来，自体组织移植再造乳房成为主流，其中以下腹部组织皮瓣应用最广。特别对胸部组织缺损严重，腹部脂肪过多，需要整形，以及乳房比较大的患者尤为适用。对于组织量需要较少的患者也可以应用背阔肌肌皮瓣转移再造乳房。

乳房再造是比较大的手术，手术需要5～6个小时，住院10天左右。首先将下腹部的组织作成纺锤形带血管的皮瓣，然后转移到胸部，塑造成乳房的形状，腹部供区直接缝合。有时为了加强皮瓣的血液供应，需要在显微镜下将下腹部的血管与胸部的血管吻合。手术后3个月左右再造乳房稳定后再造乳头乳晕。手术后腹部的瘢痕位于阴毛上，被内衣遮盖。

新造的乳房，最初包含有部分肌肉组织，较健侧稍微大一些，2～3个月后肌肉萎缩，形态逐渐稳定对称。

Q19：手术后的护理有哪些？

A：手术后为了吸出胸部和腹部的积血、积液，要放置引流管，根据引流量的多少，一般手术后3～5天拔除。因为切取了一部分腹部的皮肤，为了防止腹部的张力过大，手术后一定的时间内需要卧床休息，保持腹部屈曲位。吻合血管的情况下，上肢需要限制活动2个星期左右。

Q20：第2次手术有哪些内容？

A：乳房再造的最终目标是制作出左右对称，形态完美，富有魅力的乳房。第2次手术是进行乳头乳晕再造。如果此时再造乳房不对称，需要作一些小的调整，如瘢痕修整，局部脂肪抽吸，或经原切口切除一部分过多的脂肪等，和第一次手术相比要轻松得多，都是门诊手术,但对乳房再造来说也是很重要的。

第五节　乳腺癌术后即时乳房再造

乳房是女性身体的重要部分,是女性第二性征的标志性器官。乳房再造手术可以恢复女性乳房的形态,增进患者的身心健康,提高生存质量。乳房再造时机分为即时乳房再造和后期乳房再造。对早期发现的乳腺癌,在乳腺癌根治手术同时进行乳房再造,手术安全可行,在并发症、癌复发率及死亡率等方面与单纯乳腺癌根治术相比并无差异,即时乳房再造的优点是患者只需一次手术,接受一次麻醉,而且术后没有乳房变形的体验,精神上遭受的痛苦少,经济上和后期再造相比也具有明显的优势。

乳腺癌治疗术后即时乳房再造由乳腺癌切除和乳房再造两部分组成。需要乳腺外科医师和整形科医师的合作。手术可以分切除组和再造组两组同时进行,也可以两组先后进行。关于即时乳房再造手术,要重视肿瘤学上的安全和美容形态的满意两方面的因素。肿瘤外科在行乳腺癌根治时,重点考虑肿瘤切除的彻底性,手术后的综合治疗和定期随访,及时发现肿瘤复发等,防止因顾虑美容整形效果,造成手术不彻底,手术过程中要重视无瘤原则,防止因手术不当操作导致肿瘤种植播散。整形科重点考虑再造乳房的形态美容效果,增强皮瓣的血液供应,减少供区并发症。

另一方面,随着对乳腺癌高危因素的认识和基因检测技术的进步,双侧或单侧预防性乳房切除的病例开始增加,对有家族乳腺癌史,或一侧乳腺癌,同时有 BRCA1 或 BRCA2 基因变异者现在临床上推荐进行预防性皮下乳房切除手术。这类患者需要预防性切除的同时进行乳房再造手术。

一、乳腺癌改良根治术与即时乳房再造

1882 年 Halsted 创用乳腺癌根治手术,切除整个乳腺组织包括大部分乳房皮肤,分离薄的胸部皮瓣,切除胸部肌肉,彻底清除腋窝淋巴结,很长时间内成为标准的手术方式。20 世纪 60 年代,逐步开始缩小局部手术切除范围,保留胸大肌,随后研究资料表明两组治疗方法的生存率没有显著差异。因而改良根治术逐步取代了乳腺癌根治术,成为世界范围内最常用的乳腺癌的治疗方法之一。

改良根治术的手术方法虽然大同小异,却每个人都有所不同,包括切口的位置、方向、大小、切除的顺序、腋窝淋巴结清扫的范围、引流管的放置、术后包扎等各个环节。正如 Silen 所说"之所以称为改良根治术,是因为每个人在 Halsted 的基础上都有自己的改良之处。"国内比较一致的意见,将改良根治手术分为保留胸大肌和胸小肌的乳腺癌 I 式改良根治术和保留胸大肌切除胸小肌的乳腺癌 II 式改良根治术。目前最常用的是 I 式改良根治术,一般情况下改良根治术是指保留胸大肌和胸小肌的 I 式改良根治术。

(一) 改良根治术适应证
适用于不能作保乳治疗,无远处转移的所有乳腺癌。

(二) 乳腺癌切除
诊断尚不明确者,先在局部浸润麻醉下完整切除肿块,送冷冻病理切片检查,待明确诊断后,再重新麻醉消毒手术。

1. 切口设计　乳房皮肤切除的目的是在切除乳腺组织的同时,切除可能有肿瘤细胞浸

润的皮肤,同时防止保留的皮肤过多,形成"猫耳朵"。常用的方法是切除纺锤形(梭形)的部分皮肤。

梭形切口可以是横行也可以是纵形,以横行切除后的形态较佳。切除范围应包括活检切口,至少远离乳晕边缘和活检切口1~2cm以上。术前用亚甲蓝(美蓝)标记手术切口。

2. 乳腺切除 沿标记线切开皮肤后,助手用皮肤拉钩牵拉皮瓣,术者用左手压迫牵拉乳腺组织,右手持电刀分离。对较大的血管随时结扎或电凝止血。皮瓣剥离范围上至锁骨,下至乳房下皱襞下2~3cm近肋弓缘,内侧为胸骨正中线,外侧近背阔肌前缘。皮瓣应包括皮下0.5cm厚的皮下脂肪组织,维持血液供应,防止皮瓣坏死。自内侧切开胸大肌筋膜,将乳腺组织连同胸大肌筋膜一起向外分离,仔细结扎胸廓内血管的肋间穿支,注意防止血管断端回缩到胸腔内,在肋间盲目钳夹寻找回缩的血管断端,有报道损伤胸膜造成气胸者。自内向外剥离至胸大肌外侧,随着库柏(Cooper)韧带逐渐消失,分离层次越发明显,操作相对较易进行。肿瘤位置较深,与胸大肌筋膜粘连者,在肿瘤部位需要切除部分胸大肌肌肉组织。游离胸大肌外缘显露胸小肌,自内向外切除胸小肌筋膜及两肌间的淋巴组织。此时应注意绕过胸小肌进入胸大肌底部的胸前内侧神经,损伤该神经会导致胸大肌下1/3肌肉萎缩。将胸大肌和胸小肌一并向内向上牵开,显露腋静脉和腋脂肪垫。

3. 腋窝淋巴结清扫 随着前哨淋巴结概念的提出,腋窝淋巴结的清扫范围也是目前乳腺外科领域内争论的焦点之一。临床资料表明腋窝淋巴结前群、中央群及肩胛下淋巴结清扫(第1、2级淋巴清扫),已能够起到防止腋窝肿瘤复发,提示预后的作用,没有必要常规清扫尖群淋巴结(3级淋巴结清扫)。无远处转移的乳腺癌患者,尖群淋巴结受累者不到4%,而且3级淋巴结清扫会大大增加手术后上肢慢性淋巴水肿的概率。目前临床上应用最广的是1、2级淋巴结清扫手术。

方法:打开腋筋膜,显露腋静脉,结扎血管分支,清除其周围淋巴结,注意不要剥除腋静脉外膜。沿腋静脉和胸外侧壁向下向外清扫,分离前锯肌筋膜和肩胛下肌、背阔肌在腋窝处的筋膜,注意保护胸长神经、胸背神经以及肋间臂神经,保护肩胛下血管,最后将乳房连同胸大肌筋膜、胸小肌筋膜、胸肌间淋巴组织、腋静脉周围淋巴组织和其他肌群的筋膜一并切除。清扫过程中在使用电刀的同时,注意多用缝线结扎,可以减少术后的淋巴液渗出。

4. 三级淋巴结清扫 如上所述,显露胸大肌,切除胸大肌筋膜后,牵开胸大肌,分离胸小肌在喙突的附着点,与喙突处切断其肌腱,并翻向下方,显露并打开喙锁胸筋膜,仔细解剖腋窝,保护胸长神经和肩胛下血管神经,清除血管和神经以外的淋巴脂肪组织。肋间臂神经和胸小肌可以保留或一并切除。其他操作同1、2级淋巴结清扫术。

腋窝淋巴结清扫完成后,伤口仔细止血,用生理盐水或蒸馏水冲洗伤口,于腋窝皮瓣最低点作一戳口,放置多孔乳胶管,术后负压吸引,敷料填塞,加压包扎,促进腋窝皮瓣贴附和防止血肿形成。

(三) 即时乳房再造

1. 适应证 适用于有再造要求,原位癌或Ⅰ、Ⅱ期的早期乳腺癌,无严重心肺疾患、糖尿病等一般手术禁忌证的患者。

2. 再造方法 即时乳房再造的方法和二期乳房再造相同。每种再造方法各有优缺点,依据病人的情况和手术者的经验加以选择。再造的方法有扩张器假体植入、扩大背阔肌肌皮瓣、TRAM皮瓣等方法,对于乳房中等大小的东方女性来说,扩大背阔肌肌皮瓣是良好的方法之一。应用自体组织移植进行乳房再造时,我们喜爱下腹直肌肌皮瓣或扩大背阔肌肌皮瓣。

由于改良根治手术保留完整的胸大肌,不破坏腋前襞形态,锁骨下区需要充填的区域较小,因此组织需要量相对不大,切除皮瓣血供欠佳的4区和部分3区的单蒂TRAM皮瓣可以满足再造要求。术中发现静脉回流障碍,皮瓣淤血,有紫斑,单纯附加吻合一条静脉即可。扩大背阔肌肌皮瓣供区严重并发症较TRAM轻而少,组织量充分,尤其适合于中、小乳房的再造,对于东方女性是良好的手术方法。

乳房塑形时,患者取半卧位,将皮瓣上端固定于锁骨下。由于腋前襞的形态得以保留,皮瓣不需固定于上臂内侧。皮瓣量较少时,可以不塑造尾叶。乳房下皱襞剥离时,应与健侧对称,缝合固定形成新的乳房下皱襞。

（四）术后处理

1. 术后患者取"折刀位",减小腹壁张力。

2. 腹部用腹带加压包扎,胸部上端近腋窝处用棉垫衬垫,用胸带适当压力包扎,使腋窝皮瓣与基底贴附。

3. TRAM皮瓣带蒂转移时,剑突部位防止压迫蒂部,造成皮瓣血运障碍。采用雾化吸入和祛痰药,通便措施防止便秘,避免腹压过度增高。

4. 全身应用抗生素。开始时进流质饮食,以后根据食欲逐渐增加。

5. 术后上肢短时间内制动,可以减少血肿或血清肿的形成。待渗出停止,伤口基本愈合后,加强上肢功能锻炼。也有人主张上肢不应制动,鼓励早期活动。另外防止血清肿形成的重要措施是术后缝合腋窝皮下筋膜层,然后缝合真皮皮肤。发现局部皮下积液,应穿刺抽吸后,重新加压包扎。

6. 负压吸引要确实。引流量少于15ml/d后,拔除负压引流管。术后引流量较多时,引流管应放置较长时间,有报道术后放置30天者。

7. 若切口皮肤坏死,一般不应过早剪除坏死组织,防止伤口裂开,减少感染机会。切口边缘小部分皮肤坏死,可于伤口愈合后自行脱落。

（五）并发症

1. 血肿和皮下积液　是乳腺癌术后最常见的并发症。切口内血肿形成多因术中止血不彻底所致。术中彻底止血是预防血肿的关键。切口内留置负压引流管和局部可靠的加压包扎,有利于防止术后切口内血肿形成。血肿较大时,应及时开放伤口,清除淤血,重新止血,防止造成感染。

皮下积液呈淡黄色,是血清渗出和淋巴渗出的混合成分。多因皮瓣固定不佳或引流不畅所致。术中缝合腋窝浅筋膜,腋窝加压包扎,术后保持通畅的持续负压引流是预防皮下积液的关键。皮下积液常见于腋窝部和切口的下端。放置负压引流管时,应防止漏气,于皮瓣的最低点引出。发现皮下积液时,量少者可穿刺加压包扎,量多者应戳孔重新放置负压引流管,或拆除数针缝线扩开切口引流,局部加压包扎。

2. 腋静脉损伤和静脉炎　静脉损伤发生在解剖腋静脉周围脂肪组织时,多因解剖不清或切断腋静脉分支时,过于靠近腋静脉而致。腋静脉损伤后,先用纱布压迫,切忌慌忙用血管钳钳夹,加重损伤。腋静脉轻微裂伤时,压迫一定时间后出血即止,裂伤较大时应缝合修补。

腋静脉炎多发生于静脉外膜剥脱后,术中避免静脉外膜剥脱过度是预防的关键。

3. 皮瓣边缘坏死　是术后的常见并发症。多因皮瓣分离过薄和皮肤缝合张力过大所致。提高皮瓣分离技术,保留皮下约 5mm 厚的脂肪层,以及皮肤缺损过多时植皮是预防的关键。

4. 肋间臂神经和胸长神经损伤　肋间臂神经损伤后引起腋窝后外侧及上臂内侧麻木,感觉减退,重点在于预防。损伤后周围皮神经可部分代偿,但需要较长一段时间。

胸长神经损伤后导致前锯肌瘫痪,形成"翼状肩"畸形。"翼状肩"畸形多为暂时性,一般在 1 个月~半年内消失。

5. 患肢上举受限　是手术后的常见并发症。多因手术后皮下瘢痕挛缩或上肢制动时间过长所致。预防和治疗的关键是术后早期进行功能锻炼。常用的锻炼方法如下:

(1) 患手爬墙锻炼。患者面向墙壁站立,患手沿墙壁向上爬行摸高,记录每天所达到的高度。

(2) 患肢外展锻炼。手指并拢,用力外展抬高患肢,用手绕过枕后部作触摸对侧耳廓的动作,反复锻炼到能够触摸到对侧的耳廓为止。

6. 放射性溃疡　随着放射治疗方法的进展,放射性溃疡的发生率已显著降低,放射性溃疡可累及皮肤,皮下组织。治疗应切除病变组织,用带蒂皮瓣覆盖胸壁缺损。常用的皮瓣有下腹直肌肌皮瓣、背阔肌肌皮瓣和对侧乳房瓣。

7. 患肢慢性淋巴水肿　是乳腺癌手术后最难以治疗的并发症。一般认为淋巴水肿的发生与腋窝淋巴清扫的范围和放射治疗有关。淋巴清扫的越彻底越容易发生,放射治疗会增加淋巴水肿的发生概率,但即便是同一手术者,采用同样的手术方式,少数患肢仍有可能发生淋巴水肿。现在认为上肢淋巴水肿患者,其患肢淋巴系统本身原有发育不良,或存在某种缺陷。治疗方法参阅有关章节。

(六) 即时乳房再造术后的有关肿瘤学因素

1. 即时乳房再造的肿瘤安全性　传统上选择在乳腺癌根治术后 2~3 年,局部无复发和远处转移的情况下,进行乳房再造。随着乳腺癌治疗的进步,早期乳腺癌的 5 年生存率已达到80%以上,另外,由于科普知识的推广,以及群体防癌意识的普及和定位穿刺技术的提高,乳腺癌的早期发现成为可能,20 世纪 80 年代后期和 90 年代初期欧、日、美等国家相继开展即时乳房再造。Webster 报告 85 例在乳腺癌切除的同时再造乳房,并且与单纯作乳腺癌根治性切除作了比较,表明即时乳房再造安全有效,不但没有增加并发症和死亡率,而且又获得了乳房的形态,有利于上肢的淋巴回流和伤口愈合,实践表明在乳腺癌切除的同时可以进行再造。

2. 肿瘤复发的监测　乳房再造术后是否影响肿瘤复发的检测和早期发现,成为议论的焦点之一。实践证明应用乳腺钼靶和超声检查可以早期发现再造乳房内的肿块,选择有经验的乳腺外科医师和定期随访,是早期发现肿瘤复发的关键。单蒂 TRAM 皮瓣再造乳房后有25%~50%的患者因血供不稳定发生脂肪变性,形成局部硬块或结节,一般随着时间逐渐吸收,个别的结节可以在乳头再造时一并切除。肿块穿刺有助于鉴别变性脂肪结节或肿瘤复发。

3. 乳房再造术后的化疗与放疗　即时乳房再造术后不影响术后化疗的进行。Hidalgo 应用 TRAM 即时乳房再造 28 例患者中,有 8 例术后病理检查显示腋窝淋巴结阳性,其中 4 例有 3 枚以上淋巴结阳性,术后 11 例接受化疗,1 例接受放疗,5 例同时接受化疗和放疗。我们24 例 TRAM 即时乳房再造中,有 6 例术后病理检查显示腋窝淋巴结阳性,其中 1 例有 3 枚淋巴结阳性;术后常规接受化疗,1 例同时接受化疗和放疗,有 1 例患者由于伤口延迟愈合,化疗推迟到术后一个半月开始进行。

即时乳房再造在乳房切除的同时塑造新的乳房外形,恢复女性的形体美,改善患者的生存质量,患者只需要接受一次手术治疗,减少了患者的痛苦和经济负担。即时乳房再造与患者的预后无明显关系,很少有局部复发,远处转移一般和肿瘤的生物学特性有关。即使局部复发和远处转移,也和一般的乳腺癌根治术后一样,进行化疗、放疗和激素治疗。即时乳房再造安全可行,能够满足肿瘤治疗和形体美容两方面要求,提高患者的生存质量,是一种良好的治疗方法。

二、保留皮肤乳腺癌改良根治术后即时乳房再造

乳腺癌的手术治疗经历 Halsted 乳腺癌根治手术、扩大根治术、改良根治术的变迁,向肿块切除或象限切除辅以放射治疗的保乳手术方向发展,局部切除范围日趋缩小。在我国由于东方民族特有的谨慎,和对肿瘤不能完全切除的恐惧,保乳治疗未得到普遍接受,大部分患者仍然接受乳房改良根治手术。传统的乳腺癌改良根治手术切除乳腺组织的同时,切除包括乳头乳晕在内的大块椭圆形乳房皮肤。随着乳腺癌的治疗进展,对乳房皮肤的认识有了质的变化,乳腺癌是发生于乳房腺体内的恶性肿瘤,早期归属于全身系统性疾病,很少累及乳房皮肤。对局部早、中期肿瘤,未累及局部皮肤者,切除乳房皮肤对患者的生存率没有影响。因而,自 20 世纪 90 年代初开始逐步开展保留皮肤的乳腺癌根治手术(skin-sparing mastectomy),目前保留皮肤的乳腺癌根治手术在国内已广泛开展。

乳腺癌术后局部肿瘤复发主要来自遗留的乳腺导管上皮,而不是乳房皮肤组织。保留皮肤的乳腺癌根治手术定义为切除乳房腺体和乳晕导管上皮,局部可能受累的皮肤以及清扫腋窝淋巴结。保留皮肤的乳腺癌根治手术虽然切口小,但切除范围和传统的改良根治手术一样。

即时乳房再造是保留皮肤的乳腺癌根治手术的重要组成部分,是手术改进的意义所在。保留皮肤的乳腺癌根治术后不进行乳房再造,应切除多余的皮肤,单纯进行乳头再造或调整缝合切口,否则,多余的皮肤会导致液体潴留,皮肤粘连挛缩。

Hidalgo 将完全保留皮肤的乳腺癌根治术(complete skin-sparing mastectomy)定义为切口位于乳晕边缘,而将在此基础上切口的变化,如离开乳晕一定距离,切口向内、外方向延长等称为近乎完全保留皮肤的乳腺癌根治术(near-complete skin-sparing mastectomy)。为了彻底切除乳晕部位乳腺导管上皮组织,有人认为应离开乳晕边缘 3mm,有人推荐 5mm。我们主张离开乳晕边缘 5mm。一方面可以保证切除乳晕部位乳腺导管上皮组织,另一方面,再造的乳晕较健侧稍大一些,便于二期乳头再造时有调整乳晕大小的余地。

Jensen 将保留皮肤的乳腺癌根治术后即时乳房再造手术称为"乳腺体置换疗法"(glandular replacement therapy),并和保乳手术进行了比较。肿块切除放射治疗后局部肿瘤复发率随着时间的延长而增加,每年约增加 1%,术后 10 年随访结果显示局部肿瘤复发率在 15%~25%,另外有 10% 的患者放疗后乳房纤维化,乳房变硬、挛缩或疼痛;而保留皮肤的乳腺癌根治术后局部复发率为 1%~5%。Jensen 认为"乳腺体置换疗法"的开展将会改变目前乳腺癌的治疗原则,成为乳腺癌治疗的首选方法。

保留皮肤的乳腺癌根治术后即时乳房再造,和传统的改良根治术一样,彻底切除乳腺组织和腋窝淋巴结,同时胸部切口少,位置隐蔽,类似乳头乳晕,极大地改善了再造乳房的形态效果。除乳头乳晕外,再造乳房的皮肤为原有乳房皮肤,保留了皮肤感觉,有助于再造乳房

的感觉恢复。

（一）手术适应证

主要适用于有乳房再造要求，无一般手术禁忌证的早期乳腺癌，包括0、Ⅰ、Ⅱ、Ⅱa期肿瘤。

（二）切口设计

离开乳晕边缘5mm标记乳晕周围圆形切口，如有乳晕周围活检切口，应将活检切口包括在内，可以根据肿块的位置切口向乳房外侧或内侧延伸，呈"乒乓球拍"形。如肿块位置浅表时，应切除部分肿块表面的皮肤。腋窝淋巴结清扫另外作腋窝切口进行，肿块位于外上象限时，腋窝淋巴结清扫也可以通过"乒乓球拍"形切口进行。有肿块活检切口时，可以将活检切口带进"乒乓球柄"，也可以另外作切口将其切除（图4-64）。

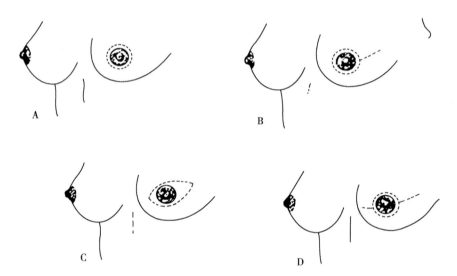

图4-64　保留皮肤的乳腺癌改良根治手术切口示意图

对于乳房巨大、下垂的患者，在切除乳房的同时需要同时进行乳房整形，缩减多余的乳房皮肤，特别是健侧也需要整形者，达到两侧对称。依据垂直瘢痕乳房缩小的方法，采用乳房下方皮肤部分切除的切口，可以缩减乳房的皮肤；对于特别巨大的乳房，需要纵、横两个方向的皮肤时，则建议分次手术，首先采用垂直切口缩减横向的皮肤，进行乳房重建，半年后再行纵向皮肤的缩减，在乳房下皱襞做切口，切除再造乳房的猫耳朵。分次切除的优点与垂直乳房缩小手术的特点一样，可以减少乳房下皱襞切口的长度，减少瘢痕的形成（图4-65）。

（三）手术操作

1. 乳腺切除和腋窝淋巴结清扫　手术在全麻下进行，首先剥离乳房皮瓣，分离至乳房下皱襞，皮下切除乳腺组织，继而清扫腋窝淋巴结。乳腺切除时应注意两个问题：一是保证皮瓣血供；二是保持胸背血管完整。皮瓣剥离时要求既要切除所有的乳腺组织，又要有一定的厚度，避免电刀的过度组织损伤，保持皮瓣的血供良好。保持胸背血管完整可以为乳房再造过程中必要时血管吻合作准备，增加手术的安全性。腋窝淋巴结清扫参照乳腺癌改良根治手术。

2. 即时乳房再造　保留皮肤乳腺癌根治术后即时乳房再造，可以选用：①扩展器；②下腹直肌肌皮瓣或③扩大背阔肌肌皮瓣等方法。保留皮肤的乳腺癌根治术后即时乳房再造，

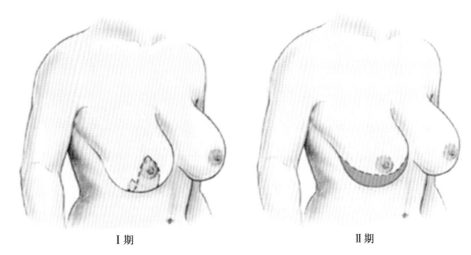

Ⅰ期　　　　　　　　　　　　　Ⅱ期

图 4-65　巨大乳房患者保留皮肤的改良根治手术切口示意图,手术可以分二期进行,保留足够皮肤的同时对乳房塑形

所需皮肤组织仅限于乳头乳晕部分,由于二期局部皮瓣乳头再造时乳晕圆形皮肤有所牵拉变形,需要作部分调整,因此乳房体即时再造时乳晕部皮肤应较对侧稍大一些,二期乳头再造时调整到与健侧对称。

（1）TRAM 皮瓣乳房再造:保留皮肤的乳腺癌根治术在改良根治术的基础上,保留了胸大肌和乳房皮肤,乳房再造只需要重建乳腺体,和乳腺癌根治术后相比,所需组织量不大,以腹壁上血管为蒂的 TRAM 皮瓣去除Ⅳ区和部分Ⅲ区组织,可以满足乳房再造的需要,是一种有效可行的手术方法。腹部切口缝合后,术中检查皮瓣血供,有皮肤花斑静脉淤血迹象时,应吻合腹壁下血管和胸背血管,增加手术安全性,一般吻合一条静脉已足够。

TRAM 乳房再造时,患者取仰卧位,以对侧腹直肌为蒂,切取 TRAM 皮瓣,经皮下隧道,转移到胸部,关闭腹部切口。切取 TRAM 皮瓣应注意以下几点:①采用肌肉内分离技术(intra-muscular dissection),找到腹壁下血管后,于肌肉的后面确认血管的走行,分开腹直肌,最小限度的将肌肉带进皮瓣;②为了准备必要时血管吻合,腹壁下血管分离至髂动静脉,尽可能长的采取备用;③清醒前吸痰,及时拔除气管插管,防止呼吸道刺激引起呛咳,导致腹直肌缝合处崩裂;④引流管应经过下腹部正中引出,该部位易于积液,形成血清肿,伤口延迟愈合;⑤注重腹部外形的修复,采用加深脐部,形成上腹部正中凹陷,突出腹直肌轮廓等措施,模拟年轻女性的腹部形态。

（2）扩大背阔肌肌皮瓣乳房再造:患者取侧卧位完成乳房切除、腋窝淋巴结清扫和乳房再造。于背部胸罩覆盖部位作新月形切口,向头侧弯曲,皮瓣宽约 7cm,切取背阔肌肌皮瓣及其周围的脂肪组织,游离保护胸背动脉的前锯肌支,经皮下隧道转移到胸部。术后肩臀部垫枕,防止受压供区皮瓣坏死,麻醉恢复后鼓励早期活动。应用扩大背阔肌肌皮瓣乳房再造一般不需要使用乳房假体。

联合应用乳房假体乳房再造时,肌肉部分应尽可能覆盖乳房假体,特别在乳晕切口周围,防止术后原有乳房皮肤边缘部分坏死时假体外露。有肌肉覆盖时可以清除坏死组织,重新拉拢缝合,或创面换药愈合。

（3）乳房塑形:乳房塑形的关键是保持与健侧对称的乳房下皱襞,如果乳腺切除时乳房下皱襞被剥离,应将皮肤与底部组织缝合固定形成乳房下皱襞。固定乳房下皱襞时应保持乳晕到皱襞的距离与健侧相等,否则,易导致乳头位置偏位或乳房下半部分不够丰满。乳房塑形时将皮瓣的上端和外侧缝合固定于前胸部腔隙的上缘与外上方,保留乳晕部位皮肤,去除表皮,皮瓣折叠塑形,缝合创缘(图 4-66,图 4-67)。

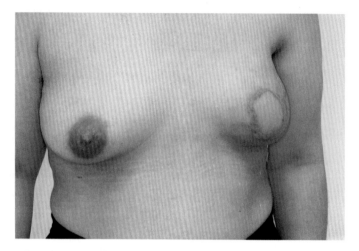

图 4-66 左侧保留皮肤改良根治术后即时乳房再造

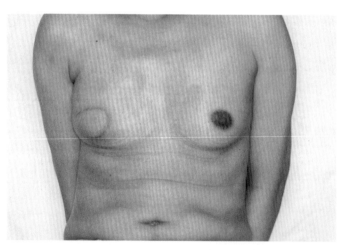

图 4-67 右侧保留皮肤改良根治术后即时乳房再造

(4)乳头再造及辅助操作:术后 3 个月,皮瓣肿胀消退稳定后,应用局部星状皮瓣进行乳头乳晕再造,以后文身着色,完成乳房再造的整个过程(图 4-68)。如有局部不对称者,需要用注射器脂肪抽吸术加以调整。保留皮肤的改良根治术后即时乳房再造,乳头乳晕的位置得以限定,个别情况下乳头乳晕的再造可以提前到乳腺体再造术后 2 周左右进行。

3. 感觉恢复 保留皮肤乳腺癌改良根治即时乳房再造后,由于皮瓣与基底广泛剥离,原有乳房皮肤感觉一过性消失,术后 2 周触觉首先开始恢复,术后 4 周开始有痛觉,半年后除两点辨别觉稍差外,感觉已基本上恢复到与健侧相同水平。而乳头乳晕皮肤半年后则仅能恢复轻微的触痛觉。

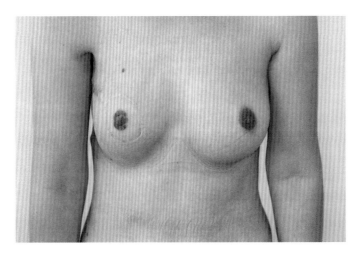

图 4-68　右侧保留皮肤改良根治术后即时乳房再造

4. 并发症　保留皮肤的乳腺癌改良根治术常见的并发症是原有的胸部皮肤部分坏死，主要由于皮肤剥离时过薄，或电刀引起的皮肤组织损伤所致。Slavin 报道 51 例发生率高达 21.6%，而在 Hidalgo 的一组 28 例资料中发生率为零，在我们一组病例中有一例患者胸部皮肤术后淤血发红，仅 1.5cm 长的切缘皮肤部分坏死，保守治疗痊愈。

腋窝积液常由于术中止血不彻底，或引流不通畅。发生腋窝积液时应调整或更换负压引流管，确保引流通畅，防止漏气，局部加压包扎。有一例患者术后引流 12 天，伤口愈合。胸骨旁局部小的积液可以穿刺抽吸，加压包扎。应用假体乳房再造时，防止穿破假体。

三、保留乳头乳晕的乳腺癌改良根治术与即时乳房再造

随着乳腺癌治疗的进展，在根治肿瘤的同时保持女性乳房的形态完美已取得广泛共识。以 Fisher 的乳腺癌生物学理论为基础，乳腺癌的手术治疗经历 Halsted 乳腺癌根治手术、扩大根治术、改良根治术的变迁，向肿块切除或象限切除辅以放射治疗的保乳手术方向发展，局部切除范围日趋缩小。传统认为乳腺癌手术应完全切除乳腺组织及所有包括乳头乳晕部位的导管上皮组织。随着乳腺癌的治疗进展，特别是保乳治疗的开展，对乳腺癌肿瘤特性的认识有了质的变化，乳腺癌治疗应该和其他组织的肿瘤治疗一样，目的是切除肿瘤组织和可能受累的周围正常组织与淋巴结，而不应该将所有的正常组织全部切除。因此，很早以来国内外就不断有人探索保留乳头乳晕的乳腺癌治疗方法，近年来随着乳房再造技术的不断完善，保留乳头乳晕的乳腺癌改良根治术重新受到重视，配合即时乳房再造，成为真正意义上的"腺体置换疗法"（glandular replacement therapy）。

保留乳头乳晕乳腺癌改良根治手术的进展主要集中在手术切口的不断改进，以期减少手术瘢痕，改善美容效果。文献报道过的手术切口有乳房下皱襞切口、U 形切口、腋前襞切口等，乳房再造的方法有乳房假体植入、TRAM 皮瓣、背阔肌肌皮瓣等。我们应用腋下纵形切口同时完成乳腺癌切除与扩大背阔肌肌皮瓣乳房再造手术，手术效果得到明显改善。

（一）手术适应证

适用于有乳房再造要求，远离乳头乳晕，无一般手术禁忌证的早期乳腺癌。不适合晚期肿瘤患者。

（二）腋下纵形切口乳腺癌切除术后扩大背阔肌肌皮瓣乳房再造手术

1. 切口设计　于腋窝下腋中线做纵形切口，长约 10～15cm，上肢下垂时切口完全被掩盖，胸前与背后部不遗留手术瘢痕。切口靠近腋前襞，上肢摆动时容易显露切口瘢痕。

2. 手术操作

（1）乳腺切除和腋窝淋巴结清扫：患者取侧卧位，手术在全麻下进行。首先剥离乳房皮瓣，分离至乳房下皱襞，皮下切除乳腺组织，继而清扫腋窝淋巴结。皮下注射含少许肾上腺素的生理盐水进行垂直分离有助于手术操作。乳腺切除时要求既要切除所有的乳腺组织，又要保持一定的皮瓣厚度，避免电刀的过度组织损伤，保持皮瓣的血供良好。保持胸背血管完整是应用背阔肌肌皮瓣乳房再造的前提。经同一切口完成腋窝淋巴结清扫。肿瘤靠近乳房皮肤时切除肿块表面3cm 宽的皮肤，创缘直接缝合。

（2）扩大背阔肌肌皮瓣乳房再造：经腋下垂直切口用硬膜外麻醉穿刺针皮下注射含少许肾上腺素的生理盐水，然后剥离背部皮瓣，切取背阔肌肌皮瓣及其周围的脂肪组织，游离保护胸背动脉的前锯肌支，经皮下隧道转移到胸部，背阔肌止点离断，转位覆盖腋窝血管神经等重要结构，供区放置负压引流管。应用扩大背阔肌肌皮瓣乳房再造不需要使用乳房假体（图 4-69，图 4-70）。

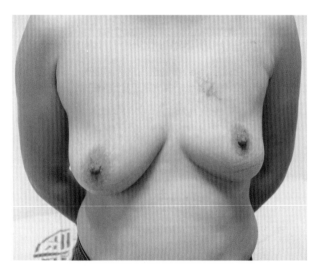

图 4-69　保留乳头乳晕改良根治术扩大背阔肌即时乳房再造术后

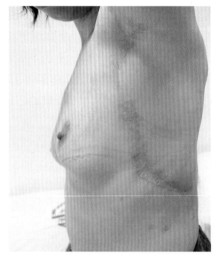

图 4-70　保留乳头乳晕改良根治术扩大背阔肌即时乳房再造侧胸壁切口

（3）假体乳房再造：乳腺切除术后，假体乳房再造是最常用的手术方法。假体再造方法有经典的先放扩张器后放假体的Ⅱ期再造方法和假体直接放入的Ⅰ期再造方法，假体直接放入的Ⅰ期再造方法成为近年来的热点趋势。

一是完全肌肉覆盖，适用于较小的少女型乳房，乳房没有下垂的情况。在胸大肌外侧切开筋膜组织，找到胸大肌外侧缘，向内侧牵拉胸大肌，在胸大肌后方用电刀切开胸小肌，在胸小肌底面肋骨表面剥离腔隙，向下在胸大肌筋膜的底面剥离乳房下皱襞。止血后植入假体，放置引流管，依次缝合肌肉、皮下和皮肤。

二是在胸大肌外侧切开筋膜组织，找到胸大肌外侧缘，在胸大肌后剥离腔隙，用电刀切断胸大肌下缘，胸大肌的外侧和下缘肌肉不能覆盖的部位用脱细胞真皮，或乳房可吸收补片、自体真皮覆盖，植入乳房假体（图 4-71）。

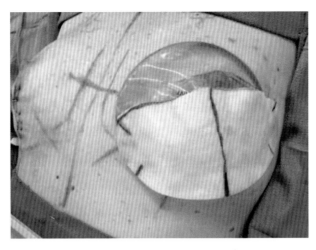

图 4-71　应用脱细胞真皮假体乳房再造

（4）乳房塑形：乳房塑形的关键是保持与健侧对称的乳房下皱襞，如果乳腺切除时乳房下皱襞被剥离，应将皮肤与底部组织缝合固定形成乳房下皱襞。固定乳房下皱襞时应保持乳晕到皱襞的距离与健侧相等，否则，易导致乳头位置偏位或乳房下半部分不够丰满。乳房塑形时将肌皮瓣肌肉面折叠缝合，形成乳房体，缝合固定乳腺体外侧缘，防止术后组织向外侧移位。塑形完成后，沿乳房下皱襞放置负压引流管，腋窝淋巴结清扫部位常规放置负压引流，用胸带适度加压保扎。

（三）经乳房切口改良根治术后即时乳房再造

腋下纵形切口联合扩大背阔肌肌皮瓣即时乳房再造有明显的优点，但采用 TRAM 皮瓣或乳房假体再造时，该切口并不适合。文献报道的切口有乳房下皱襞切口、U 形切口、乳晕周围切口等，其中以乳房切口显露良好，瘢痕不明显，再造效果好。乳房下皱襞切口显露乳房上方时需要延长手术切口，否则显露不良。

保留乳头乳晕和乳房皮肤的改良根治手术的乳房切口大致分为三类，一是乳晕周围切口，如果乳晕周径偏小，必要时切口可以根据肿瘤的位置向内侧或外侧，乃至下方延长，便于显露；二是乳房侧方切口、或是乳房上方的朗格线切口，或乳房外侧弧线切口，这些切口均位于乳头以外的乳房表面，依据乳房皮肤的静态张力线，有利于减少瘢痕的形成；三是乳房下方的切口，该切口对乳房巨大、下垂的患者尤为有用，可以切除乳房的同时，缩减乳房的皮肤，对乳房进行塑形，特别是健侧乳房需要同时整形者（图 4-72）。

经上述切口行乳腺切除和腋窝淋巴结清扫，乳头底部需要保留一定厚度的组织，防止乳头坏死，必要时腋窝可以另做皮肤切口，利于腋窝淋巴结的清扫。再造的方法酌情采用假体一期植入、扩张器+假体的方法，或 TRAM 等其他方法。

（四）乳房切口与乳头坏死的关系

保留乳头乳晕的改良根治术后乳头部分坏死是特有的并发症，研究表明乳头坏死的发生与术者的经验和切口的选择有密切关系。其中乳房下皱襞切口乳头坏死的发生率最高，这和手术中为了显露乳房上部过度牵拉切口有关。其次是乳晕边缘切口，经乳晕边缘向外侧皮肤延长的欧米伽切口发生率较低。切口不要过短，必要时延长切口是切实有效的方法。

（五）乳头乳晕延迟

预防性乳腺切除的患者，在治疗疾病的基础上对外形的要求比乳腺癌患者要高，发生乳

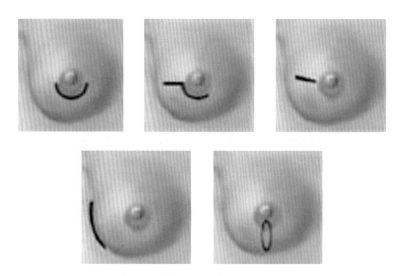

图 4-72 保留乳头乳晕皮下乳房切除的经乳房皮肤切口

头坏死容易引起纠纷,这点与乳腺癌患者明显不同。为了减少乳头乳晕坏死的发生,可以和皮瓣延迟一样进行乳头乳晕的延迟。乳头延迟可以增加乳头的血供,有效避免乳头坏死。

乳房切除前一周,乳房切口以及乳房皮下局部浸润麻醉,沿乳晕周围或乳房外侧切口切开皮肤,用手术刀片将乳头乳晕与底部的腺体切断,并用刀片在乳晕的周围剥离皮下组织,切断乳头底部腺体来源的血供,保留周围皮肤来源的血供。压迫止血后,放置引流片,原位缝合皮肤。一周左右进行常规腺体切除。腺体切除不能无限期拖延,否则起不到延迟的效果。

（六）即刻-延迟再造

保留乳头乳晕或保留皮肤的根治术后最大的优点是保留了皮肤的量,为即刻乳房再造提供了有利条件,如果不能进行再造反而造成皮肤多余积液,不利伤口愈合。乳房再造的前提包括保留皮肤的质和量两个方面。当皮瓣的血供存在疑问时则建议进行即刻-延迟再造,即刻-延迟再造可以由两种情况。

1. 使用假体再造需要进行放疗的情况时,虽然皮肤的血供良好,为了避免因放疗增加假体周围包膜挛缩的发生,则一期放置扩张器,待放疗结束后二期更换乳房假体。现在也有学者认为现代放疗技术并不增加包膜挛缩的发生,不需要因为放疗的原因分期手术。

2. 当皮瓣过薄血供存在疑问的情况下,或患者乳房体积较大,皮瓣血供处于高危状况下,为了避免假体植入后张力压迫,使处于交界状态的皮瓣发生血供障碍,则腺体切除后放置负压引流管,缝合切口,皮肤处于"多余"状态。1 周后拔出引流管,皮瓣"养"2 周后,原切口进入,用手指可以轻易的分离皮瓣,形成腔隙,植入乳房假体（图 4-73）。

（七）生物工程乳房（bio-engineering breast）

应用假体的乳房再造后,由于腺体切除,覆盖组织较薄,假体上方容易出现轻微的凹陷畸形,假体显得突兀,缺乏应有的乳房美。为了突出再造乳房的美学形态,Maxwell（2016）切断胸大肌下缘,用脱细胞真皮弥补胸大肌的缺损,在假体的上方胸大肌底面垫入脱细胞真皮（ADM）,形成自然的过渡,胸大肌表面进行自体脂肪游离移植,增加皮下组织的厚度（图 4-74）。

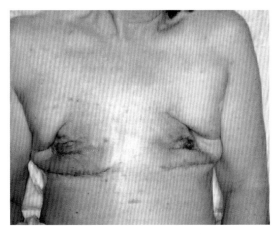
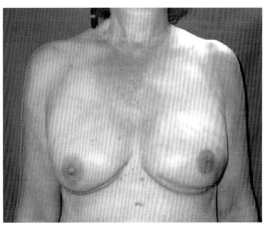

图 4-73　乳房腺体皮下切除后 2 周,放入假体进行即刻延迟乳房再造

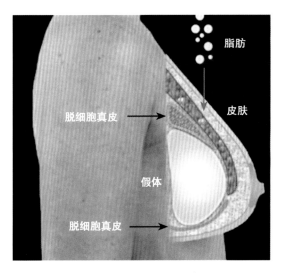

图 4-74　生物工程乳房

（八）并发症

保留乳头乳晕的乳腺癌改良根治术常见的并发症是乳头乳晕部分或全部坏死,主要由于皮肤剥离时过薄,或电刀引起的皮肤组织损伤所致(图 4-75)。

腋窝积液常由于术中止血不彻底,或引流不通畅。发生腋窝积液时应调整或更换负压引流管,确保引流通畅,防止漏气,局部加压包扎。

乳房再造的并发症见相应再造方法章节。

四、保乳治疗与即时乳房再造

随着乳腺癌的治疗进展,现在认为早期乳腺癌属于全身性疾患,远处转移与肿瘤的生物学特性密切相关,手术切除乳腺组织的目的在于切除肿瘤组织,控制肿瘤的局部生长与复发,手术切除范围呈缩小趋势。近年来国外逐步推广乳房部分切除配合术后放疗为主的保乳治疗。在欧美等国家保乳治疗占到早期乳腺癌的 70%,在日本仅占到 20% 左右。国内上

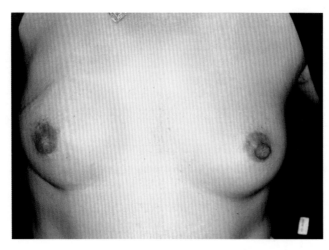

图 4-75　保留乳头乳晕的乳腺癌改良根治术乳房再造术后右侧乳头部分坏死

海、北京、天津等地区也逐步开展了这方面的工作。但由于东方民族特有的谨慎，对肿瘤的恐惧和对肿瘤复发的容忍度差，以及对乳腺癌的科普宣传教育不足，保乳治疗在国内的普及率并不高，据 2010 年 12 月 25 日上海市抗癌协会乳腺癌分会会议资料上海市保乳手术约占乳腺癌手术治疗的 7% ~ 9%，多数患者仍以改良根治手术为主。

　　保乳治疗的目的有 3 个：①是完整切除包括部分正常乳腺在内的肿瘤组织；②满足女性形体美的要求；③尽可能保持乳房的感觉。目前为止保乳治疗的手术切除方法报道很多，有肿块切除（lumpectomy）、区段切除（segmental resection）、局部病灶切除（segmental tylectomy）、象限切除（quadrantectomy）、乳房部分切除（partial mastectomy）等名称。除象限切除手术以外，其他方法都没有具体限定周围正常乳腺组织的切除范围。我们认为称为"乳腺部分切除术"（partial mastectomy）较为恰当。其内涵为切除肿瘤组织和周围部分正常的乳腺组织。保乳治疗定义为乳腺部分切除，配合局部放射治疗。对肿瘤位于乳房外上象限者，应同时行腋窝淋巴结清扫术。对早期乳腺癌患者，象限切除配合术后放疗，其生存率和局部复发率与乳房切除术相同，但对乳房体积较小的部分患者，象限切除手术切除乳腺组织过多，影响到乳房的美观。目前为止，肿瘤周围正常组织的最佳切除量还没有明确标准，有待进一步临床研究。

（一）保乳治疗的影响因素

1. 肿瘤学因素

（1）切缘应术中作冷冻切片检查，但病理学检查只能提供大概情况。理论上讲直径 2cm 的肿瘤切缘完整的病理组织学检查至少需要 2000 个切片，而实际临床工作中只能取少数部分切片，反映局部的情况。因此相比之下，肿瘤的性质更能决定组织切除量和预后。

（2）肿瘤的组织学特性：硬化性导管癌（sclerotic ductal carcinoma）边界清晰者应切除肿块周围 1cm 的乳腺组织量；而边界不清的浸润性腺叶癌应扩大组织切除量，认真进行切除边缘的检查；对浸润性导管癌，由于沿导管浸润生长，应进一步扩大切除量，仔细进行病理检查。文献上该类肿瘤的局部复发率较高，有人建议不适合保乳治疗，应进行乳房切除术。

（3）多中心乳腺癌不适用于保乳治疗。

2. 美容学因素　保乳治疗的意义在于完全切除肿瘤组织，不破坏或尽可能少的破坏女性乳房的形态。因此,治疗过程中应考虑有关的美容学因素。

（1）组织切除量与乳房大小之间的关系:乳房体积中等大小或较小的患者,切除过多的乳腺组织量会导致乳房严重变形,部分患者术后放疗导致的纤维挛缩会进一步加重乳房变形。一般认为对中小体积的乳房患者组织切除量不超过总量的 25%,超出该切除量,乳房切除即时乳房再造的形态效果会更好。对乳房体积较大的患者可以切除较多的组织量,采用整形外科乳房缩小术的某些原则,即使切除乳房的 50% ~ 60% 仍能保持良好的形态。该类患者大块组织切除术后局部适当游离既能保持乳腺组织的良好血供,又能维持良好的乳房形态。

（2）肿瘤的位置:乳房内上部位的乳腺组织较少,厚度较薄,切除该部位的肿瘤组织会造成局部凹陷或乳头上移等畸形,相反乳房外上组织量多,乳房外侧或下方的肿瘤切除术后不易变形,美容效果较佳。

（3）乳房皮肤和腺体切除方向:乳房的任何手术切口都应考虑相关的整形美容外科原则,一般说来皮肤切口应与皮肤张力线一致,但在乳房下半部分采用横行切口,切除部分皮肤时,易导致乳头下方移位,因此,乳房上半部应采用横行切口,下半部采用放射状切口。腺体部分则采用放射状楔形或梭形切除,减少乳头的移位。位于乳房中间的肿瘤应采用乳晕边缘切口或乳晕内横行切口,接近乳晕的肿瘤应同时切除乳头乳晕,后期乳头乳晕再造。

（4）术后和放疗后的瘢痕挛缩:手术和放疗可导致纤维增生,伤口内血肿或血清肿会进一步引起瘢痕形成,造成挛缩,甚至导致乳头移位,部分患者局部可扪及硬结,随时间的推移逐渐软化消失。术中应努力减少手术创伤,避免皮下广泛剥离,仔细止血,遵守手术无创原则。

（二）保乳手术适应证

主要适用于有保乳要求的早期乳腺癌,包括 0、Ⅰ、Ⅱ、Ⅱa 期肿瘤。最佳适应证为局灶性原位导管癌和 T1N0M0、T1N1M0 期浸润性癌。

对同一乳腺癌不同象限存在两个以上病灶,患乳有弥漫性钙化灶,弥漫性导管癌以及治疗单位不具有放疗条件者,应视为手术禁忌证。保乳治疗患者应定期随访,保乳治疗失败随时进行手术切除,因此,缺乏定期随访保证者,也应慎用保乳治疗。

（三）手术操作

1. 乳房部分切除　首先用亚甲蓝（美蓝）标记手术皮肤切口和乳腺切除范围,对有活检切口者,应尽可能将活检切口瘢痕一并切除。两侧游离皮瓣,充分显露肿瘤,整块切除肿瘤周围 1~2cm 的乳腺组织,深度达胸大肌,包括部分胸大肌筋膜。如果底部和胸大肌较近,应切除部分胸大肌,即切除深度和改良根治术一致。切除的标本用缝线标记。尽管理论上冷冻切片不能完全反映切缘的情况,临床实际中仍需要冷冻病理检查,如果边缘有累及,应扩大切除范围。

2. 乳房部分切除术后乳腺组织的缺损借助重力作用可自行对合,大部分不需要缝合。乳房正中上、下方的切口由于重力的作用不仅不能闭合伤口,反而使伤口裂开,因此该部位乳腺组织需要缝合。选择缝合腺体组织时,建议使用可吸收缝线,对合时避免线结过紧或组织扭曲,否则对合后可扪及局部硬结。术中采用半卧位,观察是否有局部凹陷或变形,发现变形时应及时调整,最后放置引流,用尼龙线缝合皮肤。

3. 腋窝淋巴结清扫　除原发灶位于乳房尾部者外,腋窝淋巴结清扫应另选切口。常取腋窝顶部 S 形或腋皱襞切口,具体方法同腋窝淋巴结清扫。

4. 保乳术后的即时乳房再造　可分为两类：一类是原有乳腺组织的调整手术，一类是组织充填手术。

乳腺组织调整手术　适合于乳房体积较大的患者。手术方法取决于乳房体积和乳腺切除范围：①对乳房较大而切除范围较小的患者，不需要作特殊的调整。②乳房体积较大而切除范围中等大小的患者游离切口两侧皮瓣，然后将两侧乳腺基底稍事分离，将乳腺体重新缝合。近乳晕处乳腺组织较厚，应作两层缝合。近外侧乳腺变薄，只需缝一层。③切除范围较大的患者，可以应用乳房缩小手术的原则。乳房上半部分的缺损应用下蒂瓣，乳房下半部分的缺损应用上蒂瓣修复。

组织充填手术　适用于乳房体积较小，切除组织量相对较大的患者。由于原有组织量少，缺乏调整的余地，需要进行组织移植充填，常用的移植物为局部腋下皮瓣、背阔肌肌皮瓣（图4-76）。根据皮肤缺损的多少，可以去除整个皮瓣的表皮，也可以保留部分皮瓣的皮肤。多数作者认为下腹直肌肌皮瓣应该用于整个乳房切除术后的再造，不应该使用 TRAM 皮瓣修复部分乳房缺损。值得注意的是，对于体积较小的乳房，切除的乳腺组织量过多，乳房变形严重的患者，和保乳手术相比，保留皮肤的乳房改良根治术配合乳房再造的形态效果会更好。

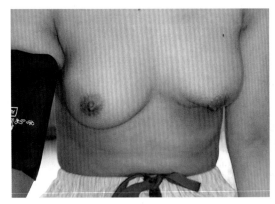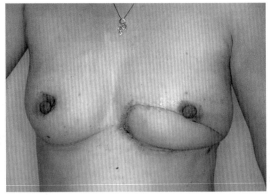

图 4-76　保乳治疗术后畸形，应用背阔肌肌皮瓣修复术后

（四）并发症

血肿和血清肿是乳房部分切除术后最常见的并发症，预防的方法是术中止血要彻底，术后放置引流条，用适当的压力加压包扎。乳房内小的血肿可自行吸收，较大的血肿需要反复穿刺抽吸加压包扎或重新放置引流。有的作者认为乳房内血肿或血清肿的形成有助于改善和维持乳房的形态，这实际上是一个误区。血肿的形成导致痛性炎症反应，造成局部纤维增生和瘢痕形成，接踵而来的放射治疗会进一步加重纤维化，造成部分患者乳房变形。腋窝淋巴结清扫术后并发症的处理详见有关章节。

第六节　乳房再造术后的全身影响

乳房再造术在发达国家已广泛开展，目前为止，国内乳房再造正处于从起步到推广普及的阶段，对广大患者以及对乳腺肿瘤外科、整形外科、放疗医师而言，都存在和面临诸多问题。过去一般认为预后不良的晚期肿瘤患者，不宜进行再造手术，现在人们开始从延长生命和提高生存质量两个因素出发决定是否进行乳房再造手术。

一、患者对乳房再造的反应

McCraw(1987)对组织扩张器后假体植入和 TRAM 皮瓣再造术两种方法乳房再造的患者进行了调查,有 98% TRAM 再造的患者和 85% 的扩张器后假体植入的患者结果满意。90% 以上的 TRAM 再造患者运动时(行走、游泳、体操、跳跃、网球、滑雪等)感觉不到任何障碍。93% 的患者认为 TRAM 再造手术是值得的,有 95% 的患者愿意推荐给其他患者。患者不满意的主要原因与手术并发症密切相关。

我们一组 74 例 TRAM 乳房再造患者中,有 3 例术后不满意,其他均对结果表示满意。3例患者中,一例腹壁疝形成,术后 13 个月和胆囊切除术一起再次手术治疗,一例皮瓣部分坏死,清创换药延迟 3 个月方愈合,患者对再造乳房产生厌恶感,一例腹部供区正中部部分坏死换药后植皮修复,术后 1 个月出院时表示不满,半年后随访患者满意。因此将 TRAM 术后患者分成两组,一组恢复过程顺利,无并发症或并发症及时处理者,一组为有手术并发症,恢复过程延长者,可以发现患者的满意度和手术并发症有显著关系。手术恢复过程越长,并发症延迟愈合越久,患者越不满意。因此,从另一个角度也对整形外科医师提出更高的要求,要熟练掌握手术适应证和操作技术,努力将并发症降到最低水平,发生并发症后及时正确处理。

二、乳房再造术后是否妨碍肿瘤复发的早期发现和处理

大多数局部肿瘤复发部位在胸部皮肤切缘和再造乳房皮瓣交接处。乳房再造术不影响肿瘤复发的早期发现,虽然乳房再造手术增加了手术创伤,并没有增加手术的死亡率和影响患者的生存率。Slavin 等对 161 例 TRAM 乳房再造患者平均随访 5.4 年,有 17 例(10.6%)局部复发,复发率和肿瘤分期密切相关(表 4-2)。其结果表明乳房再造患者和非再造乳腺癌患者一样,术后定期随访,学会自我检查是早期发现肿瘤复发的关键。复发肿瘤的治疗采用化疗、局部放疗或肿块切除等方法,仅个别患者需要切除再造乳房。

表 4-2　肿瘤分期与乳房再造后肿瘤复发的关系

分期	再造例数	复发	
		(n)	(%)
0～Ⅰ	98	0	0
Ⅱ	43	6	14
Ⅲ	19	10	52.6
Ⅳ	1	1	100
合计	161	17	

〔引自 Slavin SA,Love SM,Goldwyn RM. Recurrent breast cancer following immediate reconstruction with myocutaneous flaps. Plast Reconstr Surg,1994,93(6):1191-1204.〕

三、乳房再造对术后放疗和化疗的影响

不管采用什么样的方法,再造手术不能妨碍乳腺癌的肿瘤治疗。除个别伤口愈合不良,

局部放疗延迟1~2周进行外，一般情况下应用人工假体和肌皮瓣乳房再造，不妨碍乳房切除术后进行化疗和放疗，其治疗原则和非再造患者相同。乳房假体不阻挡或增加组织对放射线的吸收。

皮瓣部分坏死等并发症，采用及时的处理方法，伤口一般在1~2周内愈合，因此乳房再造不影响乳腺癌术后的化疗和放疗。伤口延迟不愈的情况下，不影响化疗的进行，但需要推迟放疗的进行或先行照射其他区域。小的脂肪液化，不影响术后化疗和放疗。

四、对乳房假体的疑虑

1992年1月美国FDA限制临床使用硅凝胶乳房假体，同年4月又允许硅凝胶乳房假体应用于因各种原因乳腺切除术后的乳房再造手术。近十年来，关于乳房假体安全性引起了激烈的学术争论和大众媒体的广泛关注。随着生产厂家制作工艺的不断改进，多中心大组病例的协作研究表明硅凝胶乳房假体是目前组织相容性较好的生物材料，可以安全应用于临床。最近，美国FDA批准在患者知晓各种潜在并发症的前提下，可以有选择的应用于隆乳术，厂家负责提供新的病例研究资料，以待重新评定。硅凝胶乳房假体则继续使用于乳房再造手术。调查资料表明，硅凝胶乳房假体不会引起全身性免疫反应，不会增加乳腺肿瘤的发生率。部分资料表明硅凝胶在体外可以抑制肿瘤细胞的生长，硅凝胶无毒无致敏原，刺激性小，化学性质稳定，消毒后无病菌。目前国际上硅凝胶乳房假体在隆乳和乳房再造手术得以广泛的应用，其安全性和可靠性已经得以证实。

（亓发芝）

参 考 文 献

1. 亓发芝,陈君雪,顾建英,等.应用下腹直肌肌皮瓣进行乳房再造.中国临床医学,1999,6(4):390-391.

2. 亓发芝,顾建英,张学军,等.TRAM乳房再造术中的美学分析.中华医学美容杂志,2000,6(2):86-88.

3. 亓发芝,陈君雪,顾建英,等.保留皮肤的乳腺癌根治术后即时乳房及乳头再造.中华医学美容杂志,2000,6(5):234-236.

4. Jensen JA. Should improved mastectomy and reconstruction alter the primary management of breast cancer? Editorial. Plast Reconstr Surg,1999,103: 1308-1310.

5. Slavin SA,Schnitt SJ,Duda RB,et al. Skin-sparing mastectomy and immediate reconstruction: Oncologic risks and aesthetic results in patients with early-stage breast cancer. Plast Reconstr Surg,1998,102: 49-62.

6. Salgarello M,Visconti G,Barone-Adesi L. Nipple-sparing mastectomy with immediate implant reconstruction: cosmetic outcomes and technical refinements. Plast Reconstr Surg,2010,126: 1460-1471.

7. Nelson JA,Guo Y,Sonnad SS,et al. A comparison between DIEP and muscle-sparing free TRAM flaps in breast reconstruction: a single surgeon's recent experience. Plast Reconstr Surg,2010,126: 1428-1435.

8. Levine JL,Soueid NE,Allen RJ. Algorithm for autologous breast reconstruction for partial mastectomy defects. Plast Reconstr Surg,2005,116: 762-767.

9. Fitoussi AD,Berry MG,Couturaud B,et al. Management of the post-breast-conserving therapy defect: extended folloe-up and reclassification. Plast Reconstr Surg,2010,125(3): 783-791.

10. 沈镇宙,邵志敏.乳腺肿瘤学.上海:上海科技出版社,2004.

11. 左文述.现代乳腺肿瘤学.济南:山东科学技术出版社,2006.

12. Toth BA,Forley BG,Calabria R. Retrospective study of the skin-sparing mastectomy in breast reconstruction. Plast Reconstr Surg,1999,104: 77-84.

13. Hidalgo DA. Aesthetic refinement in breast reconstruction: Complete skin sparing mastectomy with autogenous

tissue transfer. Plast Reconstr Surg,1998,102：63-70.

14. Nahai F. Aesthetic refinement in breast reconstruction：Complete skin sparing mastectomy with autogenous tissue transfer（discussion）. Plast Reconstr Surg,1998,102：71-72.

15. Papp C,Wechselberger G,Schoeller T. Aotologous breast reconstruction after breast-conserving surgery. Plast Reconstr Surg,1998,102：1932-1938.

16. Hartrampf CR,Sheflan M,Black PW. Breast reconstruction with a transverse abdominal island flap. Plast Reconstr Sur,1982,69：216-224.

17. Maxwell GP,Gabriel A. Bioengineered breast：concept,technique,and preliminary results. Plast Reconstr Surg,2016,137(2)：415-421.

18. Zenn MR. Staged immediate breast reconstruction. Plast Renstr Surg,2015,135(4)：976-979.

19. Rodriguez-Feliz J,Codner MA. Embrace the change：Incorporating single-stage implant breast reconstruction into your practice. Plast Renstr Surg,2015,136：221.

第五章

乳头乳晕整形

第一节 正常女性乳头乳晕形态

　　正常乳房位于第2~6肋间,乳头乳晕对乳房的完美起到至关重要的作用,是乳房美学的中心,视觉上的焦点。乳头位于第4肋骨表面,成熟、丰满乳房的乳头可以位于第5肋间。年轻女性的乳头乳晕复合体位于锁骨中线上,处于乳房隆凸的最高点,从某种意义上讲乳头乳晕的位置就决定了乳房的位置。女性乳头的直径为6~8mm,高度4~6mm,大多数乳晕的直径为38~42mm,年轻女性的乳晕呈现独特的粉红颜色,乳头中间有横形浅沟,将乳头分为上下两瓣。横形浅沟的部分是由于乳房横形隔膜在乳头的止点所致(图5-1)。随着年龄的增长,以及生育后的哺乳,乳头变大,乳头乳晕的颜色加深。乳头乳晕的异常包括大小、形状、位置、凸度及颜色等。随着年龄或其他原因的影响,

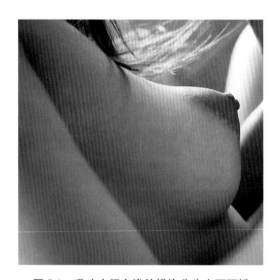

图5-1　乳头中间有浅的横沟分为上下两瓣

乳房逐渐松垂,两侧乳房失去在胸壁前凸而耸立的形态,影响体态的完美,并因下垂的乳房向下牵坠,造成生活、工作的不便与精神上的痛苦。乳头过大可以为原发性,多见于未婚女性;也可为哺乳时小儿有吸吮乳头的习惯,使乳头长时间遭受牵拉,继发性变长,给人以衰老的表现。乳晕增大常常是乳房增生牵拉的结果,乳头乳晕的位置与乳房下皱襞的关系是判断乳房下垂程度的分类依据。

第二节 乳 头 内 陷

　　乳头内陷(nipple inversion)是指乳头内陷于乳晕之中,严重者呈火山样畸形,在凹陷的周围有环形隆起。乳头内陷不仅失去乳头挺拔的外观影响哺乳而且易于藏污纳垢,发生局部感染(图5-2)。

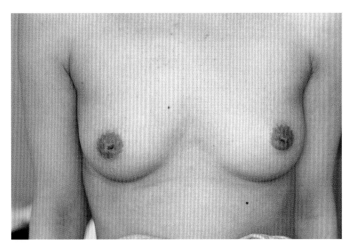

图 5-2　乳头内陷

一、病因

乳头内陷多数为先天性,也可因外伤、炎症、肿瘤等原因造成乳头内陷。先天性乳头内陷的中间凹陷内部有纤维束牵拉,乳腺导管短缩,发育不良,乳头下方组织空虚,缺乏支撑组织,一般为双侧发生,也可单侧发生。单侧发生者内陷程度一般较轻微。位于乳头乳晕部位反复发作的炎症或邻近的肿瘤牵拉,有时也可以造成乳头内陷,对继发性乳头内陷应仔细检查,首先进行对因治疗。

二、临床表现与分型

乳头内陷畸形随着青春期乳房的发育逐渐明显,乳头缺乏凸起,陷于乳晕之间。凹陷的乳头容易藏纳污垢,可引起局部湿疹或感染,严重者炎症向乳腺内扩散导致乳腺炎。严重的乳头内陷者婴儿难以吸吮乳汁,给患者的生活和心理上造成一定的影响。

临床上将乳头内陷按程度不同分为三种类型:Ⅰ型:乳头部分内陷,乳头颈部存在,用手可以将内陷的乳头挤出;Ⅱ型:乳头全部陷入乳晕中,可以用手挤出,乳头没有颈部;Ⅲ型:为重度内陷,乳头完全埋在乳晕下方,用手无法将乳头挤出。

三、治疗

乳头内陷的治疗依据患者的年龄、内陷的程度、对手术后哺乳的要求以及局部反复发作的情况而异。未婚未育妇女多要求保留哺乳功能。局部有红肿等急性炎症反应者暂缓手术治疗,待炎症消退后一定时间方可进行。乳头内陷的治疗包括三个基本的内容:①松解挛缩的纤维条索,以及部分发育不良的乳腺导管;②应用血供良好的组织瓣充填松解后的死腔;③术后有效的持续牵引。

(一)保守治疗

由于乳头内陷随着青春期乳房发育逐渐明显,因此乳头内陷的治疗一般在 18 岁开始。治疗前应首先判断乳头内陷的程度,将两手指位于乳晕周围,使乳头向表面突出向中间挤压。如果乳头能够被挤出,且能停留数秒钟,应用负压吸引多能够矫正内陷畸形。对青春发育过程中的年轻女性,物理疗法多能奏效,保守治疗是第一选择。

1. **持续负压吸引**　方法有一次性注射器的针筒,市场商卖的持续负压吸出装置,也可以应用吸出乳汁的负压球。吸出乳头后保持 15 ~ 20 分钟,每日数次,坚持进行。持续 3 个月以上无效者一般需要手术治疗。

2. **持续悬吊牵引**　局部麻醉后,用镊子或缝线提起乳头,用粗的丝线贯穿乳头的基部,打结持续牵引 1 ~ 3 个月。长时间的缝线存在,上皮可沿缝线长入形成窦道,后期窦道可以切除或开放放置。

3. **乳头基底贯穿支撑**　局部麻醉后,用镊子或缝线提起乳头,用注射器针头如输血针头贯穿乳头的基部,截断过长的针头,套用乳胶管保护,避免针头刺伤皮肤,起到支撑乳头的作用。定期清洁皮肤,支撑时间视内陷的程度维持 1 ~ 3 个月。

(二) 保留乳腺导管的手术

适用于凹陷程度轻、中、重度患者。术前用棉棒蘸过氧化氢溶液(双氧水)和生理盐水仔细清洗凹陷部位,减少手术感染机会,用加少许肾上腺素的 0.5% ~ 1% 利多卡因乳头根部局部浸润麻醉。有文献认为乳头的麻醉禁止使用肾上腺素,和手指、阴茎的手术一样,使用肾上腺素有组织坏死的可能,但在我们的临床经验中没有发生与肾上腺素有关的并发症,仍值得警惕。

首先在乳头上下方用 1 号丝线缝合两针,牵引内陷乳头。沿乳头凹陷的方向横形切开乳头,在乳头切口内分离乳腺导管,切断导管间短缩的纤维束,直至放松牵引线后乳头不再缩回为止。纤维束松解后乳头仍向内缩回,常需要切断部分中间部分的乳腺导管,直至畸形矫正为止。手术中保留数条明显的乳腺导管即可为以后哺乳打下基础。彻底松解缩短的纤维束是任何一种手术方法的基本组成部分,如松解不完全术后往往会复发。

松解纤维束后,乳头下方缺乏组织充填,遗留死腔,成为术后感染复发的原因之一,应根据组织缺损的程度,采用以下几种措施:①死腔小者直接拉拢缝合,缝合时防止将乳腺导管缝合闭塞;②设计乳腺组织瓣充填乳头根部死腔,应注意保持乳腺组织瓣的血供;③设计切口两端的真皮组织瓣,充填缺损(图 5-3)。

缝合乳头内部后,乳头多呈上窄下宽的形态,在切口的两端作 Z 成形术,可以缩窄乳头颈部改善乳头的形态,进一步防止乳头回缩复发。值得注意的是乳头基部的 Z 成形不可过大,否则容易导致乳头血供障碍。目前已不主张进行 Z 成形手术。

术后包扎注意防止乳头受压,在敷料或海绵中间开洞,将乳头放入其中,牵引线牵拉乳头固定 3 周,其余缝线术后 10 天拆线。可以用 10ml 的注射器自行制作牵引器,一方面进行持续牵引,另一方面

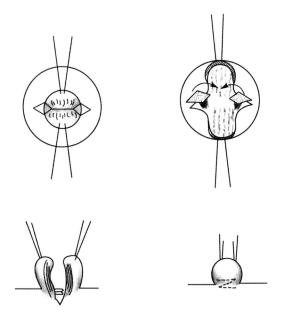

图 5-3　真皮组织瓣,充填松解后的死腔

放置乳头受压(图5-4)。1个月内不穿戴乳罩。

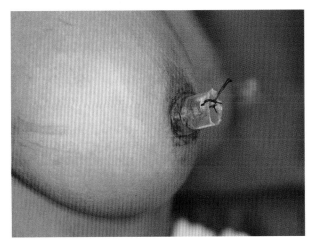

图5-4 用注射器制作牵引器

（三）乳腺导管切断手术

对已经生育,将来不考虑哺乳的女性,或局部炎症反复发作,瘢痕牵拉严重凹陷畸形的患者,可以采用 Broadbent 手术方法(图5-5)。

手术前后处理同前述方法。术中切除乳头底部的瘢痕,有炎性肿块时一并切除。完全切断乳房导管,充分松解凹陷乳头,设计组织瓣充填乳头根部组织缺损,防止死腔形成是该

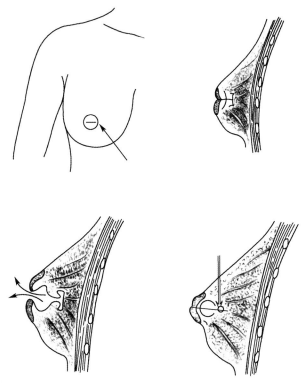

图5-5 Broadbent 手术方法

手术成功的关键。

四、并发症

1. 内陷复发　多由于术中松解不够,没有充分充填死腔,以及术后牵引不充分等原因造成,掌握手术的原则和注意事项多可以避免。内陷复发后等待 3~6 个月后再次手术。

2. 乳头坏死　乳头坏死可以表现为部分坏死和完全坏死,多由于术中松解时没有注意乳头的血供,过于强调松解的彻底性;另外,乳头基部的 Z 成形术以及术后牵引过度也可以造成乳头血供障碍(图 5-6)。乳头部分坏死发生后保持乳头干燥,防止继发感染,等待痂皮自然脱落,其乳头的形态大多可以接受;避免早期进行乳头清创治疗。

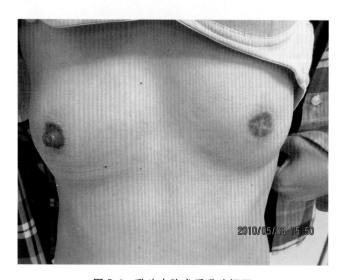

图 5-6　乳头内陷术后乳头坏死

乳头完全坏死后等待半年后进行乳头再造。该类患者往往乳头基部局部瘢痕严重,应用皮瓣乳头再造的方法往往效果不佳,以对侧乳头游离移植效果为好,双侧乳头坏死的患者可以选用耳垂复合组织移植。

第三节　多乳头畸形

多乳头畸形多是副乳的一部分,其治疗一般需要连同副乳一起手术。副乳又称多乳症,是先天性发育异常所致。自胚胎第六周起,在乳线(腋窝至腹股沟连线)上开始出现 6~8 对由外胚层上皮组织产生的乳腺始基,随胎龄增大,除胸前一对表层细胞继续发育形成乳腺外,其余均逐渐萎缩并消失(图 5-7)。如不消失,甚至继续发育,则形成副乳。如既有腺体组织存在又有乳头形成,则成为完全性副乳。副乳腺不仅和正常乳腺一样受到内分泌的影响,而且也会发生良性和恶性肿瘤,因此临床上应得到重视。副乳的发生率为 1%~3%,男女均可发生,女性多于男性。

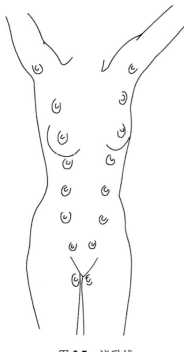

图 5-7　泌乳线

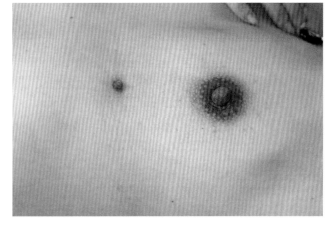

图 5-8　多乳头大多发育不良

一、临床表现

在青春发育期前,副乳多处于相对静止状态,以后随着第二性征的发育而逐渐胀大。在月经期、妊娠期和哺乳期较平时增大,部分病人有疼痛。完全副乳者在哺乳期可出现乳汁分泌。副乳多出现在腋下,其他乳线部位少见,呈肿块样局部隆起,其中央部位常见乳头样突起,或仅有乳晕样色素沉着,隆起部位质地柔软,呈脂肪组织样感,有时呈腺组织样柔韧感,可有触痛,边界不清。较大的腋窝部位的副乳可因局部摩擦而经常出现表面皮肤糜烂。副乳的乳头乳晕大多发育不良,仅有乳头样的形态,或呈现男性乳头样改变(图 5-8)。极少数情况下乳头可以发育良好,接近正常女性的乳头(图 5-9)。

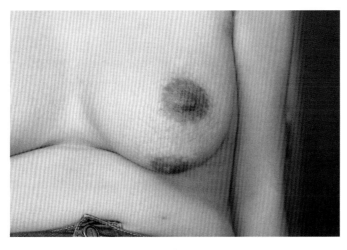

图 5-9　非常少见的情况下多乳头发育良好

205

二、治疗

对于无明显临床症状的较小副乳可不需处理。当有下列情况时,应进行副乳切除手术:

1. 腺体逐渐增大,疼痛或局部摩擦不适而影响生活者。
2. 副乳内扪及异常肿块,疑为发生良、恶性肿瘤者。
3. 有乳腺癌家族史者。
4. 副乳较大而影响外观者。

手术时应做大小适宜的横梭形切口,游离两侧皮瓣后切除腺样组织。伤口内应置乳胶管负压引流,切除的组织应常规进行病理切片检查,以免遗漏其他病变。手术应避免两种失误:一是皮肤切除太少,以致术后仍有局部隆起而影响美观;二是皮肤切除过多,以致术后影响肩部上举。术中将切口位于腋窝顶部,手术瘢痕可以更加隐蔽。

第四节　乳头乳晕发育不良

女性乳头先天性完全不发育在临床上非常少见,可以分为两种情况,一是女性乳头像男性乳头一样没有发育,但有乳头的痕迹(图 5-10);二是完全没有乳头乳晕的痕迹,乳房完全没有,而不是没有发育,可能是没有乳核所致(图 5-11)。治疗上进行乳房再造和乳头乳晕再造手术。

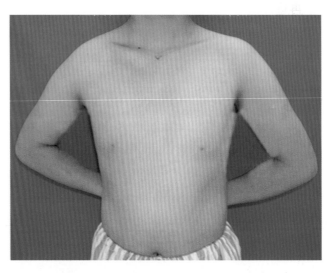

图 5-10　乳晕完全不发育,仅有乳头残迹

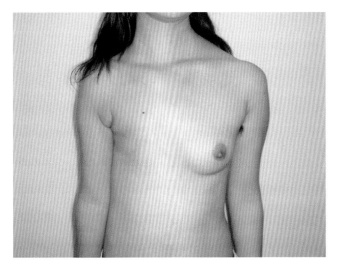

图 5-11　乳头乳晕以及乳房隆凸完全没有发育

第五节　乳头乳晕再造术

乳头乳晕再造是乳房再造过程中的一部分,起到画龙点睛的作用,但部分患者要求不高,仅希望穿衣时达到两侧对称,拒绝进行乳头乳晕再造。乳头乳晕再造也可以应用于外伤,感染等造成的乳头乳晕破坏和缺损。乳头乳晕再造一般在乳房隆起再造后 3 个月,组织经过吸收变形等过程,再造乳房形态相对稳定后进行。在保留皮肤的乳腺改良根治术后即时再造的患者也有即时行乳头乳晕再造的报道。

乳头再造常用的方法有复合组织移植再造和局部皮瓣法再造两大类。复合组织的供区已报道的有健侧乳头乳晕、小阴唇、耳垂、第五趾等,再造的乳头形态比较恒定,缺点是再造乳头有时突出度不够,破坏了供区的正常组织形态,特别是健侧乳头和小阴唇部位,不易被患者接受。局部皮瓣法乳头再造简单易行,缺点是再造的乳头随时间的推移,逐渐回缩或吸收从而变小甚至消失,因此应用皮瓣法再造乳头应矫枉过正,再造乳头术后较长,随时间的迁延渐趋对称。乳晕再造过去一直采用游离皮片移植的方法,供区采用与乳晕皮色相近的部位,如大阴唇、大腿腹股沟部位等。自 Becker 等应用皮肤文身法着色后大大扩展了供区的范围,取得逼真的效果。

一、再造时机

一般在乳房隆起再造后 3 个月,再造乳房形态相对稳定后进行。

二、术前定位

各种乳头乳晕再造方法的术前定位基本相同,要求再造乳头乳晕的大小形态与健侧相同,位置对称。患者取站立位或坐位,双上肢自然下垂,肩部位于同一水平。首先标画出胸部正中线和健侧锁骨中点与乳头中点连线,在健侧乳头同一水平线,按对称原则确定患侧乳头的中心位置;然后用记号笔参照健侧乳头大小,标画出再造乳头和乳晕的大小。

值得注意的是当两侧乳房不对称的时候,乳头乳晕的位置应位于乳房隆凸的最高点,不能机械性的要求两侧对称。当两者发生矛盾时,乳头在最高点是第一原则,对称性是第二原则。乳头位置正常而大小、位置稍有差异的乳房要优于乳头对称而位置不对的乳房。

三、麻醉

乳房再造术后 3 个月,局部感觉恢复尚未完全恢复,乳头再造手术一般不需麻醉。若需要麻醉,可采用 0.5% 利多卡因局部浸润麻醉,一般不使用肾上腺素。

四、乳头再造

(一) 改良星状皮瓣乳头乳晕再造(skate flap)

(1) 皮瓣设计:先根据健侧乳头乳晕的大小,在再造区画两个同心圆,中间小圆圈的直径等于乳头的大小,外面大圆圈的直径等于乳晕的大小。以乳头直径为 a 瓣的宽度,在其两侧分别设计两个小瓣(b、c 瓣),皮瓣的宽度是再造乳头的高度,一般为 1.5cm,其设计类似星状(图 5-12)。

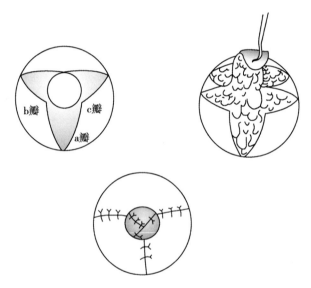

图 5-12　改良星状皮瓣乳头乳晕再造

(2) 手术操作:切开皮肤,先将 a 瓣掀起,皮瓣包含皮肤和皮下脂肪组织,然后将两侧的 2 个皮瓣掀起,皮瓣不包括皮下脂肪组织,将 3 个皮瓣作交叉缝合(见图 5-12),缝合皮瓣供区皮下组织创面。

乳晕区剩余的皮肤,去除表皮,从 TRAM 皮瓣供区一侧"猫耳朵"或腹股沟切取中厚皮片,游离移植于乳晕区,局部加压包扎。皮片成活后文身着色,文身后随着时间的推移色素变淡,部分患者需要 2 次文身补加颜色。

(二) C-V 皮瓣乳头再造

C-V 皮瓣的设计如图所示,由两个 V 字形皮瓣和一个 C 形皮瓣构成,V 形皮瓣的宽度是再造乳头的高度,一般为 1.5cm。两个 V 形之间是 V 形和 C 形皮瓣得到蒂部,蒂部的宽度加上 V 形瓣的长度为再造乳头的周长,约为 3.14cm,即再造乳头的直径为 1cm。

切开皮瓣,注意保留蒂部血供,形成两个 V 字形皮瓣和一个 C 形皮瓣,V 形瓣交叉缝合,

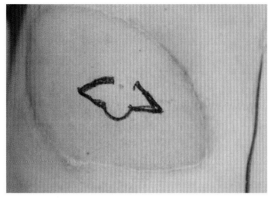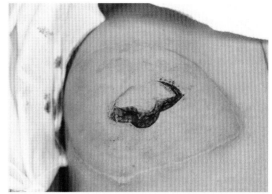
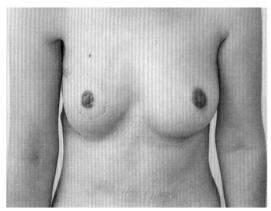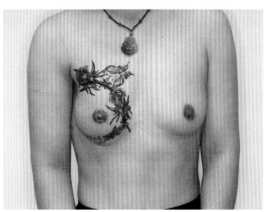

图 5-13　C-V 皮瓣乳头再造

用 C 形瓣覆盖乳头顶部。供区缝合时 V 形瓣靠近蒂部的一边起点与 C 形瓣的中点缝合,这样将 C 瓣的皮肤拉倒再造乳头的底部,去表皮后形成真皮底座,可以减轻再造乳头的术后萎缩(图 5-13)。乳头完成后原有的乳晕标记线受皮瓣牵拉变形,重新用亚甲蓝(美蓝)标画乳晕的形状,切开乳晕边缘后掀起乳晕皮片,重新原位缝合。术后纱布剪洞,防止乳头受压。

（三）S 形皮瓣乳头再造（S-flap）

1. 皮瓣设计　先根据健侧乳头乳晕的大小,画一个圈,设计 S 形的皮瓣,S 形一侧皮瓣的高度,相当于再造乳头的高度,皮瓣基底的宽度是再造乳头周长的一半(图 5-14)。初学者容易将皮瓣的宽度设计于乳头的直径,导致再造乳头过小。

2. 手术操作　切开皮肤,包含皮肤和皮下脂肪组织,将 S 形的 2 个皮瓣掀起,交叉缝合,直接拉拢缝合皮瓣供区皮肤。乳晕部位皮肤文身着色,视具体情况 2 次文身补加颜色。

该方法 1988 年由 Cronin 等首先提出,和 skate 皮瓣单蒂供血不同,皮瓣改用双蒂供血,增加了手术的安全性,减少皮瓣血运不良的概率。

（四）鱼尾状皮瓣乳头再造

如图示设计皮瓣,皮瓣的宽度是再造乳头的高度,

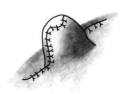

图 5-14　S 形皮瓣乳头再造

209

鱼尾形皮瓣

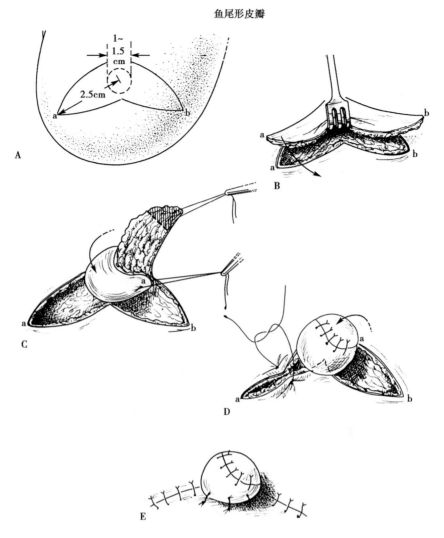

图 5-15　鱼尾状皮瓣乳头再造

掀起皮瓣后旋转缝合形成再造的乳头。术后纱布开洞包扎,放置乳头受压(图5-15)。

(五) 部分健侧乳头乳晕复合移植

部分健侧乳头乳晕复合移植再造乳头乳晕,再造乳头形态良好,不易随时间延长而消失,远期效果良好,该法适用于健侧乳头乳晕较大的患者,可以达到患侧乳头再造与健侧乳头缩小一箭双雕之效(图5-16,图5-17)。但由于破坏健侧的乳头乳晕,一般患者特别是年轻者不易接受。

1. 设计　将健侧乳头的3点和9点钟位置画水平线;在再造侧乳头位置圆形标记。

2. 手术操作　局部麻醉后,按标记将健侧乳头横形切开,将其下一半的乳头复合组织自基地面切取,盐水纱布包扎备用;将上半乳头向下翻转缝合创面。然后在患侧圆形标记处去除表皮,将健侧乳头复合组织游离移植,缝合固定。

3. 取健侧外周部分乳晕,游离移植到患侧,缝合固定,包扎时再造乳头处敷料开洞,加压包扎。乳头压迫过度,容易导致再造乳头扁平,不能凸起。术后10天左右拆线。

乳头乳晕再造的方法有很多,有些已经成为历史,目前常用的方法是对侧乳头复合组织

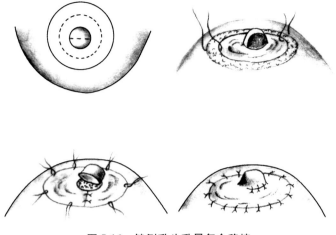

图 5-16 健侧乳头乳晕复合移植

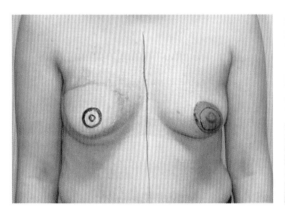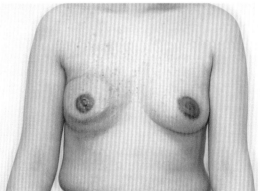

图 5-17 乳头健侧乳头乳晕复合移植再造术后

游离移植、C-V 皮瓣、和 S 形皮瓣。有研究表明在各种类型的皮瓣乳头再造术后 6 个月内,乳头的凸度大约丧失 40% ~ 50%,之后趋于稳定。在乳头再造时:①要比正常的乳头大出约 40%;②术后 1 个月内防止乳头受压,纱布剪洞进行包扎;③防止皮瓣血供障碍;④拆线要适当延后,3 周左右拆线;⑤乳晕文身要等待瘢痕可以承受一定的张力进行,切忌术后 2 周就进行文身,导致伤口重新裂开。

五、乳晕再造

(一) 文身

文身是将染料用针刺的方法刺入皮肤真皮内的方法,正确的调配染料的染色是成功的关键,乳晕文身要考虑到远期染色的变化,咖啡色的染料文身后往往会变成黑色,有时文上的染色会随着时间的变化变淡,有时需要补充着色。另外,再造乳房的皮肤较厚,与眼睑菲薄的皮肤不同,与文眉毛相比不容易着色。

(二) 健侧乳晕游离移植

切取健侧部分乳晕,按全厚皮片游离移植的方式移植到再造乳晕部位,其效果良好。适用于健侧乳晕较大的患者。

（三）大阴唇皮片游离移植

依据健侧乳晕的大小切取大阴唇皮肤,全厚皮片移植到再造乳晕部位。加压包扎。切取的皮片有时带有阴毛,可以通过修剪毛囊的方式去除毛发。大阴唇皮片移植对未婚年轻女性有时再造的乳晕颜色过于深厚,值得注意。

第六节　乳头缩小整形术

女性乳头的直径为 6～8mm,高度 7～9mm,超过此范围即为乳头过大。乳头过大可以为原发性,多见于未婚女性;也可为哺乳时小儿有吸吮乳头的习惯,使乳头长时间遭受牵拉,继发性变长,此种类型乳头变长,根部下垂,给人以衰老的表现。乳头过大有乳头周径过大、乳头过长两方面的表现,也可以单纯表现为乳头过长。

乳头周径过大的缩小整形,采用部分楔形切除术,可以是一个楔形,也可以多个楔形瓣切除(图5-18)。

乳头过长的缩短整形,在乳头根部切除一周过长的皮肤,创缘缝合。为了防止环形瘢痕挛缩,可以设计多个相对应的三角瓣,使切口成锯齿状。也可以采用 Pitanguy 的 L 形切除方法(图5-19)。我们的经验以 L 形切除效果较好。

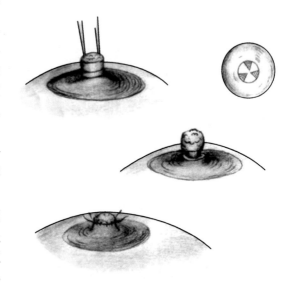

图 5-18　部分楔形切除术

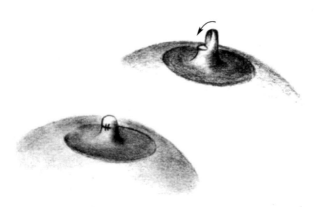

图 5-19　L 形切除方法

第七节　乳晕缩小整形术

乳晕增大多见于巨乳患者,乳晕缩小往往是乳房缩小手术的一个组成部分。单纯的乳晕缩小大多是对巨乳缩小手术后的矫正,尤其是双环法巨乳缩小后荷包缝线断裂导致乳晕扩大。乳晕缩小手术的关键是减轻乳晕周围的张力,去除乳房扩大的原因。

1. 改变乳房缩小手术的方式　添加辅助切口,最常见的是将双环法改为垂直瘢痕方法,或 L 形瘢痕方法。将乳晕承受的外扩力改变到乳房腺体和皮肤上(图5-20)。

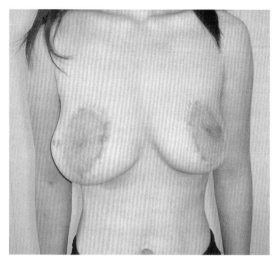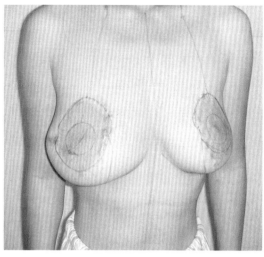

图 5-20　将双环形方法改用垂直瘢痕切口的方法缩小乳晕

2. 乳晕外缘圆形部分切除术　该方法的瘢痕仍位于乳晕的周围边缘,适用于乳晕扩大轻中度的患者。助手将乳晕四周施以适当的张力,舒平皮肤,以乳头为圆心画出直径4cm 的圆作为乳晕缩小后的边缘。局麻下切除外周的部分乳晕,用不可吸收缝线做周围荷包缝合,调整荷包大小后予以打结,然后缝合皮下皮肤。手术后乳晕边缘有皱褶出现,轻度的皱褶可以随时间延长慢慢舒平,严重的皱褶则很难完全消失。

3. 乳晕内缘圆形部分切除术　对于轻度的乳晕缩小手术为了减轻乳晕周围的瘢痕,可以切除乳头边缘的部分乳晕,将瘢痕隐蔽于乳头周围。该方法有一定的适应证。

(亓发芝)

参 考 文 献

1. Gampper TJ,Khoury H,Gottlieb W,et al. Silicone gel implant in breast augmentation and reconstruction. Annal Plast Surg,2007,59(5):581-590.

2. Rozen WM,Rajkomar AK,Anavekar NS,et al. Post-mastectomy breast reconstruction:a history in evolution. Clin Breast Cancer,2009,9(3):145-54.

3. 亓发芝,陈君雪,顾建英,等.应用下腹直肌肌皮瓣进行乳房再造.中国临床医学,1999,6(4):390-391.

4. 亓发芝,顾建英,张学军,等.TRAM 乳房再造术中的美学分析.中华医学美容杂志,2000,6(2):86-88.

5. 亓发芝,陈君雪,顾建英,等.保留皮肤的乳腺癌根治术后即时乳房及乳头再造.中华医学美容杂志,2000,6(5):234-236.

6. Jensen JA. Should improved mastectomy and reconstruction alter the primary management of breast cancer? Editorial. Plast Reconstr Surg,1999,103:1308-1310.

7. Slavin SA,Schnitt SJ,Duda RB,et al. Skin-sparing mastectomy and immediate reconstruction:Oncologic risks and aesthetic results in patients with early-stage breast cancer. Plast Reconstr Surg,1998,102:49-62.

8. Toth BA,Forley BG,Calabria R. Retrospective study of the skin-sparing mastectomy in breast reconstruction.

Plast Reconstr Surg,1999,104：77-84.

9. Hidalgo DA. Aesthetic refinement in breast reconstruction：Complete skin sparing mastectomy with autogenous tissue transfer. Plast Reconstr Surg. 1998,102：63-70.

10. Nahai F. Aesthetic refinement in breast reconstruction：Complete skin sparing mastectomy with autogenous tissue transfer（discussion）. Plast Reconstr Surg,1998,102：71-72.

第六章

内镜技术在乳房整形中的应用

对人类而言,女性乳房是哺育生命的器官,也是女性的第二性征之一,并非生殖器官。乳房具有审美意义,人体艺术的形成基于该器官健康状况。女性的乳房是性敏感区,男性抚摸乳房,可以引起女性的情欲、性刺激乳房生长。对男性来说,女性的乳房具有永恒的诱惑力。而人类男性在婴儿时也拥有乳腺等乳房组织,只是在成长过程中并不发育。

第一节 乳 房 解 剖

青春期未授乳女性的乳房呈半球形。上下位于第 2~6 肋之间,前后位于浅筋膜浅深二层之间,胸肌筋膜表面。内侧自胸骨旁线起向外可达腋前线。

乳房由皮肤、纤维组织、脂肪组织和乳腺等构成。脂肪组织主要位于皮下和腺间叶。纤维组织包绕乳腺,但不形成完整的囊。纤维组织隔嵌入于乳腺叶之间,将腺体分割成 15~20 个乳腺叶(lobes of mammary gland)。每一个腺叶有一个排泄管,称为输乳管(lactiferous ducts),走向乳头,在近乳头处输乳管膨大成输乳管窦(lactiferous sinuses),其末端变细,开口于乳头。乳腺叶和输乳管均以乳头为中心呈放射状排列。乳腺手术时应尽量做放射状切口,以避免或减少对乳腺叶和输乳管的损伤。乳腺周围的纤维组织向深面发出小的纤维束连于胸肌筋膜上。乳腺表面的纤维组织也发出小的纤维束连于皮肤和乳头,且乳房上部的纤维束更为发达。这些纤维束称为乳房悬韧带(suspensory ligaments of breast 或 cooper ligament),对乳腺起固定作用。乳腺癌早期,因乳房悬韧带受侵,纤维组织增生,韧带缩短,使皮肤表面产生一些凹陷,皮肤呈皱褶样外观。至癌症晚期,由于淋巴回流受阻,组织发生水肿,而癌变处与皮肤粘连较紧,尤其是皮肤的毛囊处与深层的粘连更加紧密,使皮肤上出现许多小凹,外观皮肤呈橘皮样。

女性乳房淋巴管丰富,分为浅、深二组。浅组位于皮内和皮下,深组位于乳腺小叶周围和输乳管壁内,两组间广泛吻合。乳房的淋巴回流主要注入腋淋巴结,部分至胸骨旁淋巴结、胸肌间淋巴结和膈淋巴结等。乳房外侧部和中央部的淋巴管注入腋淋巴结的胸肌淋巴结,这是乳房淋巴回流的主要途径。乳房上部的淋巴管注入腋淋巴结的尖淋巴结和锁骨上淋巴结。乳房内侧部的淋巴管注入胸骨旁淋巴结,并与对侧乳房淋巴管相吻合。乳房内下部的淋巴管注入膈上淋巴结,并与腹前壁上部及膈下的淋巴管相吻合,从而间接地与肝上面的淋巴管相联系。乳房深部的淋巴管经乳房后间隙继穿胸大肌注入胸肌间淋巴结。胸肌间淋巴结又称 Rotter 结,位于胸大、小肌之间。乳房浅淋巴管网广泛吻合,两侧相互交通。

成年女性未产妇的乳房呈半球形,紧张而有弹性。乳房中央有乳头(mammary papilla),其顶端有输乳管的开口。乳头周围有色素较多的皮肤区,称为乳晕(areola of breast),表面有许多小隆起,其深面为乳晕腺,可分泌脂性物质滑润乳头。乳头和乳晕的皮肤较薄弱,易于损伤。妊娠和哺乳期乳腺增生,乳房明显增大。停止哺乳以后,乳腺萎缩,乳房变小。老年妇女乳房萎缩更加明显,因为弹性纤维的减少,乳房松弛下垂。

女性乳房的形态美,必须符合解剖学和美学要求。通过整形外科手术塑造出的乳房须具有以下特点:呈半球形,曲线自然流畅,双侧对称、大小适宜,比例得当;乳头突出、指向前下方,乳间沟明显;紧张而富有弹性,能充分体现女性体形的健美和性征特点。

第二节　内镜技术的发展

一、概述

随着科学技术的进步,内镜及其技术已被广泛应用于医学领域,它是人类检视和治疗人体内器官的重要工具之一。应用内镜技术诊断和治疗体内组织病变,可以追溯到20世纪80年代,1983年法国巴黎大学国际医院外科的Dubois首先将内镜技术应用于阑尾切除术。1987年法国的Mouret成功地通过内镜行胆囊切除术,开创了内镜技术治疗外科疾病的新时代。应用内镜技术进行手术,具有切口短,瘢痕小,解剖清晰,并发症少,手术痛苦少,术后恢复快,住院时间短等优点。随后,内镜技术很快推广到腹腔外科、胸腔外科、泌尿外科和妇产科等。

由于内镜技术操作需要有一定的腔隙才能实施,而整形外科手术没有自然的腔隙,需要通人工造穴形成一个腔隙。故该技术在整形外科的应用较晚。直到1989年,Chow和Okutsu首先应用于腕筋膜切开术,开始了内镜技术在整形外科的应用。美国的Vasconez及ISSO于1992年9月及11月分别报告了有应用内镜技术实施额部上提术。1994年Marchac在上海第二届全国整形外科年会上作了有关内镜面部整形的报告。同年,第四军医大学西京医院报告应用内镜技术做额部除皱术的报告。此后,内镜技术在整形外科的腹部整形、乳房整形、皮瓣及神经等移植物的获取,面部体表小肿物切除及头颈部整形领域等都得到很快的发展。

内镜技术在整形外科的应用,被认为是整形外科发展史上一个新的里程碑,它与显

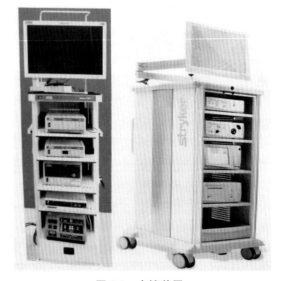

图6-1　内镜装置

微外科技术、颅面外科技术及皮肤软组织扩张术一样,促进了整形外科的进一步发展(图6-1)。

二、内镜配置

内镜的发展经历了四次大的进步,从硬管式内镜(1806—1932 年)、半曲式内镜(1932—1957 年)、纤维内镜(1957 年以后),到今天的电子内镜(1983 年以后)。影像质量也发生了一次次质的飞跃。最初德国人研制的第一台硬管式内镜以烛光为光源,后来改为灯泡作光源,至今用 LED 照明,内镜获得彩色照片或彩色电视图像。其图像已不再是组织器官的普通影像,而是如同在显微镜下观察到的微观图像,微小病变清晰可辨,其影像质量已达到了较高的水平。内镜在医学上的应用越来越普及,正在向着小型化、多功能、高像质发展。

(一) 内镜的分类

按其成像构造大体分为 4 大类:硬管式内镜、半可屈式内镜、光学纤维(可分为软镜和硬镜)内镜和电子内镜(可分为软镜和硬镜)。

1. 硬管式内镜　1806 年德国法兰克福的 Bozzini 制造了一种以蜡烛为光源的用于观察膀胱与直肠内部的器械,由一花瓶状光源、蜡烛和一系列镜片组成,他将其称为“Lichtleiter”(光线传导装置)。虽然“Lichtleiter”从没用于人体,Bozzini 仍被誉为第一个内镜的发明人。第一次将“Lichtleiter”运用于人体的是法国外科医生 Desormeaux。因此,他被誉为“内镜之父”,是以烧煤油和松节油的灯为光源,灯的上方带有烟囱,并用透镜将光线聚集以增加亮度。早期内镜的缺陷是光源不足和视野受限。1876 年柏林泌尿外科医生 Nitze 在膀胱镜前端放置铂丝,通过直流电可以发出白炽光,使内光源膀胱镜有了重大进步。1879 年他又在接物镜前加一个直角棱镜,制造了第一台间接膀胱镜,该镜扩大了内镜的视野范围。内镜在泌尿生殖系统的成功应用,促使人们将其应用于人体的其他部位。1881 年 Mikulicz 和 Leiter 采用 Nitze 的硬管光学系统成功地制成了第一台适用于临床的胃镜。

2. 半可屈式内镜　由于内脏器官多存在解剖上的生理弯曲,硬管式内镜难以充分检查,则半可屈式内镜应运而生。真正意义上的第一个半可屈式胃镜是由内镜学者 Schindler 从 1928 年起与光学师 Wolf 合作开始研制的,并最终在 1932 年获得成功,定名为 Wolf-Schindler 式胃镜。半可屈式内镜的特点:前端可弯曲,即在胃内有一定范围的弯曲,使术者能清晰地观察胃黏膜图像,该胃镜前端有一光滑金属球,插入较方便,灯泡光亮度较强,有空气通道用以注气,近端为硬管部,有接目镜调焦。

3. 光学纤维(可分为软镜和硬镜)内镜　20 世纪 50 年代以前,内镜照明采用的是内光源,照明效果较差,图像色彩扭曲,并有致组织灼伤的危险。1954 年英国 Hopkings 及 Kapany 研究了纤维的精密排列,有效地解决了纤维束的图像传递,为纤维光学的实用奠定了基础。传像光纤质量是纤维内镜成像质量和水平的关键因素。

4. 电子内镜(可分为软镜和硬镜)　1983 年美国 Welch Allyn 公司研制并应用微型图像传感器(CCD)代替了内镜的光导纤维导像术,宣告了电子内镜的诞生。电子内镜主要由内镜、电视信息系统中心和电视监视器 3 个主要部分组成。它的成像主要依赖于镜身前端装备的 CCD,CCD 的主要功能是把光信号转变为电信号。就是一台微型摄像机将图像经过图像处理器处理后,显示在电视监视器的屏幕上。比普通光导纤维内镜的图像清晰,色泽逼真,分辨率更高,而且可供多人同时观看。另外,还配备一些辅助装置,如录像机、照相机、吸引器以及用来输入各种信息的键盘和诊断治疗所用的各种处置器具等。1980 年美国首次报道应用超声与普通内镜相结合的检查方法在动物实验中取得成功,开创了超声内镜技术在临床的应用。

按其功能分类:①用于消化道的内镜:硬管式食管镜、纤维食管镜、电子食管镜、超声电子食管镜;纤维胃镜、电子胃镜、超声电子胃镜;纤维十二指肠镜、电子十二指肠镜;纤维小肠镜、电子小肠镜;纤维结肠镜、电子结肠镜;纤维乙状结肠镜和直肠镜。②用于呼吸系统的内镜:硬管式喉镜、纤维喉镜、电子喉镜;纤维支气管镜、电子支气管镜。③用于腹膜腔的内镜:有硬管式、光学纤维式、电子手术式腹腔镜。④用于胆道的内镜:硬管式胆道镜、纤维胆道镜、电子胆道镜。⑤用于泌尿系统的内镜:膀胱镜:可分为检查用膀胱镜、输尿管插管用膀胱镜、手术用膀胱镜、示教用膀胱镜、摄影用膀胱镜、小儿膀胱镜和女性膀胱镜;输尿管镜;肾镜。⑥用于妇科的内镜:宫腔镜、人工流产镜等。⑦用于关节的内镜:关节腔镜。

(二) 内镜系统组成

内镜系统大体由四大系统组成:内镜,图像显示系统,照明系统,手术器械。

1. 内镜 镜体、镜鞘。镜体由物镜、传像元件、目镜、照明元件及辅助元件组成(图6-2)。

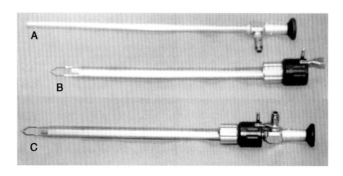

图6-2 镜体和镜鞘

2. 图像显示系统 由 CCD 光电传感器、显示器、计算机、图像处理系统组成(图6-3)。

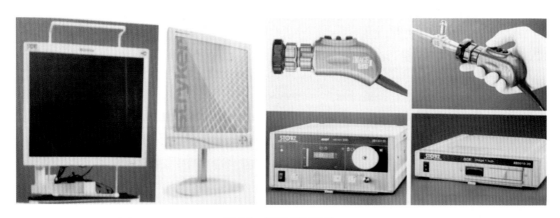

图6-3 图像显示系统

3. 照明系统 由照明光源(氙灯冷光源、卤素灯冷光源、LED 光源)、传光束组成。

4. 手术器械 拉钩或鞘、剥离子、操作器械、电凝器、吸引和灌注器、抓取器吸引器、电刀、视腔维持装置等(图6-4)。

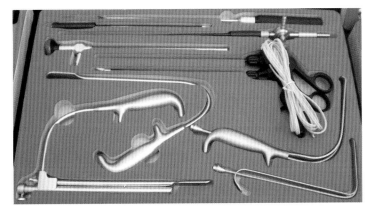

图 6-4　手术器械

第三节　内镜技术隆乳术

一、概述

在隆乳术的多种切口选择中,经腋窝切口具有相对隐蔽的优点。但是与整形外科医生普遍采用的传统术式相比,在盲视下钝性剥离胸大肌下间隙及其主要起始处,易致术中出血,而且止血困难。因此,术后血肿、包膜挛缩等并发症发生率相对较高。在很长一段时间内,整形医生排斥腋窝切口。1994 年,Price 等首次报道了内镜技术应用于隆乳术,很大程度上提高了组织分离技术的可控性。为了进一步探讨内镜技术经腋窝切口在隆乳术中应用的可控性,Strock 总结了内镜辅助下经腋路隆乳术的手术要点。他认为腋窝切口实现了患者"无瘢痕乳房"的要求,内镜为经腋窝切口入路的组织分离提供了最佳的可视化和技术可控性,获得理想的术后效果。近十余年来,内镜技术在隆乳术中的应用日渐广泛。

内镜技术的应用降低了经腋窝入路隆乳术并发症的发生率,并获得了与乳房下皱襞切口类似的术后美容效果。因此,在这方面仍需要更进一步的研究。综上所述,在内镜辅助下的腋窝入路隆乳术,保证了乳房表面无瘢痕,且血肿、假体移位、双侧不对称等并发症发生率降低;在假体植入腔隙的剥离过程中,实现了操作的可视化及精确分离、止血,获得了理想的术后美学效果及很高的医患双方的满意度。

二、内镜隆乳的解剖

乳房假体植入的腔隙决定了假体表面覆盖软组织的质量和厚度,这是评估隆乳术效果及满意度的首要标准。植入腔隙及术式的选择,决定了每个患者假体上、中、下区软组织覆盖的厚度。

目前,假体植入腔隙包括乳腺后、胸肌筋膜后、部分胸大肌下、双平面及全胸大肌下。每个腔隙位置在特定区域都有特定的软组织覆盖量及其独特潜在优缺点。

(一) 假体植入乳腺后间隙层次

乳房后间隙即位于乳腺实质组织的后方,胸大肌及其筋膜前的潜在间隙。假体植入此间隙优点在于:①假体更直接压迫塑形乳房;②能更精确控制乳房上内侧的充盈;③减少胸大肌压力造成的假体向外侧移位;④减少胸大肌压力造成的假体向上方移位;⑤减少胸大肌收缩造成的乳房变形。缺点在于：①假体上内侧缺乏充足的软组织覆盖；②包膜挛缩率增加，伴随再手术率增高；③对乳房 X 线摄像影响较大；④乳房间距明显变窄，增加了出现乳房"二合一"的风险。

（二）假体植入胸肌筋膜后层次

筋膜下腔隙位于乳腺及胸肌筋膜深面，胸大肌浅面。假体植入筋膜后层次优点在于：①减少胸大肌压力造成的假体向外侧移位；②减少胸大肌压力造成的假体向上方移位；③减少胸大肌收缩造成的乳房变形；④与乳腺后腔隙相比，有约 1～2mm 额外软组织厚度覆盖；⑤与乳腺后腔隙相比，假体边缘暴露的风险减少。缺点在于：①薄脆的胸肌筋膜组织厚度不能提供上内侧额外的软组织覆盖，小于 2mm 的额外筋膜没有特别的覆盖意义；②没有证据表明可以将筋膜完整剥离并覆盖假体，尤其在下侧；③对乳房 X 线摄像有更多的干扰；④显著变窄乳房间距时，乳房发生"二合一"的风险加大；⑤缺乏足够术前术后组织厚度数据以证明其优点。

（三）假体植入部分胸大肌下层次

乳房假体置于部分胸大肌下腔隙，即乳房实质及胸大肌上部和内侧，以及其筋膜的后方，并在乳房下皱襞区域保留整个胸大肌起点。这种位于部分胸大肌下层次优点在于：①为假体提供较多的、长期的软组织覆盖；②与乳腺后隆乳相比，对乳房 X 线摄像的影响更小；③降低了术后假体软组织覆盖不足，需要再次手术矫正的风险；④如果胸肌内侧起点完整保留，则假体边缘显露和内上侧牵拉皱褶的风险也大大降低；⑤保留胸大肌下缘的附着，降低了假体向下移位的风险；⑥保留胸肌内侧缘附着，假体内侧位于胸大肌后间隙，降低了"二乳合一"的风险。缺点在于：①胸大肌下缘的组织的压力易使假体向上移位；②胸大肌内侧缘的组织压力可使假体向外侧移位，有逐渐加增大两侧乳房的间距的可能；③保留乳房下皱襞处完整的胸大肌下缘附着，胸大肌收缩时，易造成乳房变形；④和假体植入乳腺后间隙相比，完整的胸肌下缘产生的组织压力，使乳头至乳房下皱襞距离的精确形状和位置难以预估；⑤与乳腺后、筋膜下和双平面相比，当使用钝性剥离形成腔隙时，胸大肌出血和肌肉损伤的风险增加。

（四）假体植入双平面层次

双平面层次，即将胸大肌在第 6 肋附着点处附近部分离断，胸大肌近端因离断发生一定的回缩，将假体植入胸大肌后间隙后，上半部分位于胸大肌后方，下半部分位于乳腺实质后方。依据离断胸大肌位置不同，胸大肌近端回缩程度有差异，分为 Ⅰ 型、Ⅱ 型和 Ⅲ 型双平面。Ⅰ 型双平面：离断的胸大肌，其近断端从下皱襞位置向上方移动 2～3cm，未达乳晕水平；Ⅱ 型双平面：胸大肌附着处离断后，其近断端上移，最多可达到乳晕的下界；Ⅲ 型双平面：胸大肌附着处离断后，其近断端上移，可以达到乳头或乳晕上缘位置。双平面层次的优点在于：①在乳房上内侧，可获得长期最佳的软组织覆盖，使乳房达到充盈和丰满状态；②提供最佳的软组织覆盖，极大降低或消除了假体植入部分胸大肌后的潜在缺点；③与假体植入部分胸大肌后间隙相比，假体向外移位的风险降低；④与假体植入部分胸大肌后相比，肌肉收缩导致乳房变形的可能性降至最低；⑤减轻手术后胸部的不适感；⑥降低因软组织覆盖不足，尤其是上内侧畸形而再次手术的风险；⑦避免离断胸大肌在胸骨的附着，降低无法纠正的上内侧假体边缘显露或牵拉显现乳房褶皱变形的发生率；⑧与假体植入胸大肌下相比，乳房下皱襞的位置和形状更加可控；⑨假体植入与乳腺后或筋膜下植入类似，容易控制乳房的充盈度，乳房的形态更为美观和逼真。缺点在于：与植入完全胸大肌后相比，乳房下皱襞处覆盖组织略薄。迄今的报答显示,没有因下皱襞假体边缘显露而再次手术;10 年中假体位置不正的发生率为 0.2% ,小于等于其他腔隙植入方式。

(五)假体植入全胸肌下层次

假体植入全胸肌后间隙,即假体位于乳腺、胸大肌和胸肌筋膜后方,在外侧位于前锯肌后方。

通过腋路做乳腺后、筋膜后、部分胸大肌下、双平面及全胸大肌下假体植入隆乳时,详尽地了解腋窝和乳房的外科解剖,可以避免损伤腋窝脂肪垫附近的肋间臂神经和上臂内侧皮神经分支,保护胸大肌的血管和神经支配。

三、双平面与乳腺后或筋膜下腔隙植入的比较

1. 由于双平面腔隙隆胸术具有最佳软组织覆盖,术后患者满意度大大提升,而因假体移位、包膜挛缩等所致的再手术率大大降低。

2. 胸大肌在第 6 肋附着处附近离断,并没有增加假体下缘移位的发生率。

3. 如果术前让患者充分对比双平面与乳腺后和筋膜下假体植入隆乳的差别,即理想肌肉覆盖具有的优点,和不理想覆盖造成的再手术或畸形风险。患者会选择最大程度的软组织覆盖,即会更倾向于选择双平面假体植入隆乳。

4. 双平面腔隙假体植入保留了所有胸骨缘胸大肌内侧起点的完整,大大降低了因假体边缘呈现和牵拉褶皱而再次手术的发生率。

5. 采用理想的双平面假体植入隆乳,因肌肉张力减轻,术后早期患者疼痛减轻,康复时间缩短。

6. 双平面层次不会限制假体在乳房任何部位的充盈,形态更为丰满自然,同时,可获得最大限度的软组织覆盖,降低了再手术率。

7. 双平面腔隙植入有效地降低或消除传统胸大肌下隆乳相关的缺陷:术后疼痛严重、恢复期延长、胸大肌收缩时的乳房变形以及胸大肌压力造成假体外移等。

术中应注意精准操作,包括:①最佳切口位置和长度;②避免手术分离进入腋脂肪垫,以误损伤肋间臂和上臂内侧皮神经;③显露胸大肌外侧缘,并将该肌外侧缘向下解剖分离至胸大肌下;④避免损伤位于胸大肌前外侧缘的旋肱后动、静脉皮支;⑤术前精确地界定剥离腔隙的理想范围;⑥腋路经过锁骨中点和乳头连线的中点向下内侧方向进入分离(乳腺后或胸大肌下)腔穴;⑦分离至胸骨外侧缘时,避免暴力操作或向中央过度剥离,以免误伤胸廓内动脉穿支。

四、内镜辅助双平面隆乳术

(一)内镜辅助隆乳术的形体设计

1. 术前仔细评估。伴有乳房中重度下垂的不宜行单纯的假体植入隆乳术,双侧乳房体积明显差异者应选择不同体积的假体以调节乳房的差异,乳房轻度或接近中度下垂的患者应尽可能选择解剖型假体。

2. 选择假体时,假体底盘的最大直径应小于乳房基底长度 0.5 ~ 1.0cm,不能为了单纯追求过大乳房而无原则地选用底盘直径大于乳房基底长度的假体。

3. 乳房皮肤松弛度大、胸大肌薄的患者可选择高突型假体,乳房皮肤紧,胸大肌张力大的患者更适合中突型假体。

（二）内镜隆乳术的麻醉选择

选用全身麻醉，并适度加用短效肌松药物。为减少术中伤口出血和渗血，可在切口附近皮下组织中注射少量肾上腺素盐水。在其他区域不建议做任何局部麻醉，避免因液体增加组织的电阻，影响电凝剥离器的有效性。

（三）内镜双平面隆乳手术

1. 患者体位与消毒铺单　手术过程中患者采取平卧位，双上肢外展90°，常规消毒铺巾。良好的体位对经腋路内镜辅助隆乳术的手术视野非常重要，同时，也能降低上肢过伸导致的臂丛神经损伤风险。

2. 切口和假体腔穴入路　于腋窝顶部明显的腋窝褶皱处做切口，切口长度以不超过腋毛范围为好。沿腋窝切口在皮下朝着乳头方向分离，用皮肤拉钩牵拉皮下组织，显露胸大肌外侧缘，于胸大肌外侧缘的肌膜层，做4cm长的切口，暴露胸大肌外侧缘，沿胸大肌外侧缘下钝性分离胸大肌后间隙（图6-5）。置入内镜及其器械。

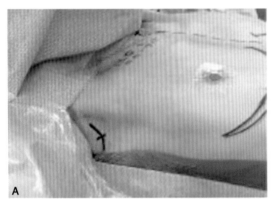
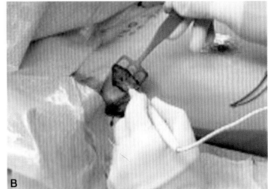
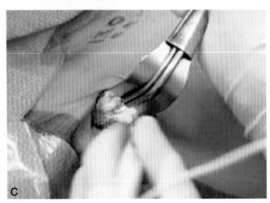

图6-5　手术入路

3. 腔穴的剥离　将光导拉钩置入腔穴，在内镜引导下，于胸大肌后方以单极电凝依次剥离（如图6-6中1~6区），形成胸大肌后腔穴。以套管针在乳房下皱襞经皮肤刺入已剥离的胸大肌后间隙，引导内镜直视下精准剥离腔穴的范围。针刺点位置如图（图6-6）。

避免过度向内侧剥离胸大肌肌腹，造成内侧血管穿支难以控制的出血，更不应离断胸大肌在胸骨的附着。

继续分离腔穴的中间部分，电凝离断血管，彻底止血，避免微小出血滞留引起的腔穴内血肿,影响视野和对神经血管的观察。

乳头水平以上的胸大肌后间隙疏松,层次清楚,分离方便。乳头水平,则有胸大肌的部分附着在第5肋,需沿肋骨表面电凝分离,以控制出血。分离6区时,注意避免损伤第4肋间神经前皮支。

内镜辅助剥离腔穴时,拉钩的位置和张力非常重要。1~5分别表示了剥离时拉钩的具体位置。用非优势手握内镜,优势手握剥离器,这样能大大提高手术的准确性和可控性(图6-7)。

4. 沿乳房下皱襞离断胸大肌　在上部、内侧和中间建立视腔后,在经皮肤刺入套管针的引导下,沿乳房下皱襞胸大肌起点附近即第6肋水平附近切断,形成双平面腔穴。将拉钩放到位置44处,保持肌肉轻度张力,切断胸大肌起点,以刚显露皮下脂肪层为宜。继续向外侧剥离,直至视野

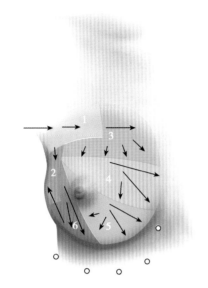

图6-6　依次剥离1~6区,白色圆点显示针刺点位置

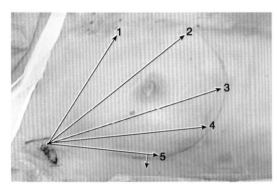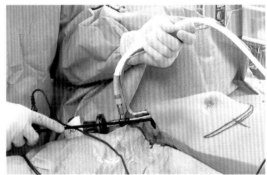

图6-7　用非优势手握内镜,优势手握剥离器

内肌肉完全离断。移动拉钩尖端至位置5,这个位置在乳房下皱襞中点,将拉钩尖端置入乳房下皱襞肌肉起点水平上方1cm处,离断胸大肌起点。拉钩置入位置6,维持肌肉起点足够的张力,离断乳房下皱襞外侧其余胸大肌起点。如果胸大肌厚、力量强者,将拉钩移动至位置3~4外侧,离断部分胸大肌,切不可离断此区域胸大肌全程(图6-8)。

在腔穴剥离结束后,仔细检查腔穴所有区域,彻底止血,并检查整个乳房下皱襞,保证完全离断胸大肌起点或腔穴剥离完全。

5. 假体植入和位置　在植入假体过程中应保证无菌操作以及对称性,必要时可进行位置调整(图6-9)。

6. 关闭伤口　缝合腋窝切口时,精确地缝合各个解剖层次,常规放置引流管。

7. 包扎及相关措施　弹力绷带适度加压包扎3天,佩戴特制乳罩8周以避免假体移位。

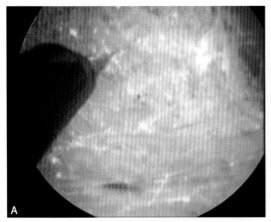
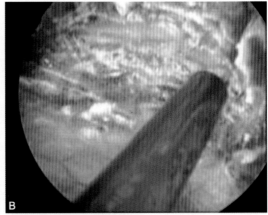
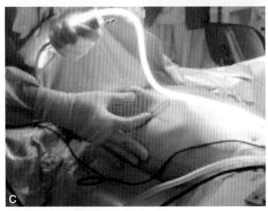

图6-8　离断部分胸大肌

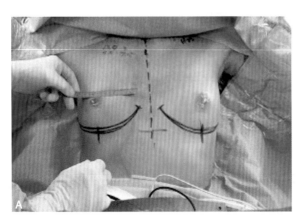
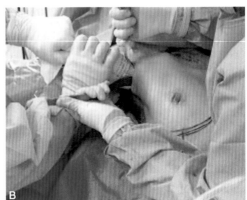

图6-9　置入假体

第四节　内镜下乳房假体纤维囊切开术

一、概述

20世纪60年代初,Cronin报道硅胶囊假体隆乳术,至今已有50余年的历史。随着假体制造工艺和材料的不断改进,和手术技术的提高,隆乳手术已日益成为美容手术中常见手术之一。在其并发症中,以术后假体包膜挛缩较为多见,挛缩发生率为2%~30%,直接影响患者术后的乳房形态和质感。在一定程度上,它已成为衡量隆乳手术效果与否的重要因素。

包膜挛缩的手术治疗,主要是包膜切开术和包膜切除术。包膜切除术主要用于原隆乳假体是硅凝胶假体,假体取出后不再植入假体的患者。如果更换假体,则可采用包膜切开术,松解挛缩的包膜。目前,多主张取出假体或更换假体都应尽可能切除包膜囊,为达到较好的手术视野和暴露清晰,一般通常采用乳晕切口,长约4~6cm,环绕乳晕下1/2。由于术中暴露不良,故切除包膜出血较多,止血有一定的困难,乳晕较小的尤其如此。因此,为减少手术切口瘢痕,通过腋窝入路内镜辅助下完成该手术,视野清晰,操作精准,止血彻底。在切口的选择性上,通过下皱襞切口和胸外侧壁切口也可以完成手术,但经非乳晕切口手术松解挛缩和去除包膜囊,是较为困难的。

内镜治疗包膜挛缩的主要适应证:①隆乳术后假体位置不良,乳房形态不佳,需要重新手术复位的。②不愿更换假体的包膜松解术。③对包膜挛缩切除术的切口选择有特殊要求。

二、内镜下乳房假体纤维囊切开术

(一) 术前设计

术前根据患者乳房的条件,用亚甲蓝标出需要分离的手术范围。同时,标记切口,腋窝切口一般为4~6cm,乳房下皱襞切口一般为5cm,不建议采用胸外侧切口。

(二) 麻醉

全身麻醉并使用短效肌松药物有良好的可控性和准确性。切口及其周围皮下软组织注射少量肾上腺素盐水,以减少出血。

(三) 腋窝入路手术

1. 患者取平卧位,双上肢外展90°,常规术区皮肤消毒铺巾。良好的体位对手术视野非常重要,同时也能降低上肢过伸导致的臂丛神经损伤风险。

2. 沿设计的腋窝切口,切开皮肤,用电刀逐层切开皮下组织,彻底止血。沿切口皮下向胸大肌外侧缘分离,钝性分离胸大肌下间隙,直到乳房假体包膜的外侧表面。在内镜辅助下,使用电刀沿包膜表面分离,直至假体内侧缘、下缘和外侧缘,切开包囊。暴露假体后,观察假体表面有无渗出的硅凝胶,然后以卵圆钳取出假体。清理囊内渗液,在内镜辅助下,以电刀切开乳房下皱襞、胸骨外侧缘和腋前线的包膜,将包膜切除。酌情切除胸壁侧包膜。视需剥离的范围进一步分离腔隙。冲洗腔隙,检查无活动性出血后,重新植入新的硅凝胶乳房假体,术区放置引流,间断分层缝合切口。术后1周拆线。

第五节　内镜下背阔肌肌瓣移植乳房再造

一、概述

乳腺癌是女性最常见的恶性肿瘤之一,在我国和西方国家其发病率高居女性恶性肿瘤的首位,也是女性癌症死亡的主要原因。随着乳腺癌逐年高发,乳腺癌的治疗技术也逐渐提高。但传统乳腺癌根治手术带来的乳房缺失、胸壁毁损、腋窝凹陷、姿势变形和局部畸形等困扰着患者的身心健康,甚至影响到患者的工作与家庭生活。因此,在切除肿瘤的同时,重建乳房,保持女性乳房的形态完美,成为乳腺癌治疗的重要组成部分。

乳房重建按所采用手术方法与组织的材料不同可分为假体植入乳房重建和自体组织移植乳房重建或者两者兼有。假体可选用硅凝胶、盐水乳房假体及扩张器等。近年来多选用毛面、解剖形或可扩张的假体。自体组织可来源于腹部、背部、臀部的皮肤、皮下组织和肌肉等,包括横行腹直肌肌皮瓣、腹壁下动静脉穿支皮瓣、背阔肌肌皮瓣、臀大肌肌皮瓣、臀上动脉穿支皮瓣和阔筋膜张肌肌皮瓣等。自体组织的乳房重建技术可根据患者自身乳房形态塑形乳房,虽手术操作复杂,但术后效果持久,形态较好,安全性高,患者易于接受;同时,还可矫正因乳腺癌改良根治术所致的锁骨下凹陷、腋前襞缺损,避免假体植入带来的潜在感染及术后放疗导致的包膜挛缩及破裂。

乳房重建按手术时机不同,可分为一期乳房重建(即刻乳房重建)和二期乳房重建。一期乳房重建是指在行乳腺癌改良根治术(或乳腺癌根治术)的同时行乳房重建;二期乳房重建则是指在术后完成化疗、放疗后再行乳房重建术。与二期乳房重建相比,一期乳房重建减少了手术次数,降低了治疗费用,且不受手术瘢痕的影响,可重建出对称和外形较好的乳房,患者避免了乳房缺失的经历。

乳腺癌改良根治术后乳房重建具有根治肿瘤并恢复乳房完美形态的双重效果,不仅治疗肿瘤挽救了生命,而且,重塑了患者的形体美,极大地缓解了患者因丧失乳房而带来的身心痛苦,提高了生活的质量。有研究显示,中国乳房重建后患者的生活质量明显高于仅行乳腺癌改良根治者,因此,追求乳房重建的患者日益增多。

近年来,由于乳腺癌患者多为早期发现,保留皮肤的乳腺癌手术逐渐增多,为乳房再造术提供了更多的所需皮肤和组织量,减少了瘢痕畸形。因背阔肌位于乳房邻近区域,可提供较多的组织量,转移方便,手术效果确实,对供区影响少等优点,已成为乳腺癌术后乳房再造的首选方法。

传统的背阔肌肌皮瓣转移手术,为切取移植组织常需要采用背部长切口,手术创伤大,术后背部遗留瘢痕明显,难以满足病人"美"的需要。内镜技术的发展使得手术医生在内镜辅助下分离、切取背阔肌成为可能。同时,联合使用乳房假体植入,可有效地提供组织量,减少手术切口瘢痕,达到美容效果。手术创伤小,恢复快,止血彻底,减少了手术并发症的发生。

内镜辅助下的背阔肌切取有以下几个难点:①因无自然腔穴,无法形成"气腹样"状态,需要人工"造穴";②在内镜引导下分离,则操作空间狭小、难度大,需要剥离的范围大;③背阔肌浅面筋膜与皮下组织致密连接,分离困难,深面有较多穿支血管,分离难度大。

二、内镜辅助背阔肌肌瓣移植乳房再造术

(一) 术前设计

患者取站立位,标记双侧乳房下皱襞、乳腺肿瘤活检切口及改良根治术的切口,拟切取背阔肌范围、胸部受区范围,及背阔肌前缘腋窝切口和同侧肩胛骨下角部的辅助切口。如果

切除乳腺肿瘤和相应的皮肤组织后,乳房区域皮肤有缺损者,可酌情在背阔肌表面相应区域附加设计相应皮瓣,形成背阔肌肌皮瓣,则可省去肩胛下角部辅助切口。用超声多普勒探测同侧胸背动脉走行、同侧背部皮下脂肪厚度和背阔肌厚度。

(二) 麻醉及方法

在气管插管全麻下行“乳腺癌改良根治术+即刻内镜下背阔肌肌瓣移植乳房重建手术”。

(三) 乳腺癌改良根治

根据肿瘤与乳头乳晕复合体间的距离决定患者是否能够保留乳头乳晕复合体。若肿瘤距乳头乳晕复合体≤2cm,则需要切除乳头乳晕,只保留乳房大部分皮肤;若两者距离>2cm,且术中快速冷冻病理检查提示乳头乳晕组织无肿瘤细胞残存(即为阴性),可保留乳头乳晕;若为阳性,则需切除。根据术前设计的切口,逐层切开皮肤、皮下组织,游离乳房区域皮瓣,保留皮下0.5cm厚的皮下脂肪层,使真皮下毛细血管网层得以保留。切除范围包括肿瘤表面皮肤、乳腺组织、胸大肌筋膜。测量切除组织的体积。取平行于腋褶线的腋窝切口,实施腋窝淋巴结清扫,注意保护供应背阔肌血供的胸背动静脉血管蒂。保留乳头乳晕复合体者应保留乳头乳晕下方少许乳腺组织,以避免乳头乳晕发生缺血坏死。

(四) 背阔肌肌瓣或皮瓣切取和转移

先取健侧卧位45°,同侧上肢外展。沿乳腺癌切口皮肤向后下方牵拉暴露背阔肌;直视下沿背阔肌浅面尽量向远端分离;随后,在内镜辅助下应用电刀继续背阔肌和皮下组织间分离。在肩胛角下缘做3~5cm辅助切口,以便内镜辅助下完全游离背阔肌表面。继之,游离背阔肌深面至背阔肌附着处附近。确认所需背阔肌组织量后,在近脊柱和腰背部,电凝离断背阔肌,沿背阔肌浅、深两面向腋窝分离,保护供应背阔肌的血管神经束,将带血管神经蒂的肌瓣经皮下隧道转移到患侧乳房部位,完全展平背阔肌瓣,并填于乳房区域皮下,并将背阔肌断端在胸骨外侧缘和第6肋下缘间断缝合固定。剥离同侧胸大肌下间隙,并在第6肋附近离断胸大肌,将离断的胸大肌近断端与转移的背阔肌深面做间断缝合固定。随后将硅凝胶假体植入胸大肌下间隙,调整假体位置满意后,放置引流,间断分层缝合切口。

(五) 术后处理

术后胸背部伤口用腹带加压包扎,术后视引流液的量及性质,适时拔除引流管。

第六节　男性乳腺增生的内镜整形术

一、概述

正常情况下,男性乳腺仅有少量不发育的乳腺管和结缔组织,外观胸部平坦。男性乳腺增生症是指男性乳腺组织异常发育,组织学表现为类似女性正常的乳腺组织。如果隆起的乳房主要是由脂肪堆积而成,则为假性乳腺发育,脂肪抽吸术是最好的治疗术式之一。脂肪抽吸术对有较多乳腺组织的男性乳房增生则无效,需手术切除。如患者乳腺组织较多而乳晕较小时,传统的手术较为困难,需采用内镜技术。

腋窝切口切除腺体组织的优势是不遗留胸前瘢痕。其缺点是完整切除腺体较为困难,易出现中央区凹陷,乳头感觉障碍和坏死的发生率相对较高。应用内镜技术主要作用在以下三个方面:①对乳腺组织周边进行完整剥离,层次清楚;②术中止血彻底;③可直视下探查有否残留的乳腺组织。

二、病理

男性乳腺增生症的主要病理变化为腺体增生及腺泡形成,其次为腺管外胶原组织及脂肪组织增多。男性乳腺增生症被认为是与雌激素相对过高及相关的激素水平不平衡所致,雌激素作用增强或雌、雄激素作用的不平衡是男性乳腺增生症的易发因素。

三、临床表现

男性乳腺增生症主要分为两大类:生理性和病理性。

(一) 生理性男性乳腺增生症

在男性一生中,有三个阶段出现的乳房增大可以看作是生理表现。

新生儿男性乳腺增生症约有50%以上的新生儿出生时乳腺增大,这是由于母体的雌激素进入胎儿循环,作用于乳腺组织引起的。通常在数周内消退,个别病例持续更长时间。

正常男性青春期可出现一过性乳房增大。发生率约为39%,也有高达50%~70%的报告。出现青春期男性乳腺增生症的年龄多在13~14岁。多数男孩两侧乳腺增生的程度不对称,两侧乳房大小有差别。两侧乳腺增生出现的时间也可不一致,持续数月至1~2年。绝大多数在20岁前,增生的乳腺自然消退,仅有少数男孩一侧或双侧乳房永久残留不能完全消退的乳腺组织。男性青春期乳腺增生的确切原因尚不清楚,可能与以下两种原因有关:一是乳腺增生症的男孩平均血浆雌二醇水平较高。在男孩血浆睾酮达到成人水平之前,血浆雌二醇浓度已达到成人水平,因而雌激素/雄激素比值增高。二是青春期阶段性腺外组织对芳香化酶作用增强,局部雌激素形成增多,导致青春期男性乳腺增生症。

老年男性乳腺增生症的发生率较高,一组老年男性尸检的结果显示为40%。另一报告在50~69岁的住院男性中高达72%。但老年男性常有各种疾病,如心血管病、肝脏病、肾脏病,而且长期服用多种药物,这些因素均有可能引起乳腺增生,使老年男性乳腺增生症的发生率以及发病原因难以做出正确估计。

(二) 病理性男性乳腺增生症

多种疾病状态可发生男性乳腺增生症,主要原因:睾酮生成不足或其作用减弱,雌激素产生过多或药物。

四、男性乳腺增生的内镜辅助切除术

(一) 术前设计

术前根据患者乳腺增生情况,用亚甲蓝画出需要分离的手术范围,同时标记切口,腋窝切口一般为4~6cm。

(二) 麻醉

全身麻醉并适当使用短效肌松药物。

(三) 手术

1. 患者体位与铺单　手术过程中患者采取平卧位,双上肢外展90°,术区皮肤常规消毒铺巾。

2. 在腋窝顶部沿皱襞做一长约 4cm 的横行切口，经切口皮下分离直至胸大肌的外侧缘，在内镜辅助下分离乳腺实质与胸筋膜表面、乳腺实质与皮下组织。待整个乳腺分离后由腋下取出。观察并修整，使两侧乳房形态对称，冲洗腔隙。放置引流，间断分层缝合切口。术后 1 周拆线。

（刘安堂　江华）

第七章

乳腺癌术后上肢淋巴水肿

随着乳腺癌治疗的进展,特别是腋窝前哨淋巴结概念的提出,乳腺癌的手术范围呈现缩小趋势,腋窝淋巴结的清扫范围也相对缩小,目前已较少进行三级淋巴结清扫,乳腺癌术后上肢慢性淋巴水肿的发生率近年来呈下降趋势。但仍有相当部分病例不得不接受乳腺癌改良根治术或根治手术,破坏了患侧上肢淋巴回流系统的完整性,特别是加上术后放疗,导致局部淋巴管和小血管内皮细胞浑浊变性,内膜增厚,管腔狭窄或闭塞,局部循环、神经营养障碍,上肢淋巴水肿进行性加重。文献报道乳腺癌改良根治术后上肢慢性淋巴水肿的发生率约为6%～14%。目前乳腺癌术后上肢淋巴水肿的治疗仍是十分棘手的问题,缺乏有效的方法。

淋巴水肿分为原发性和继发性两大类。原发性又根据淋巴结发育程度分为淋巴管发育不全、淋巴管发育不良和淋巴管扩张扭曲三种类型,乳腺癌术后上肢淋巴水肿,一般认为是由于手术破坏了患侧上肢淋巴回流系统的完整性引起的,归属于继发性或阻塞性淋巴水肿。然而上肢淋巴水肿的发生和腋窝淋巴组织的破坏并不完全呈正比,即使是同一术者,采用同样的术式,仍有少数人发生上肢淋巴水肿。有鉴于此,Miller 等(1998)认为上肢淋巴水肿的患者一方面是由于手术破坏淋巴回流引起,另一方面患者本身淋巴系统发育存在一定的障碍,和正常人群相比淋巴回流储备能力差,以手术或放疗为诱因引发淋巴水肿的形成。另一种观点则认为乳腺癌根治手术后大部分患者都有淋巴水肿,是常见的并发症之一,但由于淋巴再生能力强,大多数急性淋巴水肿都能自愈,仅少数发展为慢性淋巴水肿。

一、上肢淋巴循环的解剖与生理

淋巴系统是一个独立的回流系统,主要回收组织间隙的大分子体液进入静脉,和静脉系统一起,共同完成体液平衡、物质交换和回流功能。此外,淋巴结还有过滤、防御、免疫功能,最近的研究表明淋巴系统有分泌细胞生长因子的功能。

(一) 上肢淋巴管

毛细淋巴管呈网状广泛分布于全身,引流所在区域的淋巴液,汇集成集合淋巴管。四肢的淋巴管被深筋膜分隔为浅、深两组,深组收纳深筋膜深面组织的淋巴液,伴随深部血管神经走行,浅组收纳皮肤和皮下组织的淋巴液,多与浅静脉伴行。浅部淋巴管数量较多,管径较细;深部淋巴管数量较少而管径较粗。浅深两组淋巴管互不直接相通,上肢通过肘部的深浅淋巴结互相沟通。

1. 上肢浅淋巴管

（1）内侧组:起自手掌和前臂尺侧的淋巴管,数量较多,循贵要静脉方向行进,部分淋巴管汇入肘淋巴结,大部分汇入腋淋巴结外侧组。

（2）外侧组:起自手掌和前臂的外侧缘,在前臂背侧与头静脉伴行,至上臂前面离开头静脉,向内侧走行,汇入腋淋巴结外侧组。

（3）中间组:起自手掌部淋巴管,在前臂掌侧面与正中静脉伴行,注入肘浅淋巴结,少部分上升注入腋淋巴结外侧组。

2. 淋巴结 淋巴结位于淋巴通道上,其形状、大小差别较大,由皮质和髓质两部分构成。输入淋巴管注入包膜下的窦状隙,经中间窦穿过皮质,进入髓质窦,最后形成许多小管道,汇成输出淋巴管在淋巴结门部离开淋巴结继续上行。

腋窝淋巴结分为 5 组:①外侧组又称外侧群淋巴结或腋静脉群淋巴结,在腋静脉周围排列,接受上肢淋巴回流;②前组又称前群或胸肌淋巴结,位于胸小肌下缘,沿胸外侧血管排列,接受胸前壁和乳房的淋巴回流;③后组又称肩胛下淋巴结,在腋后壁沿肩胛下血管排列,接受肩、背、颈下部的淋巴回流;④中央组在腋窝脂肪组织中,为腋窝内最大的淋巴结群,接受上述 3 组淋巴结的输出淋巴管;⑤锁骨下组又称尖群,沿腋血管近端排列,位于腋窝尖端,接受以上 4 组淋巴结的输出管,输出淋巴管组成锁骨下淋巴干。

（二）淋巴系统生理

1. 淋巴液的生成

（1）淋巴液的成分:组织液进入淋巴管即成为淋巴液。因此,淋巴液的成分与该组织的组织液成分非常接近。淋巴液的主要成分有水无机盐类、蛋白质和脂质成分,除蛋白质外与血浆非常相似。淋巴液中的蛋白成分以小分子居多,蛋白质的浓度依据产生淋巴液的器官不同而不同,蛋白质通过毛细淋巴管的内皮细胞间隙或吞饮作用进入淋巴管。淋巴液中含有纤维蛋白原,因此淋巴液在体外可以凝固。

（2）淋巴液的生成量:健康成人在安静时,从淋巴管回流到血液循环的淋巴液约120ml/小时,其中经胸导管引流的淋巴液每小时约 100ml,经右淋巴导管引流的淋巴液量每小时约 20ml。平均每日生成的淋巴液约 2～4L,大致相当于人体的血浆总量。其中流入组织间隙的蛋白成分主要经淋巴系统回流到血液循环,因此淋巴液回流对保存血浆蛋白有着重要意义。

（3）影响淋巴液生成的因素:淋巴液生成的影响包括淋巴液的成分和生成量两个方面。决定淋巴液成分的重要因素是毛细血管的通透性和淋巴液的储留时间。不同组织器官中,淋巴液所含的蛋白质量不同,与该组织毛细血管壁的通透性有关。血浆蛋白透过毛细血管进入组织间隙,与组织液中的蛋白质混合,随同水和无机盐类等从毛细淋巴管经淋巴系统回流到静脉。毛细血管中脂质成分进入组织间隙或回到毛细淋巴管时,均需要与蛋白质结合后才能通过。静息状态下从某一组织间隙进入淋巴系统的蛋白质量是一定的,如淋巴回流量增加或回流速度加快,则淋巴液中的蛋白质浓度降低。

淋巴液的生成速度缓慢而不均匀,静息状态下生成较慢,而体力运动、按摩等血流加快、血流量增多或静脉压升高,则会增加淋巴液的生成量。

2. 淋巴液回流

（1）淋巴管的组织学特点与通透性：毛细淋巴管为一端封闭的管道，关闭由单层扁平内皮细胞构成，细胞之间呈瓦片状或鱼鳞状互相叠盖，即一个内皮细胞的边缘重叠在邻近内皮细胞的边缘上。这种排列方式具有活瓣样作用，允许组织液及高分子蛋白质、红细胞、细菌等微粒通过内皮细胞间隙流入毛细淋巴管内，但不能倒流。此外，毛细淋巴管壁没有基底膜，通透性极高；毛细淋巴管的内皮细胞也有吞饮作用。所有这些特点均有利于组织液中的高分子蛋白质及其他微粒进入淋巴管内。

毛细淋巴管汇合而成集合淋巴管，集合淋巴管的管壁中有平滑肌，平滑肌收缩成为淋巴液回流的动力之一。淋巴管内部有许多瓣膜，与静脉瓣膜一样防止淋巴液倒流，使淋巴液从外周到向心方向流动。淋巴管壁的平滑肌收缩活动与瓣膜一齐构成淋巴管泵。

（2）影响淋巴液回流的因素：毛细淋巴管的通透性和淋巴管泵是淋巴液回流的主要动力。此外，淋巴管的内皮细胞通过胶原纤维与组织中的胶原纤维束相连，当组织液潴留时组织间隙增大，通过胶原纤维将淋巴管内皮细胞牵拉，扩大细胞间隙，促进组织液流入淋巴管内；较大淋巴管壁的平滑肌有交感神经支配，可以进行主动收缩；淋巴管壁薄，压力低，任何来自外部的压力均能促进淋巴液回流，如骨骼肌的节律性收缩、邻近动脉的搏动、弹性包扎对身体的压迫、按摩等均有助于淋巴液回流。

二、发病机制与临床表现

淋巴水肿的发病原因虽然很多，但病理变化大致相同，其基本因素是由于各种原因造成的淋巴回流通道阻断，引起的淋巴液滞留。

手术切除淋巴管或淋巴结后可以引起急性淋巴水肿，此时组织中的淋巴管扩张，大量的毛细淋巴管形成，相互沟通，平时关闭的淋巴管与静脉之间的交通支开放，淋巴管侧支循环形成，通过以上代偿机制，急性水肿大多自行消退。如果淋巴循环不能有效重新建立，在急性水肿消退后数月或数年，水肿复又出现，逐步演变成缓慢、不可逆的慢性淋巴水肿。

慢性淋巴水肿的病理过程分为三个阶段：水肿期、脂肪增生期和纤维增生期。发病初期，淋巴液回流受阻，淋巴管内压力增高，导致淋巴管扩张、扭曲。瓣膜功能逐渐丧失，淋巴液逆流，影响到毛细淋巴管吸收组织间液和大分子物质的能力，致使体液和蛋白质在组织间隙中积聚。上肢淋巴水肿，肿胀大多首先从上臂内侧开始，逐渐扩张。下肢大多从足踝部开始肿胀，自下而上肢体呈均匀性增粗，此时皮肤尚光滑柔软，指压时有凹陷性水肿，抬高患肢和卧床休息后，肿胀可以明显消退，该阶段属于淋巴水肿期。水肿持续存在，在脂质成分的刺激下，巨噬细胞和脂肪细胞吞噬淋巴液内的脂质成分，皮下脂肪组织增生，肢体韧性增加，皮肤角化尚不明显，水肿过渡为非凹陷性，淋巴水肿进入脂肪增生期，此阶段的组织肿胀主要包括淤滞的淋巴液和增生的脂肪组织。在高蛋白成分的长期刺激下，皮肤和皮下组织产生大量纤维组织，淋巴管壁也逐渐增厚、纤维化，这样组织液更难进入淋巴管内，高蛋白水肿进一步加重。高蛋白水肿液是细菌等微生物的良好培养基，局部容易诱发感染，丹毒反复发作。感染又增加局部组织纤维化，加重淋巴管阻塞，形成恶性循环，称为纤维增生期。临床上表现为皮肤逐渐加厚，表面过度角化粗糙，坚硬如象皮，甚至出现疣状增生、淋巴瘘或溃疡等,肢体极度增粗,形成典型的象皮肿。

淋巴水肿是发生于深筋膜表面的水肿,临床上仅局限于皮下组织。尽管这一事实很早就被人们发现,其发生机制至今尚不清楚。有人借此推测淋巴液仅产生于皮下浅筋膜软组织内,但至今尚未得到证实。然而这一客观事实成为真皮瓣深筋膜内埋植、皮下引流物置放以及抽吸术治疗淋巴水肿等治疗方法的基础。

三、诊断方法

淋巴水肿后期,具有典型的临床表现,诊断并不困难。

(一) 淋巴管造影

淋巴管造影是将造影剂直接或间接注入淋巴管内,使之显影摄片,观察淋巴管形态与回流功能的一种检查方法,分为直接淋巴管造影和间接淋巴管造影。淋巴管造影由于造影剂存留于淋巴管内,加之淋巴回流障碍,造影剂对淋巴管造成继发性损伤,因此,现在多数人已不主张进行淋巴管造影。

1. 直接淋巴管造影　首先用活性染料如4%亚甲蓝(美蓝)、2.5%~11%的酸性湖蓝、0.5%~3%的伊文思蓝注射到指(趾)蹼皮下,然后在引导注射点近侧5cm处局麻下切开皮肤,找到真皮下蓝染的淋巴管,在手术显微镜或放大镜下用直径0.3~0.35mm的穿刺针刺入淋巴管内,结扎固定缓慢注入碘剂,摄片。造影剂外溢或淋巴管受刺激易引起炎症反应,术后常规应用抗生素,并抬高患肢,注意休息。

2. 间接淋巴管造影　是将造影剂注入体内,被淋巴管吸收而显影的一种造影方法。早期研制的造影药物刺激性强,药物吸收不稳定,显影不规则,并与血管影像相混淆,未能在临床上推广应用。1988年新一代造影剂碘曲仑(伊索显)的问世,使间接淋巴管造影得以临床应用。

造影方法是将造影剂注射到指蹼间隙皮下,2~3分钟后淋巴管充盈,造影剂向心扩散,淋巴管逐渐显影,摄片观察。

正常淋巴管造影可以见到0.5~1mm的小管道,口径一致,行径呈波纹状,每间隔1cm显示纺锤状,为淋巴管瓣膜位置。病变患者,不管原发性或继发性淋巴水肿,均可呈现以下表现。①淋巴管显影数量减少或不显影或仅见到远端的毛细淋巴管,可以为先天性淋巴管发育不良也可为淋巴管继发性闭塞,不能显影。②淋巴管增生、扭曲、扩张,瓣膜失效,真皮内反流,或淋巴管中断等。主要为继发性淋巴水肿,近端淋巴管阻断所致,也见于少数原发性淋巴水肿患者。

(二) 放射性核素淋巴造影

大分子的放射性示踪剂注入组织间隙后,进入淋巴管,几乎全部经淋巴系统回流而被清除,应用现象设备可以显示淋巴回流的途径与分布,以及淋巴回流的动力学变化。先后有多种放射性核素被临床使用,目前最常应用的是^{99m}Tc-Dextran。在指蹼间注入核素后,分别在1/2、1、2和3小时做静态图像扫描。

放射性核素淋巴造影能清楚的显示肢体的淋巴干和淋巴结,并能表现淋巴回流情况。但一旦放射性核素进入血液循环,迅速被肝、脾、肺等脏器摄取,影响到上腹部纵隔淋巴干的显示。放射性核素淋巴造影方法安全、简便易行、重复性好、患者无痛苦,可用于治疗前后的比较,是目前对于肢体淋巴水肿最有价值的诊断方法。

(三) 吲哚菁绿淋巴显影

吲哚菁绿作为淋巴和血管的显影剂已经广泛应用于临床。吲哚菁绿呈粉末状,用生理盐水稀释成 2.5mg/ml,将吲哚菁绿皮内注射 0.1 ~ 0.2ml,等待数分钟,可以看到淋巴管显影,用近红外激发摄像仪追踪可以观测到淋巴管的走行。吲哚菁绿也可以用来腋窝前哨淋巴结的显影。

四、术前检查

对乳腺癌术后上肢水肿的患者应首先排除静脉回流障碍,上肢恶性水肿、指压凹陷明显者多伴有腋静脉受压或阻塞,彩色B超检查有助于明确诊断。治疗前应进行一次全面的肿瘤学方面的检查,排除肿瘤局部复发和远处转移等情况。

淋巴水肿治疗的评价标准包括三个方面:①主观症状的变化,②丹毒发作的改善,以及③肢体周径的改变。因此对淋巴水肿患者的术前检查应客观描述其主观症状;丹毒发作的情况,丹毒发作时应选用敏感抗生素,首先控制感染;测量肢体的周径和体积,以及放射性核素淋巴造影,常规摄影便于术后对照。

肢体周径的测量方法很多,有人认为测量的点越多越能反映肢体的客观情况,但操作烦琐,缺乏实际意义。我们认为6点测量法临床实用性较强,即经虎口的掌径、腕部、前臂中点、肘部、上臂中点、上肢根部,每次测量应同时测量双侧肢体,排除因年龄、体重等因素的影响。肢体体积的测量通过排水实验进行,水肿体积=患肢体积-健侧体积。

五、治疗

淋巴水肿的治疗尚缺乏有效的方法,分为保守治疗和手术治疗两大类。保守治疗对预防淋巴水肿的形成和治疗轻度淋巴水肿有一定疗效,对已形成的严重淋巴水肿则需要手术治疗。

(一) 保守治疗

保守治疗有卧床休息,肢体按摩,患肢抬高,压迫疗法,以及烘绑、微波照射、苯吡喃酮类药物治疗等方法。保守治疗是目前治疗淋巴水肿的基础,除预防淋巴水肿的形成和治疗轻度淋巴水肿外,也是手术前后的重要辅助治疗措施。

1. 间歇气压疗法(intermittent air compression therapy) 首先应用外加压装置间歇加压,挤压肿胀的肢体,促使水肿消退;然后选择合适的弹力袜袖或弹力绷带包扎肢体,保持挤压后水肿消退的疗效。操作时避免压力过高,引起组织损伤。此方法目前在欧美等国家较为常用,进口加压装置国内有售。

2. 复合理疗法(compound physical therapy,CPT) 该方法由德国 Foldi 首先应用。治疗分为两个阶段,第一阶段包括:①皮肤护理;②手法向心性按摩;③治疗性康复锻炼;④多层弹力绷带加压包扎。第一阶段结束后进入第二阶段,即用低弹力绷带包扎肢体的维持阶段。治疗过程由医师、护士和理疗师联合完成。由于疗程长,费用高等因素,目前仅在个别国家使用,未能得到推广。

3. 烘绑疗法(heating and bandage treatment) 1964 年张涤生根据祖国传统医学原理首先应用。其使用方便,易于操作,能够使患肢周径缩小,对于控制丹毒发作非常有效。停止使用后和其他非手术方法一样易于复发。

治疗时将患肢伸入烘疗机的烘箱内,用远红外线或微波加热烘烤,烘箱内温度平均为80℃,每天1小时,连续20次为1个疗程,治疗后用弹力绷带包扎,夜间松开绷带,抬高患肢。

4.药物治疗(chemotherapy,drug therapy)

(1)苯吡喃酮类药物:代表药物是苯吡喃酮,用于治疗高蛋白水肿。此类药物首先由澳大利亚 Casley-Smith 研制并使用,是迄今为止治疗淋巴水肿唯一有效的药物,国内药品"克炎肿"属于此类药物。苯吡喃酮类药物具有加强巨噬细胞活性,促进蛋白质降解,使蛋白质分解后被吸收入血液循环,降低组织间胶体渗透压,从而有利于组织内水分的吸收,减轻组织水肿。单独应用效果并不十分理想,可以作为治疗淋巴水肿的辅助药物使用。

(2)抗生素类药物:肢体淋巴水肿丹毒发作时,使用抗生素治疗。

(3)利尿剂:以组织水肿为主要表现的严重肢体淋巴水肿,应用利尿剂治疗短期效果明显,但应避免长期使用,防止引起水、电解质紊乱,可以间歇使用。现在多数学者认为非特殊情况一般不使用利尿剂,避免弊大于利。

(4)其他:动脉内注射自体淋巴细胞加强免疫功能,以及应用透明质酸酶降解细胞外间质增生的纤维成分等,其疗效尚不肯定,有待进一步研究。Fyfe(1982)用肾上腺皮质酮淋巴管内注射治疗原发性淋巴水肿18例,随访1~9个月,取得一定的效果。

(二)手术治疗

淋巴水肿的治疗经历长期发展,目前仍缺乏理想的根治性方法。因此,采用手术治疗前应首先进行保守治疗,保守治疗也是手术治疗后必不可少的重要环节。

淋巴水肿的手术方法有3大类:①促进淋巴回流,②重建淋巴回流通道,③切除病变组织。前两者手术被称为"生理性"手术,目的是加速或恢复淋巴回流。

人们很早认识到淋巴水肿临床表现仅为皮下软组织内的淋巴液蓄积,脂肪和纤维组织增生,不涉及到深筋膜以及深筋膜下组织;直接淋巴管造影技术也显示淋巴水肿的病变主要为浅淋巴系统,而深淋巴系统往往不受波及。因而尝试在皮下埋植引流物,以及沟通浅深筋膜,试图将浅筋膜内的淋巴液引流到深筋膜,经深筋膜内回流,创建功能性淋巴引流(functional lymphatic communication),应用的方法有丝线、橡胶管、塑料、硅胶管埋植;切除部分深筋膜;以及真皮组织瓣深筋膜下埋入等,由于效果不确实,临床上基本已不再采用。

1.背阔肌肌皮瓣转移术　一般认为腋窝手术放疗后严重的瘢痕挛缩,皮肤与腋窝血管粘连紧密,周围组织呈石头样改变(stone-like),阻碍了淋巴管回流。另一方面组织损伤后,淋巴系统再生能力很强。Slarin(1997)通过放射性核素摄像观察到组织游离移植后3天即有明显的淋巴管再生,术后7~10天大部分皮瓣淋巴管与受区淋巴组织已存在沟通。Chitale(1989)认为背阔肌肌皮瓣是通过肌皮瓣丰富的毛细血管将溢到术区的淋巴液吸收回流入体循环和少量的淋巴液通过肌皮瓣的淋巴回流进行的,而非淋巴管新生所致。Chitale(1989)、Sandor(1993)、肖能坎(2000)等先后报道应用背阔肌肌皮瓣转移治疗乳腺癌术后上肢淋巴水肿,认为是一种效果较好的生理性引流手术。肖能坎(2000)报道12例乳腺癌术后上肢淋巴水肿,术后47天消肿率达64%,术后1年达67%。我们于1989—1991年应用相同手术方法,最长随访10年,对部分患者效果显著。目前我们多和抽吸法或淋巴结移植一起联合使用。

在硬膜外麻醉下或全麻下,松解切除腋窝部瘢痕,有溃疡灶时一并切除。由于腋窝淋巴结清扫后瘢痕粘连牵拉,腋部血管神经的正常解剖关系发生改变,切除腋窝部瘢痕时,应防止损伤腋部血管,切除的组织应送病理检查,以判断是否局部有癌肿复发。

切取同侧背阔肌肌皮瓣,带蒂转移至腋部,供区拉拢缝合。值得注意的是,背阔肌肌皮瓣不宜形成得过大,否则腋窝部组织臃肿,似有一拳头夹挤在腋下,引起尺神经麻木,患者不适。

我们认为治疗的关键和腋窝瘢痕松解的彻底性有关,切除腋窝瘢痕范围要大,瘢痕松解要彻底,尽可能到相对正常组织。移植的皮瓣应取自正常组织,包括轴形淋巴管,移植后与受区淋巴回流方向一致。

2. 大网膜转移 如上所述,松解切除腋窝部瘢痕,应防止损伤腋部血管,瘢痕松解要彻底,尽可能到相对正常组织。切取大网膜瓣带蒂转移至腋部。其目的在于利用大网膜含有的淋巴组织引流上肢的淋巴液。

3. 淋巴静脉系统吻合 1962年Denese首先应用手术显微镜进行淋巴管吻合手术,1977年O'Brien等报道应用淋巴管静脉吻合治疗四肢淋巴水肿,之后众多的作者先后报道了自己的经验。鉴于淋巴管管径细小,手术操作难度大,人们先后开展了淋巴管静脉吻合、淋巴结静脉吻合、集合淋巴结吻合及集束淋巴管吻合等。目前淋巴静脉系统吻合术开展相对较多的是淋巴管静脉吻合和集束淋巴管静脉吻合术,其近期疗效肯定,以得到大多数学者的赞同,对其远期疗效尚有不同意见。

近年来淋巴静脉吻合术的研究进展主要集中在两个方面:一是部分学者积极探寻理想的吻合方法,提高吻合技术,改善吻合质量,保证吻合口通畅。李连生(1987)设计了集束淋巴管套结吻合法,Yamamoto(1997)报道了类同的集束淋巴管静脉套结吻合法(图7-1),和一般的淋巴管静脉吻合比较,术后一年手术效果明显改善;二是提出远期疗效和所吻合淋巴管的组织学结构有关,宜选择较为正常的淋巴管进行吻合,提高手术成功率。淋巴水肿的病理改变为内皮细胞和平滑肌肥厚增生,轻者伴有管腔扩张,严重者管腔反而狭窄,甚至闭锁。发现淋巴管的病理改变首先自肢体近端开始,逐渐向远端扩展,病变的程度和水肿持续的时间无明显关系,因此淋巴静脉吻合应在同一肢体的近、中、远端的不同平面,多部位吻合,而不是仅仅局限在肢体的近端进行吻合。同时在肢体的中远端进行淋巴静脉吻合,可以充分利用静脉瓣膜的功能,防止静脉血倒流,血栓形成,阻塞吻合口。

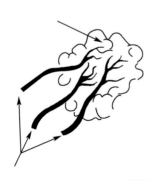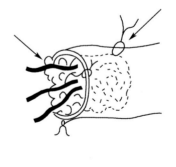

图7-1 集束淋巴管静脉套结吻合

目前关于淋巴静脉系统吻合比较一致的观点是:淋巴静脉吻合后,淋巴系统内压力高于静脉系统,淋巴液向静脉回流,肢体消肿过程中静脉淋巴管之间的压力梯度发生改变,当静脉压等于淋巴管压时发生逆流,易发生吻合口阻塞而失败。近来有学者研究表明,人肢体集合淋巴管有着节律的自主收缩活动,并产生相当高的压力,推动淋巴液回流,从而保证患者具有良好的远期疗效。

淋巴管-静脉吻合

以上肢为例,术前阻断健侧上肢浅静脉,观察浅静脉的大致走行,上肢浅静脉除知名静脉外,大部分位于上肢内侧中间部位。患者取仰卧位,患肢外展,于手背、前臂中下 1/3、中上 1/3 交界处和上臂中下 1/3 交界处,作 3~4 处吻合口。靠皮肤浅静脉处切开皮肤,寻找皮下浅静脉备用,然后在其周围见到有乳糜液流出,仔细观察可以见到 1~数根扩张的淋巴管。在前臂将束状淋巴管套接吻合,用 9~11 个 0 的无损伤缝线缝合 2~4 针。在上臂近中段可以见到扩张明显的淋巴管,如淋巴管径较粗,可以行淋巴管静脉吻合,如果淋巴管径较细,可以与静脉套接吻合。术后患肢抬高,用弹力袖套加压包扎。

术后 5~7 天开始患肢质地变软,观察到肿胀开始消退,10 天左右患者出院时,一般吻合口质量良好的情况下,患者自我感觉到开始好转,1~3 个月后效果最明显。

4. 淋巴结移植　乳腺癌术后的上肢淋巴水肿主要发生原因为腋窝淋巴结,尤其是引流肢体淋巴的淋巴结被清扫,以及部分患者术后放疗导致腋窝淋巴组织的损伤导致淋巴回流障碍,从而逐渐发展为肢体的淋巴水肿。考虑到这一病理现象的最根本原因是淋巴结组织的缺失和损伤,所以在不影响乳腺癌肿瘤随访及治疗的前提下,重建腋窝淋巴回流中转站成为一种理想的治疗方向。1982 年 Clodius 等最早报道了两例应用带蒂淋巴结皮瓣治疗肢体淋巴水肿的病例报道。2006 年 Becker 报道了一组 24 例患者应用来自腹股沟带血管蒂的淋巴结皮瓣游离移植于患侧腋窝治疗肢体淋巴水肿,取得了较好的治疗效果。2009 年我国台湾的 Lin CH 报道了将淋巴结皮瓣游离移植于手腕及肘部治疗上肢淋巴水肿,由于手腕部或肘部无陈旧手术瘢痕的影响,以及上肢的淋巴液由于重力作用常常积聚在手腕部及肘部,所以选择这些部位作为治疗位置,并且作者在临床随访以及吲哚菁绿检测淋巴液回流中证实了这些现象(图 7-2)。2012 年芬兰学者 Saaristo 报道了在进行自体组织乳房重建的患者中同时应用带血管蒂的淋巴结组织瓣,其中 1/3 的肢体淋巴水肿患者得到缓解(图 7-3)。我们于 2000 年开展了淋巴结移植治疗肢体淋巴水肿的工作。

(1) 淋巴结供区的选择:常用的带血管蒂淋巴结皮瓣供区主要包括腹股沟淋巴结、腋窝淋巴结、锁骨上淋巴结以及颏下淋巴结等(图 7-4)。其中腹股沟淋巴结最为常用,以腹股沟作为供区时一般切取外侧浅淋巴组供移植使用,此组淋巴结血供主要由旋髂浅血管供应,该血管较为恒定,管径合适,利于显微外科操作,并且该组淋巴结主要回流髂外侧、股外侧及腹股沟韧带上外侧淋巴液,术后引起下肢医源性淋巴水肿的并发症风险降低。腋窝淋巴结,锁骨上淋巴结及颏下淋巴结作为供区均有报道,但其相关的淋巴解剖研究依然较少。

(2) 淋巴结皮瓣受区的选择:对于治疗乳腺癌术后上肢淋巴水肿文献中的报道主要包括腋窝、肘部以及腕部。尽管腋窝作为移植受区最为常用,但由于患侧乳腺癌手术以及放疗的影响常常导致腋窝区域瘢痕粘连严重,手术的分离以及受区血管的寻找均比较困难。台

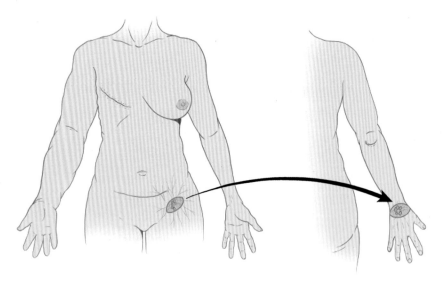

图 7-2　淋巴结皮瓣游离移植于手腕

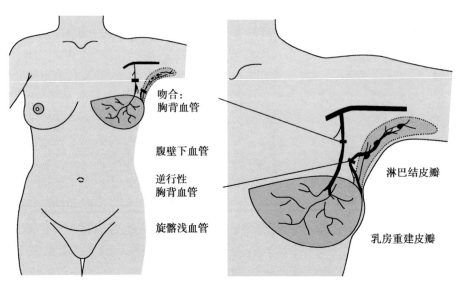

吻合：
胸背血管

腹壁下血管

逆行性
胸背血管

旋髂浅血管

淋巴结皮瓣

乳房重建皮瓣

图 7-3　乳房重建的同时应用淋巴结组织瓣游离移植到腋窝

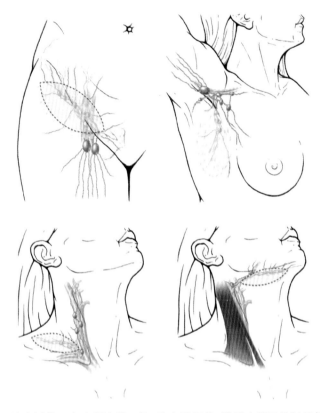

图 7-4　淋巴结皮瓣供区有腹股沟淋巴结、腋窝淋巴结、锁骨上淋巴结以及颏下淋巴结等

湾学者 Lin CH 以及 Cheng MH 等应用未受到手术影响的肘部或腕部作为受区进行淋巴结皮瓣的移植手术,待淋巴结皮瓣成活后半年左右再次行二期手术修整受区局部臃肿皮瓣以获得更好的美容效果。

（3）淋巴结移植的作用机制:带血管的淋巴结移植治疗肢体淋巴水肿已经取得了一定的疗效。其手术过程与穿支皮瓣的手术过程非常类似,只是额外增加了带血供的淋巴结组织。淋巴结移植成功的关键是不仅仅只是保留淋巴结附近的淋巴管更要保留其功能。在人类及其他哺乳动物中发现淋巴结具有自发性收缩的现象,淋巴管外的平滑肌细胞驱动着淋巴管的蠕动,这两种因素促进了淋巴液的循环。部分低等脊椎动物中发现存在类似淋巴心脏的解剖结构以协助淋巴液的循环,尽管在高级脊椎动物体内不存在"淋巴心脏",但其淋巴结却可能起着类似的作用。缺血供的淋巴结移植手术破坏了淋巴结的结构并且损伤了其功能,所以治疗淋巴水肿需要采用带血供的淋巴结移植以保存其结构及功能。尽管在临床上已经取得了明显的治疗效果,但移植后的淋巴结与受区的淋巴管如何产生作用仍然并不明确。受区的淋巴管需要与移植淋巴结的淋巴管形成连接。Saaristo 等研究表明了移植的淋巴结产生较高浓度的 VEGF-C,这些强烈促淋巴管生成的细胞因子使得供区受区的淋巴管容易产生再通。Becker 等学者采用淋巴显像技术发现带血管的淋巴结移植后能够摄入显影剂,间接证明移植淋巴结的淋巴管的确与受区发生了再通。Lin CH 以及 Cheng MH 等学者提出"淋巴泵"的假说(图 7-5),认为淋巴结从周围间隙组织中吸收淋巴液后通过淋巴结内的淋巴静脉连接泵入静脉系统从而得到回流,他们从临床病例的检测以及动物实验的观察进一步支持了这一假说。此外,带血管蒂的淋巴结皮瓣可以携带也可不带皮肤组织,皮肤的

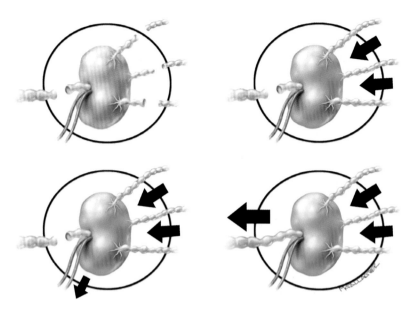

图 7-5 淋巴结起到泵的作用

真皮层含有丰富的毛细淋巴管,所以在携带皮肤的病例应用中皮肤组织亦利于其与周围受区组织建立淋巴循环。

尽管淋巴结移植已经在临床取得了可喜的治疗效果,对于淋巴结移植作用的机制以及患者的选择指征尚未达成共识,需要进一步前瞻性研究以评估淋巴结移植治疗肢体淋巴水肿的有效性以及更深入的探索其作用机制。

5. 淋巴系统桥接 对继发性淋巴水肿,淋巴系统桥接,修复淋巴通道,恢复淋巴引流,理论上是最符合生理状况的手术方法,它避免了静脉-淋巴系统吻合两种管腔的压力差,以及可能导致的吻合口闭塞。但此类手术临床上开展的并不广泛,有待进一步的观察与研究。

(1)自体淋巴管移植:自体淋巴管移植需要切取健侧肢体的淋巴管,一般取自健侧下肢内侧大隐静脉周围的浅表淋巴管。但淋巴水肿的患者,淋巴系统隐伏有发育缺陷,切取健侧淋巴管有可能诱发肢体淋巴水肿。术前应作放射性核素淋巴造影,了解健侧淋巴管的形态与功能。

将切取的淋巴管,经皮下隧道跨越淋巴管缺损,分别与近远端淋巴管吻合。吻合口应避免张力过大。术后患肢用弹力绷带包扎,早期功能锻炼,促进淋巴回流。

手术成功的关键是术前对淋巴管缺损状况的估计,供区淋巴管的了解和熟练的显微外科技巧。缺点是淋巴管的来源有限,切取健侧淋巴管有可能诱发肢体淋巴水肿。但Baumeister报道近200例患者随访10年以上,无一例健侧肢体发生继发性淋巴水肿。

(2)自体静脉移植:静脉和淋巴管无论在解剖学或功能方面有许多相似之处,如瓣膜结构、回流方向、引流功能等。由于自体淋巴管的来源有限,而浅表静脉来源广泛,取材方便,供区不会遗留静脉回流障碍,因此,自体静脉移植是桥接淋巴管的最好代用品。

6. 切除病变组织 手术切除治疗淋巴水肿历史悠久,有部分切除,皮下剥离,肢体自体皮回植,游离植皮等。手术切除创伤大,可能发生淋巴漏,瘢痕增生,皮肤破溃等并发症,而且病损组织难以完全切除,需多次手术。其中自体皮回植、游离植皮等方法由于容易形成淋巴漏等并发症,远期效果差,已基本上不再使用。

抽吸法

抽吸法治疗淋巴水肿属于手术切除方法的一种,经我们临床实践证明其切口小,创伤轻微,近期效果显著,对严重复发的患者可以多次重复抽吸。抽吸法治疗淋巴水肿的客观基础是淋巴水肿仅局限于皮下组织内。应用抽吸法可以清除淤积于皮下组织内的淋巴液和增生的脂肪组织,有效地减轻肢体肿胀,改善外形。由于清除了淤积在皮下的淋巴液,去除了细菌繁殖的滋生地,手术后可以控制丹毒的发作。鉴于淋巴水肿局限于皮下浅筋膜内,最近Miller 等认为产生淋巴液的主要成分位于浅筋膜内,肌肉等深筋膜下组织不产生淋巴液。因此,有人认为负压吸引在清除淋巴液和增生的脂肪组织的同时,也去除了大部分淋巴液的生成组织。

手术治疗前不需要进行卧床休息,患肢抬高等严格的保守治疗。手术在全麻下进行,抽吸前不注射任何局麻药,生理盐水和肾上腺素。患肢抬高,上止血带,不进行驱血。自肢体远端开始,由远及近,做多个小切口,每个切口长约 0.5 ~ 1cm,切开皮肤时可见透明的淋巴液流出。插入抽吸管,开动负压吸引器,在负 0.8 ~ 0.9 个大气压下,将皮下脂肪以及蓄积的淋巴液一并吸出。在止血带下,吸出的成分为黄色脂肪颗粒和无色淋巴液体,放开止血带后抽出物成血性。一般单侧上肢需要作 10 ~ 15 个小切口,单侧下肢 15 ~ 20 个小切口。抽吸管的直径为 2、2.5 和 3mm,尖端有 1 个或 2 个侧开口,细的抽吸管用于手指手背,粗的抽吸管用于前臂和上臂。切口不缝合,以利引流,术后用棉垫和弹性绷带自肢体末端开始加压包扎后,释放止血带。术后患肢抬高,围术期应用抗生素防止感染。抽吸量超过 2500ml 者根据患者的情况进行输血。

术后第一天渗出较多,在原敷料外添加新的敷料。术后第 3 天更换敷料,检查伤口,渗出已明显减少,肢体继续加压包扎。此时,肢体已显著变细,看到效果后,患者的治疗信心加强,易于配合进一步治疗。术后第 5 天停用抗生素,将弹性绷带更换为弹性袖套,10 天左右伤口基本愈合后出院,之后门诊随访。应用弹性绷带期间,有时上下肢活动导致绷带积压在关节处,阻碍静脉回流,引起肢体远端肿胀,松解绷带后缓解。

压迫疗法在治疗过程中占有举足轻重的地位,手术后应长期佩戴弹力套袖和套袜,尽可能根据肢体的尺寸定制,保持一定的压力。手术中可以观察到抽吸后,皮肤与深筋膜广泛剥离,皮肤相对过剩,皱纹出现,不采用加压包扎,皮下间隙很快被组织液充填。术后自肢体远段开始均匀加压包扎,2 周内肢体进一步缩小,可以达到和健侧相同大小周径。

Frick 应用尸体研究探讨了下肢负压抽吸方法与淋巴组织损伤的关系,指出抽吸方向与下肢纵轴平行,可以保留大部分淋巴管组织,减少淋巴组织的损伤;抽吸方向与下肢纵轴垂直对淋巴组织的损伤最大。其建议肢体负压抽吸时应与肢体的轴径保持一致。

负压抽吸方法适用于淋巴水肿的脂质肿胀阶段,对纤维化明显的淋巴水肿肢体缩小近期效果不理想,是否通过抽吸,清除淤滞的淋巴液,可以改善丹毒发作,控制甚至缓解肢体纤维化有待进一步观察。抽吸法治疗淋巴水肿,对于有部分回流功能存在的患者,效果良好,尤其在控制丹毒发作方面效果明显。在去除淋巴液和脂肪组织的同时,也不可避免地破坏了原有的淋巴管,其对淋巴回流的远期影响尚不清楚,有待进一步的研究。

(亓发芝　张勇)

参 考 文 献

1. 亓发芝,顾建英,施越冬,等. 负压抽吸法治疗 46 例肢体淋巴水肿. 上海医科大学学报,2000,27(2):

138-140.

2. Brorson H, Svensson H. Liposuction combined with controlled compression therapy reduces arm lymphedema more effectively than controlled compression therapy alone. Plast Reconstr Surg,1998,102：1058-1067.

3. O'Brien B McC, Mellow CG, Khazanchi RK, et al. Long-term results after microlymphaticvenous anastomoses for the treatment of obstructive lymphoedema. Plast Reconstr Surg,1990,85：562-572.

4. Yamamoto Y, Sugihara T. Microsurgical lymphaticcovenous implantation for the treatment of chronic lymphedema. Plast Reconstr Surg,1998,101:157-161.

5. Frick A, Hoffmann J, Baumeister RG, et al. Liposuction technique and lymphatic lesions in lower legs：anatomic study to reduce risks. Plast Reconstr Surg,1999,103（7）：1868-1873.

6. Becker C, Assouad J, Riquet M, et al. Postmastectomy lymphedema：Long-term results following microsurgical lymph node transplantation. Ann Surg,2006,243(3):313-315.

7. Lin CH, Ali R, Chen SC, et al. Vascularized groin lymph node transfer using the wrist as a recipient site for management of postmastectomy upper extremity lymphedema. Plast Reconstr Surg,2009,123:1265-1275.

8. Saaristo AM, Niemi TS, Viitanen TP, et al A. Microvascular breast reconstruction and lymph node transfer for postmastectomy lymphedema patients. Ann Surg,2012,255:468-473.

9. Tammela T, Saaristo A, Holopainen T, et al. Therapeutic differentiation and maturation of lymphatic vessels after lymph node dissection and transplantation. Nat Med,2007,13:1458-1466.

第八章

晚期乳腺癌术后胸壁创面的修复

　　乳腺癌治疗的关键在于早期发现和早期治疗,早期乳腺癌的治疗更多地倾向于保乳治疗、局部放疗以及全身化疗和靶向治疗等,但由于地区医疗发展水平的不同以及种种原因导致乳腺癌治疗延误,部分患者就诊时已发展成为局部晚期乳腺癌,或由于放疗等原因导致胸部慢性放射性溃疡。对于这部分患者需要局部外科治疗的同时进行胸部缺损的修复。

　　胸部位于头颈与腹部之间,是呼吸与循环等重要脏器的集中区域。胸壁分为皮肤及乳腺等体表软组织、骨骼及软骨和韧带组成的支撑结构、胸膜三层,共同构成胸廓,保护心、肺、气管等重要脏器,同时胸廓的活动也为机体的循环、呼吸运动提供理想的条件。

　　肿瘤、放射线损伤、手术、感染以及外伤等是造成胸壁缺损的常见原因,其中以乳腺癌手术后以及放射性溃疡临床上最为常见。胸壁缺损不仅影响外观,还会伴有不同程度的胸廓

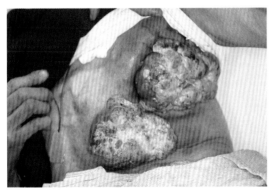
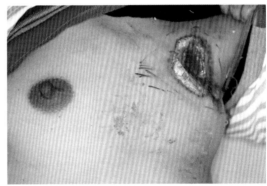
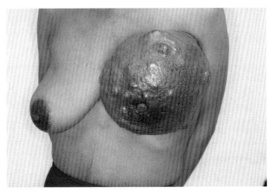
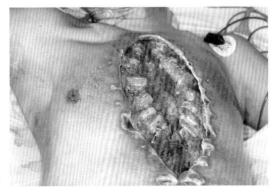

图 8-1　不同类型的胸壁肿瘤会造成复杂的胸壁缺损

内脏器损伤,面积较大的胸壁缺损往往造成反常呼吸,干扰正常的呼吸循环功能,甚至导致死亡。在进行任何修复手术之前应对患者的呼吸循环功能以及全身状况加以判定,必要时应在心肺功能适当改善后再进行修复(图8-1)。

胸壁缺损的修复目的应该恢复胸壁结构的连续性,保护胸腔脏器,维护正常的呼吸循环功能,同时获得良好的外形。

一、胸壁缺损的分类

根据缺损的深度可以分为单纯皮肤及软组织缺损、肋骨及胸骨等胸壁支持结构缺损、和胸壁全层缺损。依据深度的分类可以为胸壁的逐层修复提供指导。

根据缺损的部位可以分为胸骨缺损、前胸壁、侧胸壁和后胸壁缺损。依据缺损部位的分类可以为修复皮瓣的选择提供帮助。值得注意的是腹直肌肌皮瓣往往不能够达到胸壁的上端,勉强应用会导致皮瓣远端的坏死。

二、胸壁缺损的修复原则

1. 胸膜缺损大多不需要修复,在胸壁修复后胸膜通过爬行修复,或形成假膜封闭胸膜腔。极少数的情况下可以通过筋膜移植来封闭胸膜腔。

2. 胸壁支持结构可以通过肋骨交叉移植,或选用钛板、钛网、Medpore 支架、涤纶片等人工材料修复,以维持胸壁的稳定性,防止出现反常呼吸。通常切除 3 根肋骨以下,不需要修复。超过 4 根肋骨或切除胸骨时,需要对支持结构进行修复。目前胸壁支撑组织的修复以钛网和涤纶片最为常用。其中钛网既有一定的支撑强度又有一定的活动度,近年来应用日益广泛,使用时将钛网弯成胸廓的弧度,用 5~6mm 的钛钉固定在肋骨和胸骨上。大面积的肋骨缺损需要用钛板加以修复。

3. 皮肤等软组织的修复应考虑到胸壁缺损的病因学因素,侵入性肿瘤常造成深而广泛的缺损,放射性损伤周围的血供常常不好,往往导致伤口愈合不良。根据缺损的大小,可以选用局部或邻位皮瓣修复,常用的皮瓣有胸大肌肌皮瓣、背阔肌肌皮瓣、腹直肌肌皮瓣及大网膜瓣等。另外,胸部由于存在呼吸等不自主运动,和其他部位相比,皮瓣与创面基底间有一定的剪切力,容易形成积液,引流管应放置较长的时间,不要急于拔出,即便引流量不多的情况下,也要放置 3~5 天。

三、原发病灶的切除

晚期乳腺癌患者有时就诊时已多次手术治疗,反复复发,瘤体巨大,或溃疡反复溃破,伴有恶臭,或伴有远处转移,术前要明确治疗的性质,是根治性治疗抑或姑息性治疗。

如果肿瘤的生物性特性为局部容易复发,不容易且没有远处转移,则需要强调肿瘤切除的彻底性,给患者以根治性的机会。如果同时有远处转移,治疗的目的在于治疗溃疡的破溃出血和恶臭,切除局部病变,改善生存质量为主,或为手术后化疗、放疗创造条件,则治疗属于姑息性治疗。值得注意的是即便姑息性治疗也要注意局部切除的彻底性,否则切口位于瘤体内,很难完全愈合。

接受过放射治疗,局部溃疡的患者要明确溃疡的性质,是放射性溃疡还是肿瘤复发,需要进行活检或术中冷冻。如果为放射性溃疡多数可以保留肋骨等支撑结构,部分遗留的放射性损伤可以通过血供良好的组织覆盖进行生物性清除。如为肿瘤复发则需要彻底切除。对于部分以溃疡为表现的乳腺癌患者,可以先行新辅助化疗缩小瘤体范围,再行手术治疗。

累及纵隔、肺部、心包的肿瘤需要胸心外科协作手术。纵隔切除时防止大血管的损伤,肺叶部分切除后肺部残端应用钳闭器吻合或褥式缝合,部分心包切除后大多不需要修补。严重放射性损伤的患者,有时心包与胸壁粘连,切除胸壁时防止损伤心壁,心壁受损时应垫以垫片褥式缝合。手术后根据需要放置胸腔闭式引流,皮下软组织创面放置负压引流。

肿瘤的治疗要重视无瘤原则。肿瘤切除后应更换手术器械,医护人员更换手套,丢弃污染的敷料,手术区重新铺单。特别是遇到可疑恶性肿瘤的病例,应注意防止因操作不当引起肿瘤播散。对怀疑为恶性肿瘤的肿块局部麻醉时,应在肿块周围进针浸润麻醉,防止针头穿过肿瘤后,再回到周围正常区域。

四、常用的修复方法

(一) 局部皮瓣

乳腺癌切除后的创面可以应用局部皮瓣修复,皮瓣的设计尽量包含供血血管,如侧胸壁皮瓣、肋间皮瓣等,使用任意皮瓣时注意皮瓣的长宽比例不小于1∶1.5,防止皮瓣坏死(图8-2)。

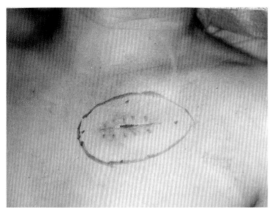
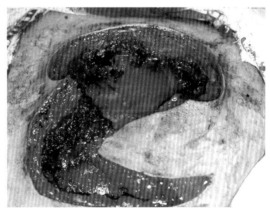
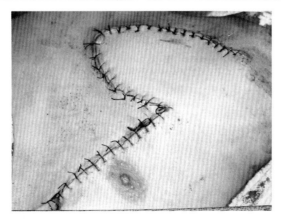

图8-2　胸壁肿瘤切除后,胸壁支撑结构完整,用任意皮瓣修复

（二）侧胸壁皮瓣

侧胸壁皮瓣以侧胸壁血管为蒂设计。侧胸壁皮瓣位于腋下侧胸部，皮瓣为多源性血供，血管较粗、蒂长，皮瓣薄，可切取面积大，局部转移可以修复胸、背以及肩部的组织缺损，必要时可以和背阔肌肌皮瓣联合应用。与背阔肌肌皮瓣联合应用可以增加创面修复的面积，增加皮瓣的血供，是非常有用的方法，可以修复大部分前胸部和侧胸部的巨大创面。

侧胸壁皮瓣血供来自腋动脉、胸外侧动脉、胸背动脉或肱动脉发出的皮动脉。上述各种来源的皮动脉，均经腋前后皱襞上端连线这个部位进入侧胸壁，供应腋下侧胸部皮肤。皮瓣的上界大腋毛边缘，下界达第 10 肋骨，前界达锁骨中线，后界达腋后线。如果与背阔肌肌皮瓣联合使用可以大大增加皮瓣的面积，皮瓣的上端不需要切开，也不需要将蒂部血管显露，在深筋膜下由远而近切取皮瓣，皮瓣转移修复胸部创面。供区大多可以自行缝合，不能缝合可以游离植皮（图 8-3）。

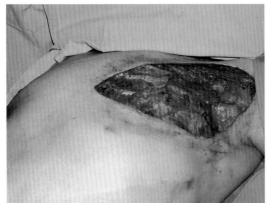
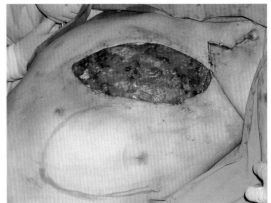
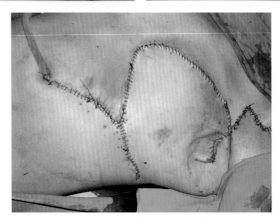

图 8-3　应用侧胸壁皮瓣修复胸壁创面

（三）背阔肌肌皮瓣

背阔肌为三角形扁平肌肉，以扁阔的腱膜起自于下部 6 个胸椎、全部腰椎及骶椎和棘上韧带，以及髂嵴的后部。肌纤维分为上横部和下斜部两部分，肌纤维向上外侧聚合止于肱骨小结节嵴。背阔肌肌皮瓣为多源性的血供，包括胸背动脉、肋间动脉和腰动脉及其伴行静脉，其中胸背血管是主要营养血管。胸背动脉为肩胛下动脉的终末支，肩胛下动脉发自腋动脉的第 3 段,经腋窝下行,发出旋肩胛动脉后,成为胸背动脉。胸背动、静脉在背阔肌的内表面肌膜下行进,入肌后分为外侧支及内侧支,外侧支在肌腹前缘后方 2～3cm 处下行,内侧支与肌肉上缘平行向内走行。背阔肌的运动神经为胸背神经,与血管伴行进入肌肉。

以胸背动脉为蒂形成的背阔肌肌皮瓣,其旋转弧可达头颈、肩部、上肢及同侧胸部。其临床应用广泛,是身体上可供游离移植或带蒂移植范围最广、功能最多的皮瓣之一,常用于修复大面积皮肤组织缺损、合并有肌肉缺损且需要进行功能重建的缺损、乳房再造等。

在背阔肌前缘后 2cm 处画一平行于背阔肌前缘的斜线,为胸背血管的体表投影。沿体表投影线设计肌皮瓣,根据受区创面情况,确定背阔肌肌皮瓣移植方法和切取肌皮瓣的范围,较为常用的设计方法为以背腰部皮肤为主要供区的背阔肌肌皮瓣和以上半背部横形皮肤为主要供区的横形背阔肌肌皮瓣。手术时采取侧卧位或半侧卧位。自腋下沿背阔肌前缘切开皮肤组织,显露背阔肌前缘,钝性分离肌后间隙,可暴露胸背动、静脉和神经。继续向远端钝性分离,辨清血管神经束在肌肉内的行径,切断肌肉的止点部,至需要的宽度和长度,形成背阔肌肌皮瓣,修复创面,供区直接缝合或植皮修复(图 8-4,图 8-5)。

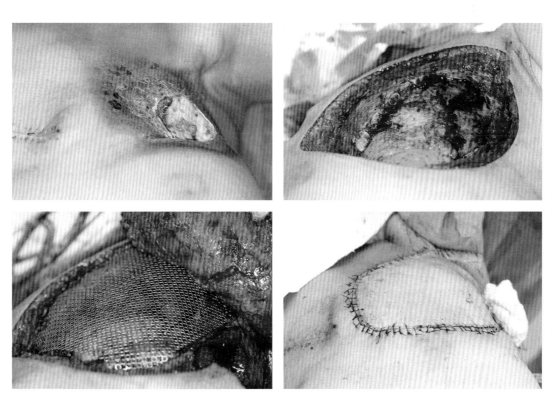

图 8-4 患者女,56 岁,双侧乳腺癌术后放疗,左侧放射性溃疡,切除病变组织后,用钛网修复肋骨,背阔肌肌皮瓣修复软组织缺损

背阔肌肌皮瓣的变形应用

1. 低位背阔肌肌皮瓣(low LD FLAP) 应用胸背血管与肋间血管穿支的吻合网,可以

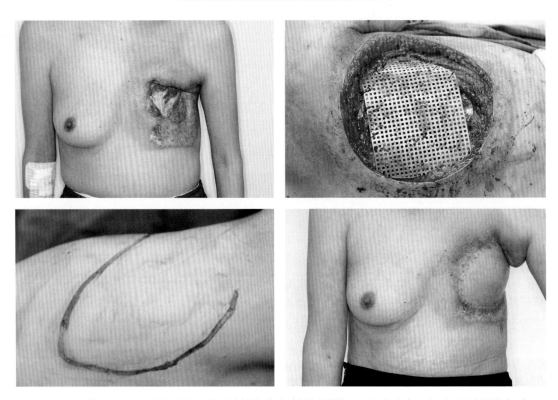

图 8-5 患者女,42 岁,左侧乳腺癌术后放射性溃疡,肋骨外露坏死,切除病变组织后,用钛网修复肋骨,背阔肌肌皮瓣修复软组织缺损

设计低位背阔肌肌皮瓣,可以增加皮瓣的旋转半径,皮瓣可以达到胸骨正中以及对侧胸前壁区域。采用低位背阔肌肌皮瓣时,除腋下胸背血管外,可以携带较宽的筋膜蒂,包含较多的血管吻合支,提高皮瓣的安全性(图 8-6)。

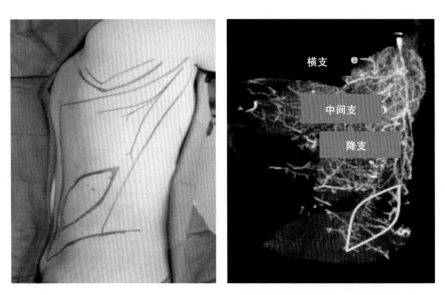

图 8-6 低位背阔肌肌皮瓣利用胸背血管与肋间血管的吻合支供血

2. V-Y 背阔肌肌皮瓣　如图示采用巨大的 V-Y 式设计可以便于供区的关闭,减少供区植皮的概率。手术的要点在于保持背阔肌与皮瓣之间的血管穿支,蒂部胸背血管可以适度游离,背阔肌止点可以离断,便于皮瓣的转移(图 8-7)。

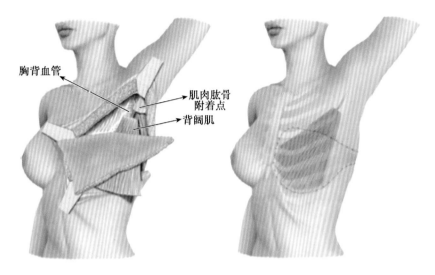

图 8-7　V-Y 背阔肌肌皮瓣

3. 增加皮瓣长度关闭供区　如图 8-8 所示,设计背阔肌肌皮瓣时增加皮瓣的长度,超出缺损的部分插入缺损的下部,将缺损下部切开后形成的皮瓣向后移位,以便于关闭背阔肌肌皮瓣的供区,类似于在缺损的下部进行 Z 成形术。即利用皮瓣的长度换取宽度的修复(图 8-9)。

(四) 腹直肌肌皮瓣

根据修复的需要,腹直肌肌皮瓣可以设计为纵行腹直肌肌皮瓣和横行腹直肌肌皮瓣。用于胸壁缺损的修复,以纵行腹直肌肌皮瓣较为常用,术前要确认胸廓内血管没有受到损伤,否则需要选用其他皮瓣修复。下腹部横行腹直肌肌皮瓣多用于乳房再造。

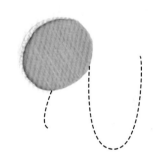

图 8-8　利用皮瓣的长度换取宽度

腹直肌位于腹部正中线两侧,为腹白线分隔,起自耻骨联合和耻骨,向上止于胸骨剑突和第 5~7 肋软骨的前面,腹直肌全长被 3~4 条横行的腱划分为几个肌腹,肌腱划与腹直肌前鞘结合紧密。腹直肌肌皮瓣的血供主要来自腹壁上、下动脉,腹壁上动脉为胸廓内动脉的直接延续,经胸肋三角下达腹直肌,在腹直肌后穿入肌质内,于脐附近和腹壁下动脉的分支在肌肉内吻合。腹壁下动脉于腹股沟韧带下方发自髂外动脉的内侧壁,在腹股沟韧带内 2/5 与外 3/5 交界处,于腹横筋膜后向内上方斜行,越过腹直肌外侧缘后在肌后方上升进入腹直肌内,至脐旁附近形成终末支。在肌内行进途中,腹壁上、下动脉均发出肌皮穿支供应表面的皮肤组织,并分别与肋间后动脉外侧穿支、腰动脉前皮支、腹壁浅动脉、旋髂浅动脉等的分支吻合。腹直肌接受下 6 对肋间神经支配。

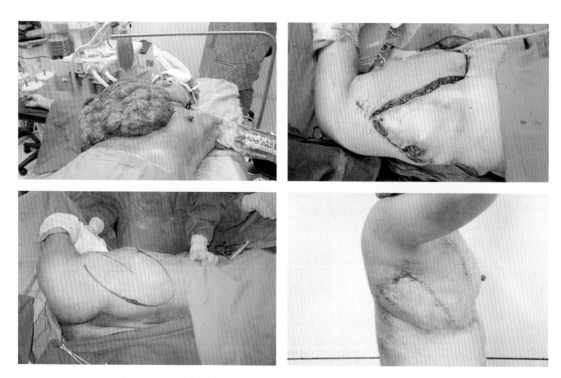

图 8-9 利用皮瓣的长度换取宽度修复胸壁巨大创面,供区直接缝合

设计纵行腹直肌肌皮瓣时,肌皮瓣的范围上起剑突,下达耻骨联合上方,内侧为腹部正中线,外侧可以超出腹直肌外侧缘(图 8-10)。逐层切开皮肤组织、筋膜及腹直肌鞘前层,以腹壁上动脉为蒂时,于肌皮瓣远端横断腹直肌,结扎、切断腹壁下动、静脉,在腹直肌深面分离,分至剑突肌皮瓣的蒂部。皮瓣蒂应有足够的长度,便于旋转。脐原位保留。将切

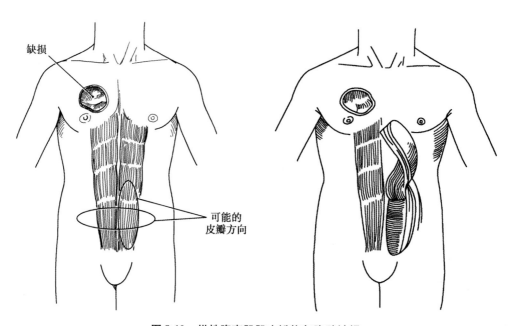

图 8-10 纵性腹直肌肌皮瓣修复胸壁缺损

开的腹直肌前鞘缝合,腹部供区拉拢缝合(图 8-11)。如果需要组织量大,也可以下腹部采用横行腹直肌肌皮瓣(图 8-12),TRAM 皮瓣的手术方法参阅第四章第五节中"TRAM 皮瓣乳房再造"。

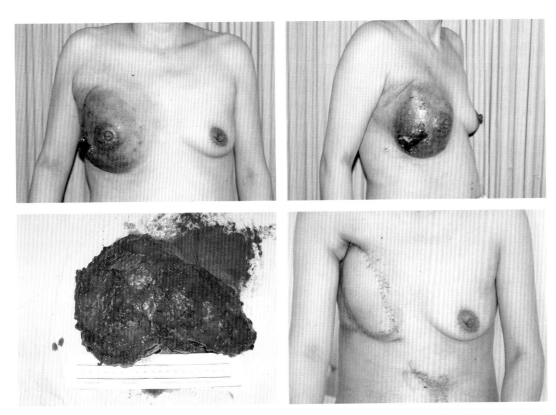

图 8-11 患者女、48 岁,右侧晚期乳腺癌,局部反复破溃出血,伴有恶臭,自肋骨表面切除后用对侧纵性腹直肌肌皮瓣修复,术后化疗,明显改善患者生活质量

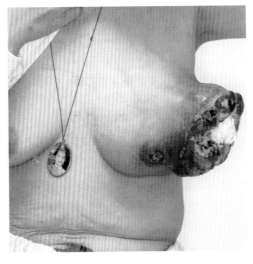
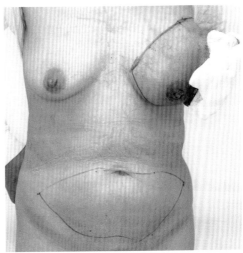

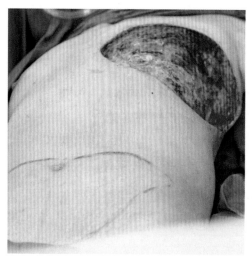
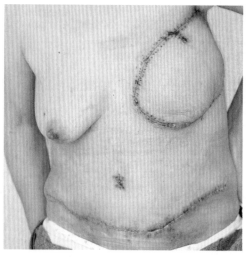

图 8-12　应用下腹部横行腹直肌肌皮瓣修复胸壁肿瘤术后创面

（五）胸大肌肌皮瓣

胸大肌呈扇形，范围大，起点分为锁骨部、胸肋部、腹肋部三部分。锁骨部起自锁骨内侧半，肌纤维向外下斜行；胸肋部起自胸骨外侧上 6 个肋软骨前方，肌纤维大体平行向外行走；腹肋部起自腹直肌前鞘和第 5～7 肋远端，肌纤维向上外斜行。三部肌纤维向外集合，形成扁平腱止于肱骨大结节嵴。胸大肌的血供为多源性，主要有三个来源：胸肩峰动脉、腋动脉的胸肌支、胸廓内动脉穿支。胸大肌的神经支配主要有胸前外侧神经和胸前内侧神经。

胸大肌用于胸部缺损的修复主要有两种方法，一是以胸廓内动脉穿支为蒂形成肌皮瓣，逆行翻转修复创面；二是以胸肩峰动脉为蒂，形成肌皮瓣修复创面。

胸肩峰动脉的体表投影标记方法，ab 为肩峰至剑突的连线，o 点为自锁骨中点向 ab 连线作垂线 cd 的交点，cob 线即为胸肩峰动脉的体表走行（图 8-13）。

图 8-13　胸大肌肌皮瓣的设计，cob 线即为胸肩峰动脉的体表走行

沿体表线根据修复缺损需要设计肌皮瓣，设计的范围上到腋皱襞平面，下至剑突平面，内界可达胸骨缘，外界至腋前线。手术时先切开蒂部皮肤，再沿皮瓣外侧缘切开皮肤和胸大肌全层，于胸固有筋膜深面分离肌皮瓣，将胸大肌掀起后，于胸大肌深面钝性分离至蒂部，找到位于胸大肌深面的血管神经束后，沿设计线切开皮瓣内缘皮肤和全层胸大肌，形成胸大肌肌皮瓣，转移修复创面（图 8-14）。

（六）乳腺组织瓣

乳腺组织血液供应丰富，主要依靠周围动脉分支供血，其动脉来源主要有胸廓内动脉的肋间穿支、胸外侧动脉、肋间动脉以及胸肩峰动脉的胸壁分支，乳房的动脉系统由其内侧、外

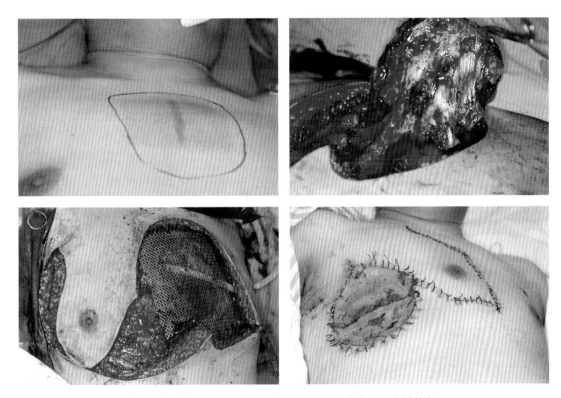

图 8-14　胸骨肿瘤扩大切除后应用钛网和胸大肌肌皮瓣修复

侧及深部三个主要方面的动脉分支组成,这些动脉相互吻合,在乳房的腺体表面和腺体内构成浅、深两组血管网。浅组动脉血管末梢最终向乳头乳晕聚集形成环状血管网,腺体内的血管沿乳房的横膈膜走向乳头。

由于乳房腺体具有良好的血液供应,同时又有一定的腺体组织,可以在覆盖创面的同时填塞死腔。乳腺组织瓣创伤较轻,尤其适用于一般状况较差、年龄较大的患者,对年轻的女性则应避免伤及健侧乳房,选用其他的皮瓣。乳腺组织瓣可以与胸大肌肌瓣分开成为两层组织瓣分别转移,也可以与胸大肌一起形成一个组织瓣转移,增加组织的厚度。乳腺组织瓣的转移方式灵活多样,可以是上方蒂、下方蒂、内侧蒂或外侧蒂,在胸壁缺损的修复中以上方蒂最为常用,手术过程中蒂部应包含知名血管,保证组织瓣的血供(图 8-15)。

（七）大网膜瓣

胸部大面积的缺损或深部组织外露,无法用一般的皮瓣、肌皮瓣修复时,可以应用大网膜带蒂移植,然后在大网膜上游离植皮。临床实践发现,用大网膜修复体表缺损时,网膜上面如果不立即用皮片覆盖,会经历肉芽组织形成过程,网膜变硬;如果能立即植皮,则能保持网膜的柔软性。但有腹部手术史和腹腔感染史者,大网膜可能粘连或纤维化,应视为手术禁忌证。进行网膜移植时,需要作剖腹手术,创伤较大,曾有发生肠粘连、肠扭转和腹膜炎致死的报道,应严格掌握适应证。

大网膜由胃网膜左动脉和胃网膜右动脉形成大网膜上动脉弓,网膜左和右动脉下行至大网膜游离缘吻合形成大网膜下动脉弓(图 8-16)。

做上腹正中或旁正中切口,开腹后将胃和大网膜提至腹腔外展平,根据血管的分布情况

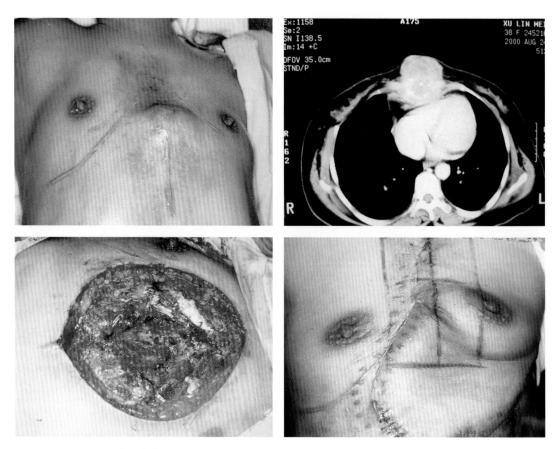

图8-15　胸骨肿瘤,多次术后复发,根治性切除后应用乳房组织瓣修复创面,术后放疗

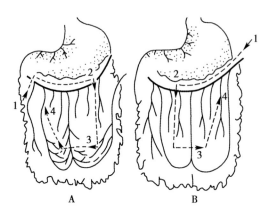

图8-16　大网膜瓣的制作
A. 以胃网膜右血管为蒂;B. 以胃网膜左血管为蒂

选择胃网膜左或右动脉为蒂,根据受区修复情况,对大网膜进行合理修裁(图8-17),出血点应仔细结扎,防止网膜内血肿形成。转移到受区时,皮下隧道应宽大,切忌使网膜瓣长距离途径腹腔内,以免发生内疝和肠粘连。转移到受区后,周边作数针固定,将网膜铺平,在网膜上植皮。术后包扎压力不宜过大。

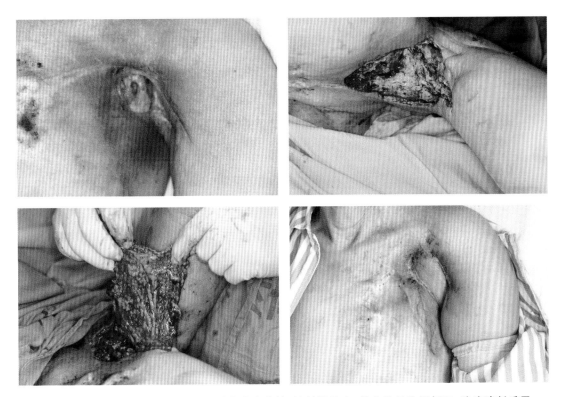

图 8-17　患者女、68 岁,乳腺癌术后腋窝瘢痕挛缩、放射性溃疡,伴有肋骨外露坏死,溃疡清创后用背阔肌肌皮瓣和大网膜瓣修复

（亓发芝）

参 考 文 献

1. Stephen JM,Paul MS,Robert DF,et al. Complex abdominal wall reconstruction:A comparison of flap and mesh closure. Ann Surg,2000,232:586-596.

2. Ferrando JM,Vidal J,Armengol M,et al. Experimental evaluation of a new layered prosthesis exhibiting a low tensile modulus of elasticity:Long-term integration response within the rat abdominal wall. World J Surg,2002,26(4):409-415.

3. An G,Walter RJ,Nagy K. Closure of abdominal wall defects using acellular dermal matrix. J Trauma,2004,56:1266-1275.

4. Butler CE,Langstein HN,Kronowitz SJ. Pelvic,abdominal and chest wall reconstruction with alloderm in patients at increased risk for mesh-related complications. Plast Reconstr Surg,2005,116:1263-1275.

5. Munhoz M A,Montag E,Arruda E,et al. Immediate locally advanced breast cancer and chest wall reconstruction:surgical planning and reconstruction strategies with extended V-Y latissimus dorsi myocutaneous flap. Plast Reconstr Surg,2011,127:2186-2197.

6. Maia M,Oni G,Wong C,et al. Anterior chest wall reconstruction with a low skin paddle pedicled latissimus dorsi flap:a novel design. Plast Reconstr Surg,2011,127(3):1206-1211.